总主编简介

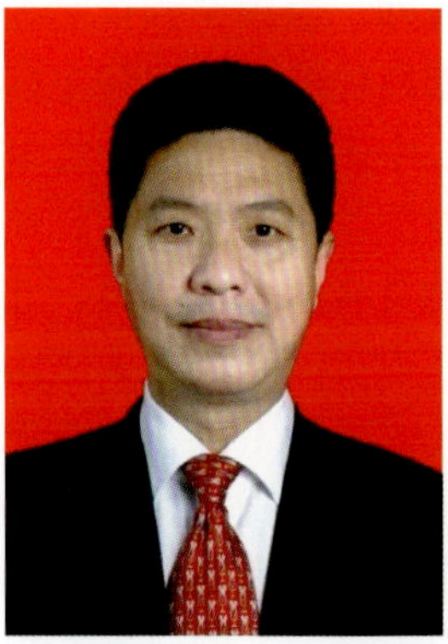

吴绪平，男，三级教授、主任医师，硕士研究生导师。现任中国针灸学会微创针刀专业委员会秘书长、中国针灸学会针刀产学研创新联盟理事长、世界中医药学会联合会针刀专业委员会学术顾问、湖北省针灸学会常务理事、湖北省针灸学会针刀专业委员会主任委员、湖北中医药大学《针刀医学》重点学科带头人、国家自然科学基金评审专家，已被收入《针刀医学传承家谱》，为中华针刀传承脉络第一代传承人。先后指导海内外硕士研究生 60 余名，2002 年 12 月赴韩国讲学，分别于 2003 年 3 月和 2011 年 5 月赴香港讲学。2013 年 11 月赴澳大利亚参加第八届世界针灸学术大会，并做学术报告。

40 年来，一直在湖北中医药大学从事针灸与针刀教学、临床及科研工作。主讲《经络腧穴学》《针刀医学》及《针刀医学临床研究》。研究方向：①针刀治疗脊柱相关疾病的临床研究；②针灸治疗心、脑血管疾病的临床与实验研究。先后发表学术论文 80 余篇，主编针灸、针刀专著 60 余部。获省级以上科研成果奖 6 项。主持的教学课题“针灸专业大学生最佳能力培养的探讨”，于 1993 年获湖北省人民政府颁发优秀教学成果三等奖。参加国家自然科学基金项目“电针对家兔缺血心肌细胞动作电位的影响及其机理探讨”，其成果达到国际先进水平，于 1998 年荣获湖北省人民政府颁发科学技术进步三等奖。参加的国家自然科学基金课题“电针对家兔缺血心肌细胞动作电位影响的中枢通路研究”达到国际先进水平，2007 年获湖北省科学技术进步三等奖。2005 年 10 月荣获湖北中医药大学“教书育人，十佳教师”的光荣称号。先后主编新世纪全国高等中医药院校规划教材《针刀治疗学》和《针刀医学护理学》，全国中医药行业高等教育“十二五”规划教材《针刀医学》《针刀影像诊断学》和《针刀治疗学》，新世纪全国高等中医药院校研究生教材《针刀医学临床研究》，全国高等中医药院校“十三五”规划教材《针刀医学》；主编《针刀临床治疗学》《分部疾病针刀治疗丛书》（1 套 9 部）及《专科专病针刀治疗与康复丛书》（1 套 16 部）、《针刀医学临床诊疗与操作规范》《中华内热针临床诊断与治疗》《中华内热针大型系列临床教学视听教材（12 集）》；总主编《分部疾病针刀临床诊断与治疗丛书》（1 套 10 部）；编著大型系列视听教材《中国针刀医学（20 集）》；独著出版《中国针刀治疗学》；主持研制的行业标准《针刀基本技术操作规范》于 2014 年 5 月 31 日由中国针灸学会发布，2014 年 12 月 31 日实施。

主要临床专长：擅长运用针刀整体松解术治疗各种类型颈椎病、肩周炎、肱骨外上髁炎、腰椎间盘突出症、腰椎管狭窄症、强直性脊柱炎、类风湿关节炎、膝关节骨性关节炎、神经卡压综合征、腱鞘炎、跟骨骨刺及各种软组织损伤疼痛等症。

主 编 简 介

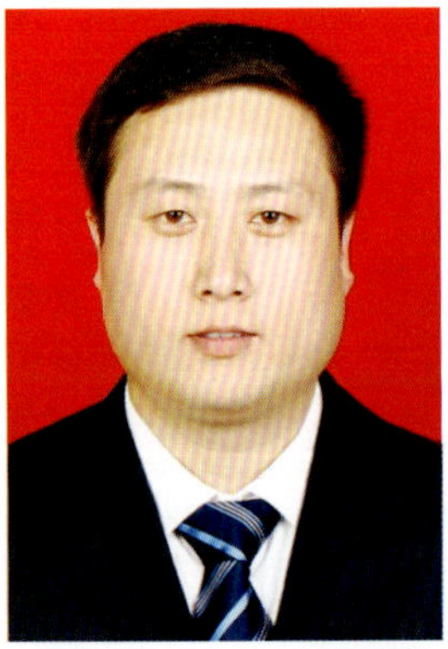

张平，男，针刀医学硕士，副主任医师。全国第六批名老中医药专家学术经验继承人，十堰市青年岗位能手。现任中国针灸学会针刀产学研创新联盟常务理事，中国康复医学会推拿与康复技术专业委员会委员，十堰市针刀医学联盟副理事长兼秘书长，十堰市康复医学会颈椎病专业委员会副主任委员，北京汉章针刀医学研究院湖北学术部副主任委员，十堰市中医医院针灸科副主任。主持科研课题 2 项，其中省级 1 项，参与完成课题 2 项，参与编写针刀专著 10 余部，公开发表学术论文 10 余篇，参与行业标准《针刀基本技术操作规范》和中国针灸学会团体标准项目《循证针灸临床实践指南：针刀》的研制，担任全国高等中医药院校“十三五”规划教材《针刀医学》编委。近十年来，在吴绪平教授的亲自指导下，科研思路和临床水平均有长足进步，尤其在针刀临床操作技术方面达到国内先进水平。

主要临床专长：针刀整体松解术治疗各种类型颈椎病、肩周炎、腰椎间盘突出症、椎管狭窄症、膝关节骨性关节炎、神经卡压综合征及关节强直、类风湿关节炎、强直性脊柱炎、股骨头坏死、小儿痉挛性脑瘫等疑难病症；椎间孔镜技术、射频、臭氧、胶原酶治疗椎间盘突出症；内热针治疗各种软组织痛；微创介入技术治疗三叉神经痛、带状疱疹后遗神经痛等各种痛症。

专科专病针刀整体松解治疗与康复丛书

总主编　吴绪平

颈椎病针刀整体松解治疗与康复

主编　张　平

中国健康传媒集团
中国医药科技出版社

内 容 提 要

本书共分十一章，第一章介绍颈部的临床应用解剖；第二章介绍颈部的生物力学；第三章介绍骨与软组织的力学系统——人体弓弦力学系统；第四章介绍颈椎病的病因病理学理论；第五章介绍颈椎病的临床表现与诊断；第六章介绍针刀操作技术；第七章介绍颈椎病针刀整体松解治疗；第八章介绍颈椎病针刀术后康复治疗与护理；第九章介绍颈椎病临证医案精选；第十章介绍颈椎病针刀治疗临床研究进展；第十一章介绍颈椎病针刀术后康复保健操。

全书内容丰富，资料翔实，图文并茂，言简意赅，实用性强。适用于广大针刀临床医师，全国高等中医药院校针灸骨伤、针刀及中医专业大学生、研究生阅读参考。

图书在版编目（CIP）数据

颈椎病针刀整体松解治疗与康复 / 张平主编. —北京：中国医药科技出版社，2019.6
（专科专病针刀整体松解治疗与康复丛书）
ISBN 978-7-5214-1197-3

Ⅰ. ①颈… Ⅱ. ①张… Ⅲ. ①颈椎-脊椎病-针刀疗法 Ⅳ. ①R274.915

中国版本图书馆 CIP 数据核字（2019）第 096450 号

美术编辑 陈君杞
版式设计 张 璐

出版 **中国健康传媒集团** | 中国医药科技出版社
地址 北京市海淀区文慧园北路甲 22 号
邮编 100082
电话 发行：010-62227427 邮购：010-62236938
网址 www.cmstp.com
规格 787×1092mm 1/16
印张 15½
字数 332 千字
版次 2019 年 6 月第 1 版
印次 2019 年 6 月第 1 次印刷
印刷 北京市密东印刷有限公司
经销 全国各地新华书店
书号 ISBN 978-7-5214-1197-3
定价 39.80 元

获取新书信息、投稿、为图书纠错，请扫码联系我们。

《专科专病针刀整体松解治疗与康复丛书》

编　委　会

《颈椎病针刀整体松解治疗与康复》
编 委 会

主　编　张　平

副主编　朱启玉　柏中华　蔡　毅

　　　　裴久国　彭秀娟　周朝进

编　委（以姓氏笔画为序）

　　　　朱冠军　李　梦　吴　群

　　　　吴洪阳　陈双平　张　佳

　　　　孟　波　莫锐芳

序

针刀医学发展至今，已具备较完整的理论体系，治疗范围也已由慢性软组织损伤和骨质增生类疾病扩展到内、妇、儿、五官、皮肤、美容与整形等临床各科疾病。针刀医学事业要不断发展壮大，需确立个人的研究方向，做到专科、专家、专病、专技。把针刀治疗的优势病种分化为多个专病或专科。从事针刀医学的各位中青年人才，应该走先“专而精”，后“博而广”的道路，这样才能为针刀医学的繁荣发展打下坚实的基础，才能为针刀医学走出国门、面向世界，“让针刀医学为全世界珍爱健康的人民服务”成为现实。

得阅由湖北中医药大学吴绪平教授总主编的《专科专病针刀整体松解治疗与康复丛书》，甚感欣慰。该套丛书提出了人体弓弦力学系统和慢性软组织损伤病理构架——网眼理论的新概念，进一步阐明了慢性软组织损伤和骨质增生类疾病的病因病理过程及针刀治疗的作用机理，将针刀的诊疗思路发展到综合运用立体解剖学、人体生物力学等知识来指导操作的高度上来，将针刀治疗从“以痛为腧”的病变点松解提升到对疾病病理构架进行整体松解的高度上来，发展和完善了针刀医学的基础理论，从不同的角度诠释了针刀医学的创新，这将极大地提高针刀治疗的愈显率，让简、便、廉、验的针刀医学更加深入人心。

该套丛书按专病和专科分为16个分册，每分册详细地介绍了相关疾病的病因、临床表现以及针刀整体松解治疗的全过程，将每一种疾病每一支针刀的具体操作方法淋漓尽致地展现给读者，做到理论与实践紧密结合，提高临床医师学习效率。该丛书是一套不可多得的针刀临床与教学专著，将对针刀医学的推广应用起到重要作用。故乐为之序。

中国工程院院士
天津中医药大学教授
国医大师 石学敏
2017年3月10日

前　言

《专科专病针刀治疗与康复丛书》（一套16本）由中国医药科技出版社于2010年出版以来，深受广大针刀临床医师和全国高等中医药院校本专科大学生的青睐，该套丛书发行量大，社会反响强烈。在8年多的临床实践中，针刀治疗的理念不断更新、诊断技术不断完善、治疗方法不断改进，为了将这些优秀成果收录下来，我们组织全国针刀临床专家在《专科专病针刀治疗与康复丛书》的基础上编写了《专科专病针刀整体松解治疗与康复丛书》。本套丛书对针刀基础理论、针刀治疗方法进行了修改与补充，增加了针刀影像诊断、针刀术后康复及针刀临床研究进展的内容，以适应针刀医学的快速发展和广大读者的需求。

《专科专病针刀整体松解治疗与康复丛书》包括《颈椎病针刀整体松解治疗与康复》《腰椎间盘突出症针刀整体松解治疗与康复》《强直性脊柱炎针刀整体松解治疗与康复》《脊柱侧弯针刀整体松解治疗与康复》《痉挛性脑瘫针刀整体松解治疗与康复》《股骨头坏死针刀整体松解治疗与康复》《肩关节疾病针刀整体松解治疗与康复》《膝关节疾病针刀整体松解治疗与康复》《类风湿关节炎针刀整体松解治疗与康复》《关节强直针刀整体松解治疗与康复》《常见运动损伤性疾病针刀整体松解治疗与康复》《神经卡压综合征针刀整体松解治疗与康复》《常见内科疾病针刀整体松解治疗与康复》《常见妇儿科疾病针刀整体松解治疗与康复》《常见五官科疾病针刀整体松解治疗与康复》《常见美容减肥与整形科疾病针刀整体松解治疗与康复》。各分册分别介绍了针刀临床应用解剖、生物力学、骨与软组织的力学系统——人体弓弦力学系统、慢性软组织损伤的病因病理学理论及骨质增生的病理构架、疾病的诊断与分型、针刀操作技术、针刀整体松解治疗、针刀术后康复治疗与护理、针刀临证医案精选、针刀治疗的临床研究进展及针刀术后康复保健操等内容。

本套丛书以人体弓弦力学系统和慢性软组织损伤的病理构架理论为基础，从点、线、面的立体病理构架分析疾病的发生发展规律。介绍临床常见病的针刀基础术式，如“T”形针刀整体松解术治疗颈椎病，“C”形针刀整体松解术治疗肩周炎，“回”字形针刀整体松解术治疗腰椎间盘突出症及“五指定位法”治疗膝关节骨性关节炎等。将针刀治疗从“以痛为腧”病变点的治疗提升到对疾病的病理构架进行整体治疗的高度上来，提高了针刀治疗的临床疗效。同时，以人体解剖结构的力学改变为依据，着重介绍了针刀闭合性手术的术式设计、体位、针刀定位、麻醉方法、针刀具体操作方法及其疗程，并按照局部解剖学层次，描述每一支针刀操作的全过程，将针刀医学精细解剖学和立体解剖学的相关知识充分应用到针刀的临床实践中，提出了针刀术后整体康复的重要性和必要性，制定了针刀术后的康复措施及具体操作方法。

《专科专病针刀整体松解治疗与康复丛书》共计300余万字，插图约3000余幅，图文并茂，可操作性强。成稿后，经丛书编委会及各分册主编多次修改审定后召开编委会定稿，突出了影像诊断在针刀治疗中的指导作用，达到了针刀基础理论与针刀治疗相联系、针刀治疗原理与针刀术式相结合、针刀操作过程与局部解剖相结合的目的，强调了针刀术后护理及康复治疗的重要性，反映了本时期针刀临床研究的成果。由于书中针刀治疗原则、术式设计及操作步骤全过程均来源于作者第一手临床资料，可使读者直接受益。本丛书适用于广大针刀临床医师，全国高等中医药院校的针灸推拿学、针刀、骨伤及中医学专业大学生和研究生阅读参考。

丛书编委会非常荣幸地邀请到中国工程院院士、国医大师、天津中医药大学石学敏教授为本套丛书作序，在此表示诚挚的谢意！

尽管我们做出了很大努力，力求本套丛书全面、新颖、实用，但由于针刀医学是一门新兴的医学学科，我们的认识和实践水平有限，疏漏之处在所难免，希望广大中西医同仁及针刀界有识之士多提宝贵意见。

丛书编委会

2017年6月

编写说明

《颈椎病针刀整体松解治疗与康复》于 2010 年 5 月出版发行，至今已经 9 年。该书指导临床医师应用针刀治疗颈椎病，对提高针刀诊疗技术与术后康复起到重要作用，深受广大读者的青睐，社会反响强烈。随着社会的飞速发展，临床诊疗技术日新月异，针刀整体松解治疗疾病的思路不断拓展。经本书编委会反复酝酿、讨论，对该书进行了认真修订，进一步明确了针刀整体松解术治疗颈椎病的新理念和具体操作方法，有助于提高临床疗效；强化了现代康复治疗，重视针刀治疗与术后康复相结合。故将书名改为《颈椎病针刀整体松解治疗与康复》。

本书共分十一章，第一章介绍颈部的临床应用解剖；第二章介绍颈部的生物力学；第三章介绍骨与软组织的力学系统——人体弓弦力学系统；第四章介绍颈椎病的病因病理学理论；第五章介绍颈椎病的临床表现与诊断；第六章介绍针刀操作技术；第七章介绍颈椎病的针刀整体松解治疗；第八章介绍颈椎病针刀术后康复治疗与护理；第九章介绍颈椎病临证医案精选；第十章介绍颈椎病针刀治疗临床研究进展；第十一章介绍颈椎病针刀术后康复保健操。

本书的特色在于以骨与软组织的力学系统为主线，详细阐述了颈椎病的力学病因、发病机制，论述了颈椎病立体网络状病理构架与临床表现之间的联系，并根据骨与软组织的力学系统平衡失调，设计了针刀整体松解术式。本书的另一个特色在于重视针刀术后的整体康复治疗对针刀疗效的影响，设计了多种针刀术后康复方法供针刀医师在临床上使用。

全书内容丰富，资料翔实，图文并茂，言简意赅，实用性强。适用于广大针刀临床医师，全国高等中医药院校针灸骨伤、针刀及中医专业大学生、研究生阅读参考。

本书编委会
2019 年 3 月

目　录

第一章
颈部临床应用解剖

第一节　颈部体表标志与体表投影

一、境界与分区

（一）境界

颈项部介于头与胸和上肢之间。上界以下颌骨下缘、下颌角、乳突尖、上项线和枕外隆凸的连线与头部为界；下界以胸骨颈静脉切迹、胸锁关节、锁骨上缘和肩峰至第 7 颈椎棘突的连线与胸部和上肢为界。颈项部前面正中为呼吸道和消化管的颈项部；两侧为纵行排列的大血管和神经等；颈根部为胸膜顶、肺尖及连接上肢的血管和神经干。颈项部各结构之间有疏松结缔组织填充，并形成筋膜鞘和筋膜间隙。颈项部淋巴结较多，主要沿浅静脉和深部血管、神经排列；颈项部肌肉可使头、颈灵活运动，并参与呼吸、吞咽和发音等。

（二）分区

颈项部一般分为固有颈项部和项部。两侧斜方肌前缘之间和脊柱颈项部前方的部分为固有颈项部，即通常所指的颈项部，以胸锁乳突肌前、后缘为界，分为颈前区、胸锁乳突肌区和颈外侧区。两侧斜方肌与脊柱颈项部之间的部分为项部。

二、体表标志（图 1-1）

1. 舌骨

位于颏隆凸的下后方，适对 $C_{3\sim4}$ 椎间盘平面；舌骨体两侧可扪到舌骨大角，是寻找舌动脉的标志。

2. 甲状软骨

位于舌骨下方，上缘平对 C_4 上缘，即颈总动脉分叉处。前正中线上的突起为喉结。

3. 环状软骨

位于甲状软骨下方。环状软骨弓两侧平对

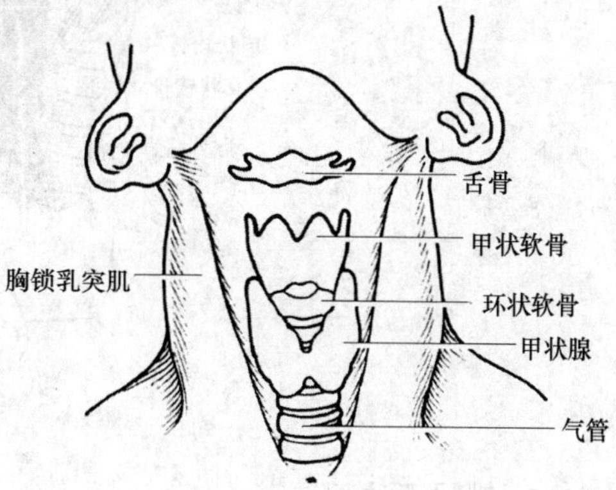

图 1-1　颈项部的体表标志

C_6横突，是喉与气管、咽与食管的分界标志，又可作为甲状腺触诊和计数气管环的标志。

4. 颈动脉结节

即C_6横突前结节。颈总动脉行经其前方。在胸锁乳突肌前缘中点，平环状软骨弓，向后压迫，可阻断颈总动脉血流。

5. 胸锁乳突肌

位于颈侧部，是颈项部分区和划分各三角的重要标志。其起端两头之间称为锁骨上小窝，位于胸锁关节上方。胸锁乳突肌后缘中点又是颈丛皮神经的汇聚处。

6. 下颌后窝

位于下颌支后方，窝内主要有腮腺。其后界为乳突及胸锁乳突肌，上界为外耳道，前界为下颌支后缘，内侧界为茎突和起自茎突的茎突舌骨肌、茎突舌肌和茎突咽肌。

7. 锁骨上大窝

是锁骨中1/3上方的凹陷，窝底可扪到锁骨下动脉的搏动、臂丛和第1肋。

8. 胸骨上窝

位于颈静脉切迹上方的凹陷处，是触诊气管的部位。

三、体表投影（图1-2）

1. 颈总动脉及颈外动脉

下颌角与乳突尖连线的中点，右侧至胸锁关节、左侧至锁骨上小窝的连线，即两动脉的投影线。甲状软骨上缘是二者的分界标志。

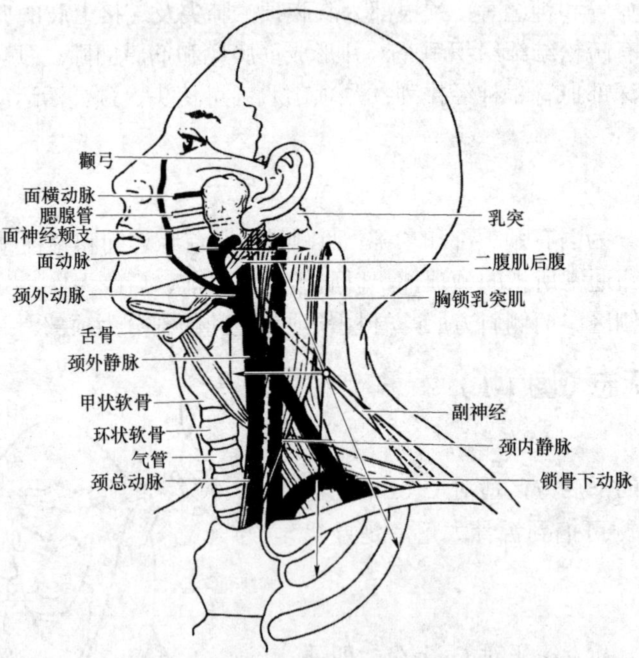

图1-2　颈项部体表投影

2. 锁骨下动脉

相当于自右侧胸锁关节、左侧自锁骨上小窝向外上至锁骨上缘中点的弧线，最高点距锁骨上缘 1～1.5cm。

3. 颈外静脉

位于下颌角至锁骨中点的连线上，是小儿静脉穿刺的常用部位。

4. 副神经

自乳突尖与下颌角连线的中点，经胸锁乳突肌后缘上、中 1/3 交点至斜方肌中、下 1/3 交点的连线。

5. 臂丛

自胸锁乳突肌后缘中、下 1/3 交点至锁骨中、外 1/3 交点稍内侧的连线。

6. 神经点

约在胸锁乳突肌后缘中点处，是颈丛皮支浅出颈筋膜的集中点，为颈项部皮神经阻滞麻醉的部位。

7. 胸膜顶及肺尖

位于锁骨内 1/3 上方，最高点距锁骨上方 2～3cm。在颈根部行臂丛阻滞麻醉或针刺治疗时，不应在此处进针，以免发生气胸。

第二节 颈部的骨骼

颈椎共有 7 个，除第 1、2、7 颈椎因结构有所差异，属于特殊颈椎外，余下 4 节称为普通颈椎（图 1-3）。

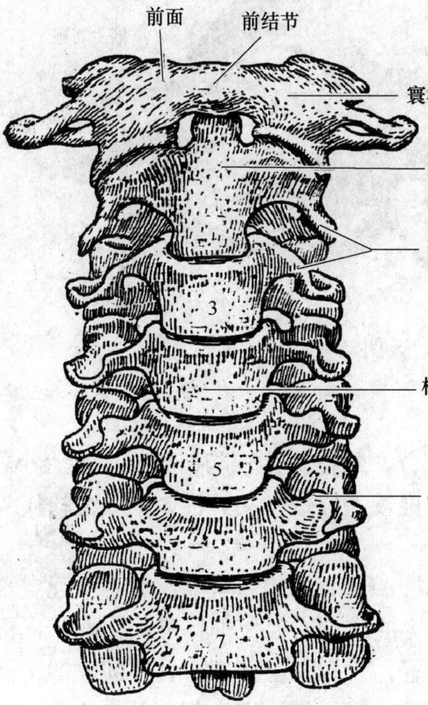

图 1-3 颈椎前面观

一、普通颈椎

普通颈椎的每节椎骨均包括椎体、椎弓和突起等 3 部（图 1-4，图 1-5）。

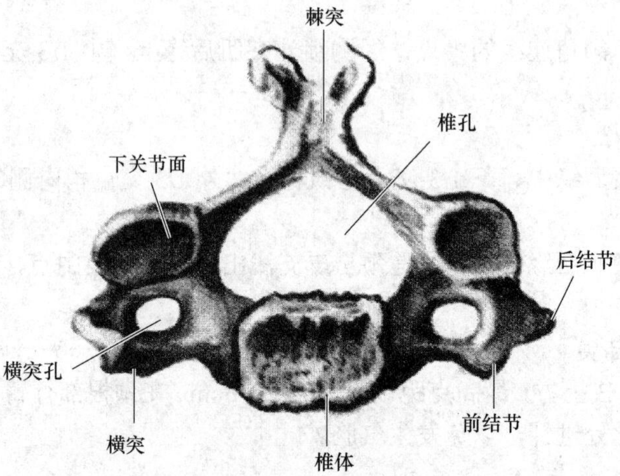

图 1-4　第 4 颈椎下面观

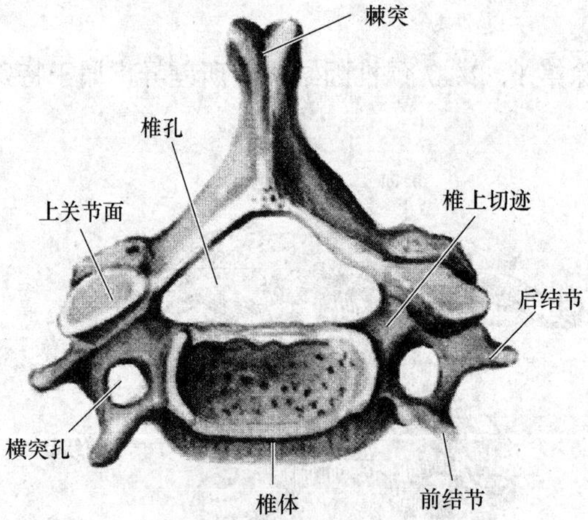

图 1-5　第 6 颈椎上面观

（一）椎体

椎体是支持体重的主要部分，颈椎椎体较胸、腰椎明显为小，其横径大于矢状径，上面较下面略小。一般下位颈椎较上位颈椎大。椎体主要由松质骨构成，表层的密质骨较薄，受伤时，可被压扁。

从正面观，椎体上面中部微凹，两侧偏后呈隆起状，似元宝形，此唇状隆起称为钩突。从椎体的侧面观，由于钩突的隆起，而使椎体形如山峰状。椎体的下面前缘呈唇状突向前下方，因此椎体的前后径，下方大于上方，且椎间盘的平面前方略低，此与颈椎前路手术关系密切。椎体的后方较为平坦，中央部有数个小孔，有静脉通过。这些静脉参与构成椎内静脉丛，在手术时如伤及此处，则易引起难以控制的出血。

钩突起自椎体前外侧交界处，沿椎体侧方向后陡然突起，并延伸达椎体后缘中外 1/3 交界处变平，因其似钩状，故名钩突。其与相对应的上一椎体下面的斜坡处相咬合而构成钩椎关节，又名 Luschka 关节。钩突前方为颈长肌，外侧为横突孔，其内通过椎动脉、静脉及包绕的交感神经丛，后外侧参与构成椎间孔前壁，有颈神经根及椎动脉通过（图 1-6）。内侧为椎间盘。上述各结构联合构成钩突-横突-关节突复合，由于其附近通过的都是颈项部重要血管、神经，一旦发生病变如钩突增生，斜度过大，横突孔过小或关节突肥大，向前突出，均可引起血管、神经压迫，如同时再伴有颈椎假性滑脱，后纵韧带骨化，椎间盘突出或黄韧带增厚发生皱褶，就会加重症状。

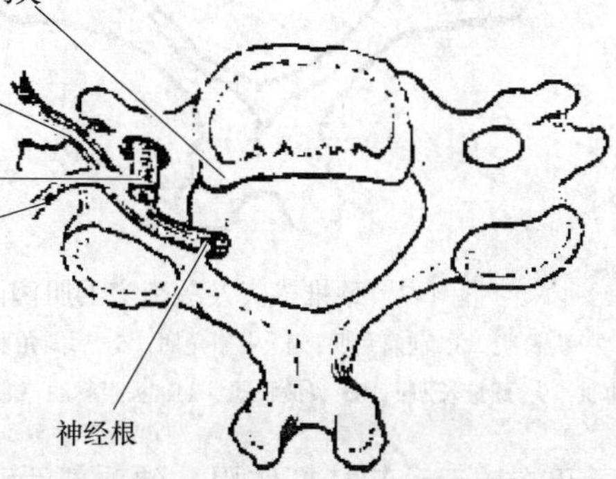

图 1-6 颈椎钩突与神经根、椎动脉的关系

（二）椎弓

椎弓自椎体侧后方发出，呈弓状。由两侧 1 对椎弓根和 1 对椎板所组成。椎弓根短而细，与椎体的外后缘呈 45° 相连接，上下缘各有一较狭窄的凹陷，分别称为颈椎椎骨上切迹和颈椎椎骨下切迹。在相邻两个颈椎上、下切迹之间形成椎间孔，有脊神经和伴行血管通过。由于椎弓根短而细，故椎间孔较为狭窄，为颈脊神经受挤压的原因之一。

椎弓板是椎弓根向后延伸部分，呈板状，较胸、腰椎狭长。其在椎体后缘与两侧椎弓根合拢构成椎管。侧面观呈斜坡状，上缘靠近前方使椎管与神经根管入口处的矢状径略小，而下方则较远离椎管，而使椎管与神经根管的矢径略大，在下缘前面有弓间韧带或称黄韧带附着，并向下延伸，止于下一椎节椎弓板的上缘，于两节椎弓根之间构成椎管后壁，当其肥厚或松弛时，可突向椎管而压迫脊髓。

（三）突起

突起分横突、上关节突、下关节突和棘突。

1. 横突

起自椎体侧后方与椎弓根处，短而宽。中央部有圆形横突孔，有椎动脉与椎静脉通过。横突孔的横径较前后径对椎动脉受压更为重要，因此在减压时，应以扩大横径为主。紧贴横突孔的后方有一自内上向外下走行的斜形深沟，即脊神经沟，有脊神经经此穿出。于脊神经沟的终端分成前后 2 个结节，即前结节和后结节。行颈椎侧前方手术时，勿超过前结节，否则易误伤脊神经根和伴行的血管。C_6 前结节较为隆起粗大，又称颈动脉结节，正好位于颈总动脉后方，头颈项部出血时可在此压迫止血。

颈椎横突及其后的关节突有许多肌肉附着，自前向后有颈长肌、头长肌、前斜角肌、中斜角肌、后斜角肌、肩胛提肌、颈夹肌、颈髂肋肌、颈最长肌、头最长肌、头半棘肌、颈半棘肌及多裂肌等（图 1-7）。

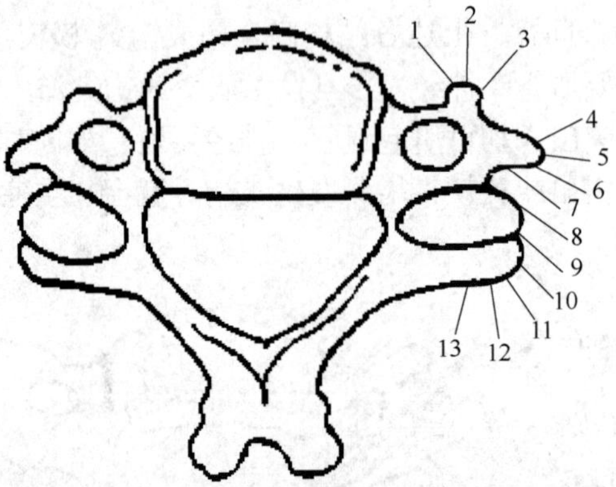

图 1-7　颈椎横突及关节突的肌肉附着

1. 颈长肌；2. 头长肌；3. 前斜角肌；4. 中斜角肌；5. 后斜角肌；6. 肩胛提肌；7. 颈夹肌
8. 颈髂肋肌；9. 颈最长肌；10. 头最长肌；11. 头半棘肌；12. 颈半棘肌；13. 多裂肌

横突对脊柱侧屈及旋转运动起杠杆作用。颈项部活动时，特别是椎骨间不稳定时，横突孔内部结构容易受到牵拉和挤压。横突孔周围结构的改变，如钩突增生、孔内骨刺、上关节突增生均可影响横突孔的大小，尤其是钩突增生，更易压迫椎动脉。

2. 棘突

居于椎弓的正中。C_3～C_6 多呈分叉状，突向侧、下、后方，以增加与项韧带和肌肉的附着面积，对颈项部的仰伸和旋转运动起杠杆作用。

3. 关节突

分为上关节突和下关节突，左右各一，呈短柱状，起自椎弓根与椎板的交界处。关节面呈卵圆形，表面平滑，与椎体纵轴呈 45° 角，因此易受外力作用而导致脱位。此关节属滑膜囊关节，其表面有软骨面，周围为较松弛的关节囊。在其周围有丰富的肌群附着，以增加其稳定性。其前方直接与脊神经根相贴，因此当该处增生、肿胀或松动时，则易压迫脊神经根。

（四）椎间孔

椎间孔或称椎间管，其内有颈神经根和血管通过，其余空隙为淋巴管和脂肪组织所占据。在枕骨与寰椎之间，寰枕关节后面与寰枕后膜前缘间形成一孔，有第 1 颈神经和椎动脉穿行。在寰椎与枢椎之间，寰枢关节后面与黄韧带前缘之间也形成一孔，有第 2 颈神经穿行。C_3～C_7 椎间孔（图 1-8）上、下壁分别为上一椎骨的椎下切迹和下一椎骨的椎上切迹；前壁为椎体后面侧部的下半、椎间盘后外侧面和钩椎关节；后壁为椎间关节囊。椎间孔实际为一向前、下、外方的斜行管，长度为 6～8mm，内通椎管的外侧角。

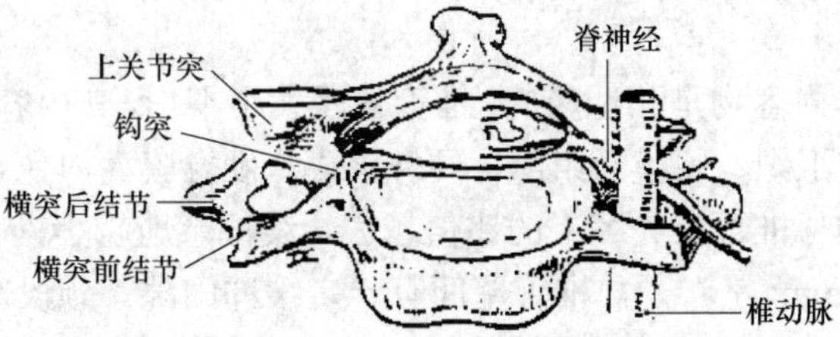

A. 上面观

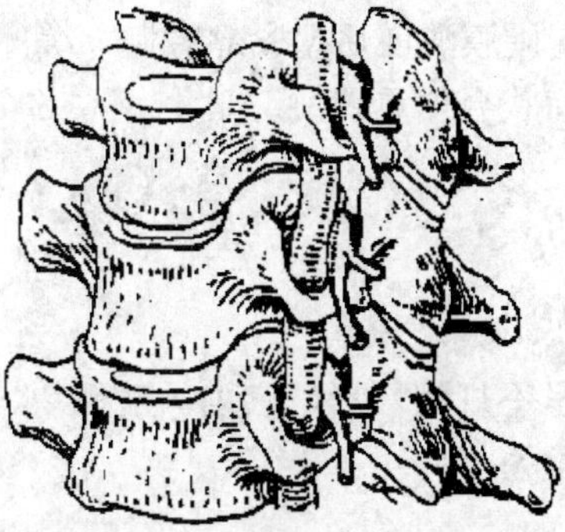

B. 侧面观

图 1-8 颈椎间管

椎间孔的矢状切面呈椭圆形或卵圆形。椎间孔平均值：矢径为 6.68±0.5mm，纵径为 7.85±0.54mm，其最小数值，平均长度（矢径）男、女分别为 5.7mm 和 5.8mm，平均高度（纵径）男、女分别为 7.5mm 和 6.0mm。如小于此值，可能会产生椎间孔狭窄。

颈前屈时，两侧的椎间孔变大；颈后伸时，两侧椎间孔变小；当颈侧屈和旋转时椎间孔也有变化，转动或侧弯时一侧椎间孔变小，而对侧椎间孔变大。C_2～C_7 椎间孔自上向下依次有第 3～7 颈神经走行。颈项部处于自然体位时，颈神经根在生理张力下被拉紧，且位于椎间孔的最上部，靠近椎弓根的内侧面；当屈颈时更是如此；伸颈时，神经根放松，下降于椎间孔中部，不再与孔上方的椎弓根内侧面紧密接触。牵引可增大椎间隙和椎间孔。在椎间孔中部，后根在上，前根在下，神经根与椎间孔大、小之比为 1:2～1:8，第 1 椎间孔约有 50%大于其他椎间孔，而通过的神经根却相对较小，故甚少受压。

椎间盘退行性变可引起颈椎病。椎间关节及钩椎关节因应力改变发生骨质增生，可致椎间管狭窄变形，压迫神经根，致神经根水肿及变性等改变。由于神经根由上一椎骨下切迹穿出后，在椎动脉后方斜行交叉通过，上述改变亦会使椎动脉及脊髓受到影响。切除突出的钩椎关节，扩大椎间孔，可使受压的神经根解除压迫。

（五）椎孔

椎孔或称椎管，由椎体与椎弓围成，颈椎的椎孔呈三角形，其内有颈段脊髓通过。相当于颈丛和臂丛发出处，椎孔显得较大。颈椎椎孔矢径平均为 15.47±1.11mm，横径为 22.58±12.2mm，男性大于女性。颈椎椎管矢径以 C_1 及 C_2 最大。一般认为，如颈椎椎管矢径小于 12mm，横径 $C_{1\sim2}$ 小于 16～17mm，$C_{3\sim7}$ 小于 17～l9mm，即可认为颈椎椎管狭窄。

椎管的大小与其内容物是相适应的，椎管各段大小不一，其内容物的体积亦有变化，在矢径上，有硬膜前组织、硬膜后组织、硬脊膜囊。硬脊膜囊内包含脊髓和各层膜之间的间隙。椎管内容物与椎管在矢径上的比值越大，缓冲余地越小，越容易受压。正常人颈髓矢径一般在 7.5mm 左右，与椎管壁间有一定缓冲间隙。颈段脊柱屈伸时，颈椎椎管的长度发生改变。当颈椎前屈时椎管拉长，硬膜后移，同时脊髓亦拉长变细，横截面积变小；颈椎后伸时，硬膜前移靠近椎间盘，脊髓缩短变粗，横截面积可增加 9%～17%。而椎管与硬膜矢径反而缩小，硬膜囊前后壁紧靠脊髓，缓冲间隙消失，脊髓易于受到挤压，故脊髓型颈椎病后伸时症状会加重。

二、特殊颈椎

（一）寰椎

即第 1 颈椎（图 1-9），呈不规则环形。它由一对侧块，一对横突和前后两弓组成，上与枕骨相连，下与枢椎构成关节。

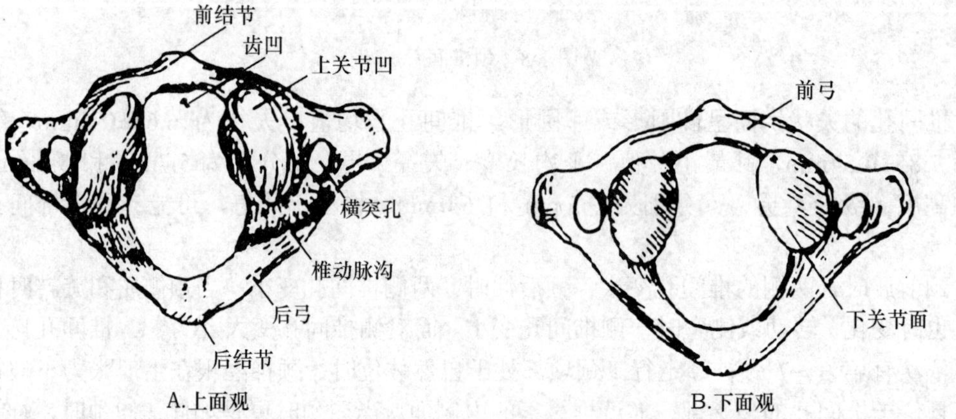

图 1-9　寰椎上、下面观

1. 侧块

位于寰椎的两侧，相当于一般颈椎的椎弓根与上下关节突，为一对肥厚而坚硬的骨块。从上面观有两个肾形凹陷的关节面，朝向内、上、后方，称上关节凹，与枕骨髁构成寰枕关节。在关节中部有一稍微狭窄的切迹将其分为前后两部。侧块的内侧面有一粗糙结节，系寰椎横韧带附着部。在此结节上尚有一小结节，参与寰枢关节的运动。侧块的前方为头直前肌附着点。从下面观，为一对圆形微凹的下关节面，与枢椎的上关节面构成寰枢外侧关节。于上、下关节面的周围分别有寰枕关节囊与寰枢关节囊包绕。

2. 横突

侧块的两端为一三角形的横突，尖端向外，表面粗糙，稍厚，而无分叉，有肌肉与韧带附着，对头颈项部的旋转活动起平衡作用。横突孔位于横突基底部偏外，较大，有椎动脉和椎静脉穿行。

3. 前弓

短而稍平，呈板状与侧块前方相连接。前方正中的隆突称为前结节，有颈前肌与前纵韧带附着。后方正中有圆形的齿突关节面，与枢椎的齿突构成寰齿前关节。在前弓的上下两缘分别有寰枕前膜和前纵韧带附着。

4. 后弓

长而曲度较大，呈不规则的圆棍状与侧块后方相连。后面正中部为粗糙的后结节，与普通颈椎的棘突相似，有项韧带和头后小肌附着，限制头部过度后伸。后弓上方偏前各有一斜形深沟通向横突孔，因有椎动脉出第 1 颈椎横突孔后沿此沟走行，故名椎动脉沟，此沟尚有枕下神经通过。当手术切除第 1 颈椎后弓减压时，勿涉及此沟，以免误伤椎动脉而造成无法控制的大出血。后弓上缘有寰枕后膜附着，椎动脉穿过此膜进入颅腔。后弓下面靠近侧块处亦有一较浅的沟槽，与枢椎椎弓根上缘的浅沟相吻合而形成椎间孔，有第 2 颈神经通过。前后弓均较细，尤其与侧块连接处，易遭受暴力而引起该处骨折与脱位。

（二）枢椎（图 1-10）

即第 2 颈椎，椎体上方有柱状突起，称“齿突”。除齿突外，枢椎外形与普通颈椎相似。

枢椎椎体较普通颈椎为小，于齿突两旁各有一朝上的圆形上关节面，与寰椎的下关节面构成寰枢外侧关节。椎体前方中部之两侧微凹，为颈长肌附着部。

椎弓根短而粗，其上方有一浅沟，与寰椎下面之浅沟形成椎间孔。其下方有面向前下方的下关节突，与第 3 颈椎的上关节突构成关节。在关节的前方为枢椎下切迹与第 3 颈椎上切迹构成的椎间孔，有第 3 颈神经经此穿出。

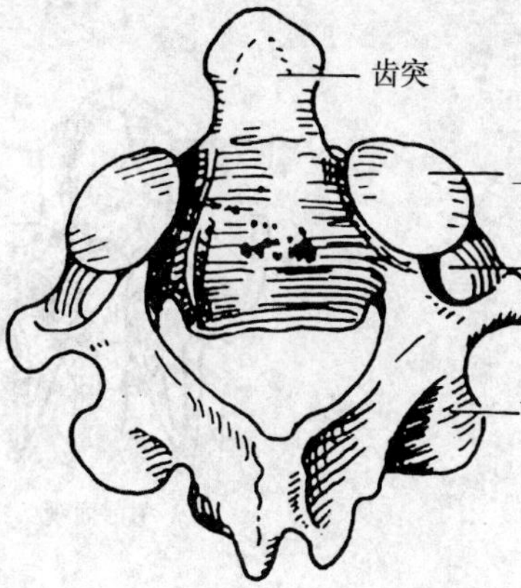

图 1-10　枢椎后上面观

横突较短小，前结节缺如，故不分叉，亦无沟槽。横突孔由内下斜向外上方走行。椎弓板呈棱柱状，较厚，其下切迹较深，故椎间孔较大。棘突粗而大，呈分叉状，下方有纵行深沟。

齿突长 1.5cm 左右，呈乳头状，顶部稍粗而根部较细。其前后分别有椭圆形之前关节面和后关节面。前者与寰椎前弓后面的齿突关节面构成寰齿前关节。后者则与寰椎横韧带构成寰齿后关节。齿突的顶端称为齿突尖，上有齿突韧带，两侧则有翼状韧带附着。因齿突根部较细，在外伤时易骨折而引起危及生命的高位截瘫。

枢椎齿突的血供较为复杂，可能与颈枕部活动量较大有关，齿突及其韧带主要由以下 3 条动脉供给：

1. 前升动脉

成对，起自相应椎动脉的前内面，自 C_2、C_3 椎间孔穿出后，在颈长肌深面向内上侧上行，在枢椎体中心，越过中线互相吻合，并发出穿支至枢椎前面，在枢椎关节平面，其分支穿入前内面，供应关节囊及前内侧的滑膜。每个前升动脉发出细支，穿入齿突基底前外面，在此平面接收裂穿动脉后，继续在齿突外面向上后方行走。此动脉还供应软骨下骨、关节囊及翼状韧带。

2. 后升动脉

亦成对，较前升动脉为大，起自相应椎动脉的后内面，在枢椎椎体与椎弓根交接处的沟内上升，发出穿支至前面，并分支至覆膜，在上行过程中，距齿突外缘 1～2mm 越过寰椎横韧带后面，弯向内侧，越过相应翼状韧带的后面。在翼状韧带的上缘，后升动脉在齿突外缘上升，最后在齿突尖端与前升动脉形成尖形的弓。

3. 裂穿动脉

为从颈内动脉颅外段最上部发出的众多小支，至咽后裂，在枢椎两侧与前升动脉吻合。

齿突的血供主要有 2 个来源（图 1-11）：

（1）中央动脉，从前方进入，在齿突体中心上升；

（2）经齿突尖韧带、翼状韧带及副韧带进入的动脉，此动脉对维持齿突上部的血供甚为重要。对这些韧带的过度牵引（如在治疗脊柱侧弯应用颅骨-骨盆拔伸牵引）或这些韧带的断裂可引起齿突的缺血坏死，多发生在上 1/3～1/4 处。

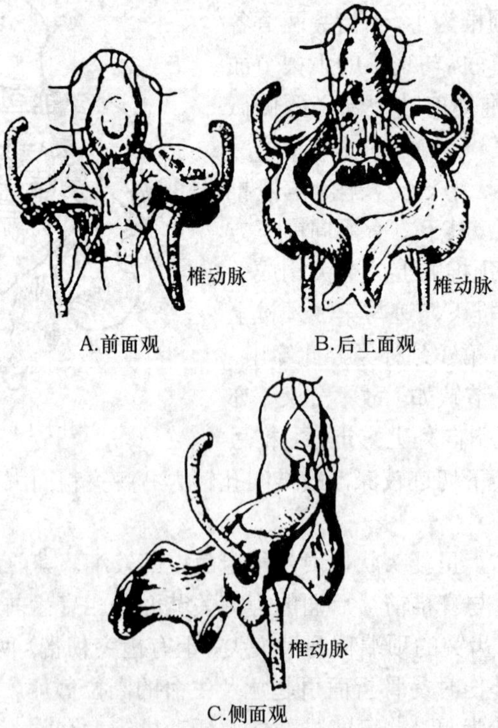

图 1-11　枢椎齿突的血供

（三）隆椎

即第 7 颈椎，其大小与外形均介于普通颈椎与胸椎之间（图 1-12，图 1-13）。但其棘突长而粗大，无分叉。因明显隆起于颈项部皮下，故又名隆椎。在临床上常以此作为辨认椎骨顺序的标志。

横突较粗大，后结节大而明显，但前结节较小或缺如，如横突过长，且尖端向下，或有肋骨出现（即颈肋），则可引起胸腔出口狭窄症候群。横突孔较小，且畸形较多，其中通常没有椎动脉通过，仅有椎静脉通过。

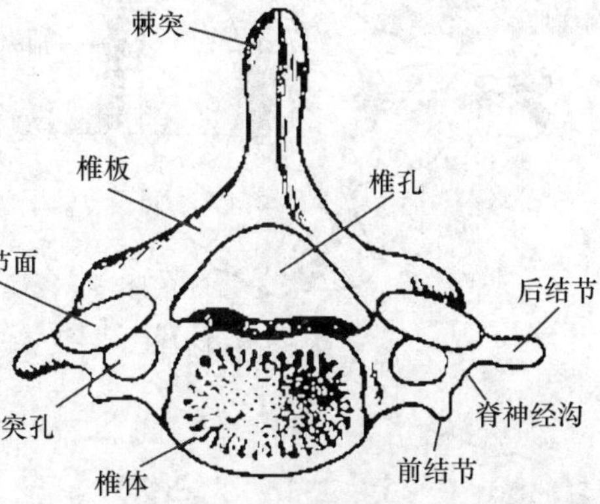

图 1-12　隆椎上面观

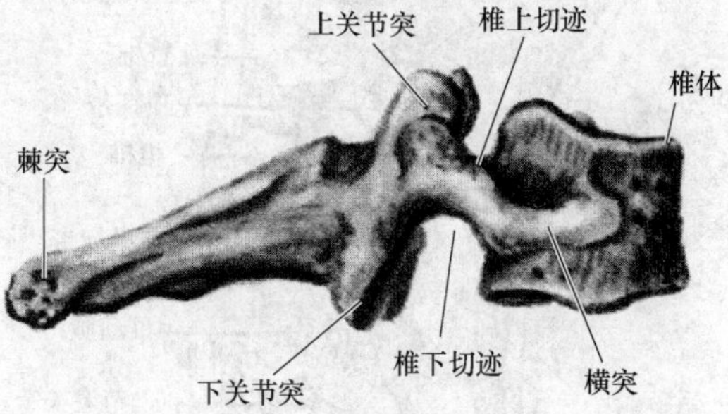

图 1-13　隆椎侧面观

第三节　颈部的连结

一、韧带连结

（一）项韧带

项韧带（图 1-14，图 1-15）呈三角形，它的基底部向上，附着于枕外隆凸和枕外嵴，尖部向下，同寰椎后结节及 C_1～C_6 棘突的尖部相连，后缘游离而肥厚，有斜方肌附着，两侧有头夹肌、颈夹肌等多块肌肉附着，在其起点的深面是棘间韧带。项韧带是一个双层弹性纤维肌间隔，常被认为与棘上韧带和颈项部棘突间韧带同源，但结构不同。结构上是双层致密弹性纤维板，其间由一层网状组织所分离，两板层的后游离缘结合，后者延伸于枕外隆凸到 C_7 棘突，弹性纤维板从此处附着于枕外嵴的正中部，C_1 后结节和颈椎分叉棘突的内侧面。它的功能主要是维持头颈项部的直立体位，控制颈项部过度前屈和头的左右旋转。

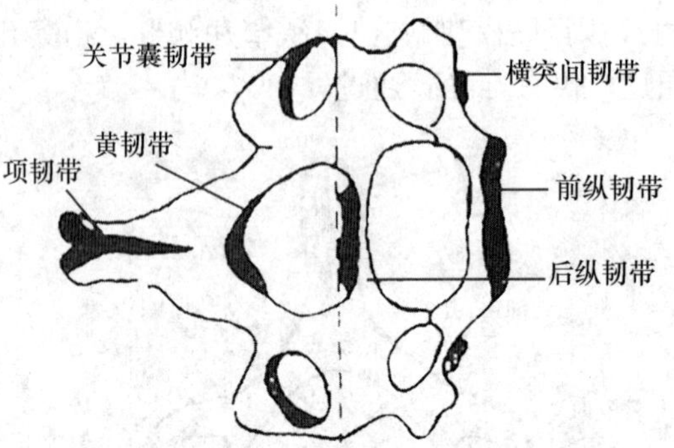

图 1-14　颈椎韧带

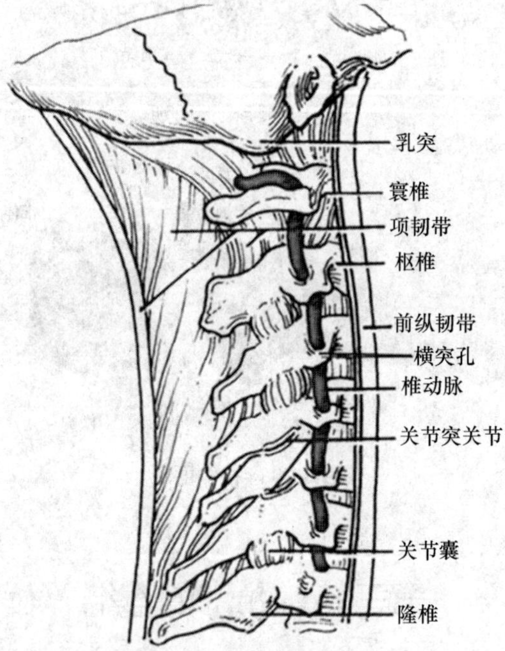

图 1-15　项韧带示意图

在其他肌肉的作用下，颈项部后伸时，项韧带被牵拉，极易受劳损。头的过度前屈、高角度仰卧或持续低头工作（前屈），造成项韧带受到持续反复的牵拉性损伤，引起前、中斜角肌、肩胛提肌、斜方肌等软组织的联合损伤。严重的项韧带损伤可导致项韧带出现硬化、钙化、骨化。

（二）黄韧带

黄韧带又称弓间韧带，连于相邻两椎弓板之间，由黄色弹性纤维构成，参与围成椎管的后外侧壁。向上附着于上位椎弓板下缘的前面，向下附着于下位椎弓板上缘的后面，薄而较宽。在中线，两侧黄韧带之间留一缝隙，有静脉通过连结椎骨后静脉丛与椎管内静脉丛。黄韧带向外延展至椎间关节囊，但并不与其融合。黄韧带有一定弹性，颈椎屈曲时，可使相邻椎弓板稍分开，过伸时可稍缩短，而不致发生皱褶突入椎管内，这样其弹性张力可协助项部肌肉维持头颈挺直。但若该韧带变性肥厚，失去正常弹性则当颈椎后伸时，黄韧带可发生皱褶而突入椎管，这是造成椎管狭窄原因之一。

（三）棘间韧带

棘间韧带是连于相邻棘突之间的韧带，较薄，前方与黄韧带融合，有限制脊柱过屈的作用。

（四）横突间韧带

横突间韧带位于相邻颈椎横突之间，呈扁平膜状束带编织，可使颈椎保持在正常中立位，如该韧带粘连、挛缩，可造成颈椎倾斜或者旋转错位。

（五）关节囊韧带

关节囊韧带是指附着于相邻椎体上下关节突关节囊外面的韧带。韧带对关节突关节囊起保护作用。

（六）前纵韧带

前纵韧带位于椎体和椎间盘前方，上自枕骨基底部，向下经寰椎前弓及各椎体的前面，下至第 1、2 骶椎。此韧带宽而坚韧，与椎体边缘和椎间盘连结紧密，有防止椎间盘向前突出和限制脊柱过度后伸的作用。

（七）后纵韧带

后纵韧带位于椎体和椎间盘后方，上自枢椎，下自骶骨，窄细而坚韧，尤以腰段者为窄，与椎体边缘和椎间盘连结紧密，而与椎体连结疏松。有防止椎间盘向后突出和限制脊柱过度前屈的作用。由于此韧带窄细，椎间盘的后外侧部相对较为薄弱，是椎间盘突出的好发部位。有时后纵韧带可骨化肥厚，会向后压迫脊髓。

二、关节连结

（一）寰枕关节

寰枕关节系由寰椎的上关节凹与枕骨髁构成（图 1-16），借寰枕前、后膜加强关节的稳定性。其动脉主要来自椎动脉和脑膜后动脉的分支，主要由枕下神经的分支支配。头后大、小直肌参与寰枕关节上的仰头活动。枕寰关节囊的后部和外侧较肥厚，内侧薄弱，有时缺如，呈松弛状，可使头部做屈伸和侧屈运动，其周围有以下韧带：

1. 寰枕前膜

连结于枕大孔前缘和寰椎前弓上缘之间，为前纵韧带的延续部，中间肥厚，有前纵韧带加强，而两侧宽阔而略薄，与关节囊融合。

2. 寰枕后膜

连于枕骨大孔后缘和寰椎后弓上缘之间，位于枕下三角深面。较前者薄而稍窄，中部略厚，前方与硬脊膜相融合，后方接头后小直肌，两侧与关节囊相延续，在与寰椎后弓的椎动脉沟之间形成一管，有椎动脉和枕下神经通过。

3. 寰枕外侧韧带

连于寰椎横突的上面与枕骨的颈静脉突之间，起加强关节囊外侧壁的作用。

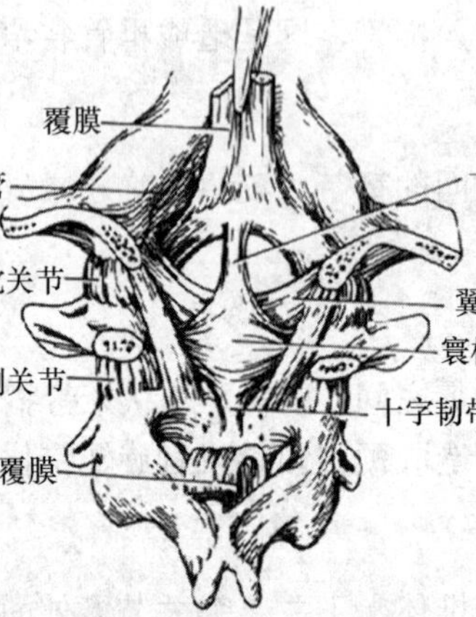

图 1-16　寰枕关节、寰枢外侧关节及部分韧带

（二）寰枢关节

寰枢关节（图 1-17）包括 3 个小关节和 2 组韧带。3 个小关节分别为寰枢外侧关节、寰齿前关节、寰齿后关节，寰齿前关节与寰齿后关节又合称寰枢正中关节。2 组韧带分别为寰枢关节间的韧带（寰枢前膜、寰枢后膜、寰椎横韧带）及枢椎与枕骨间的韧带（覆膜、翼状韧带、齿突间韧带）。

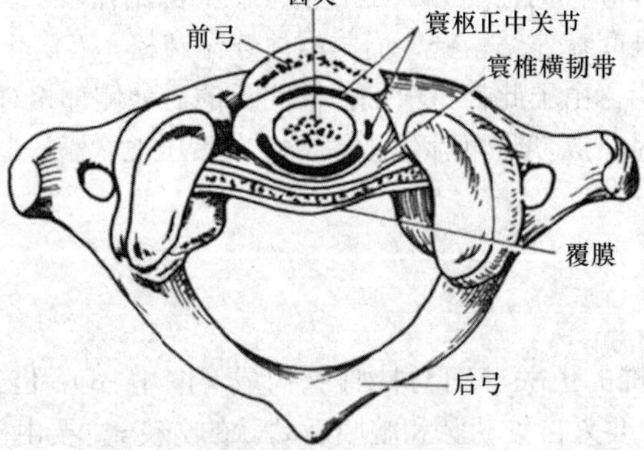

图 1-17　寰枢关节解剖关系

1. 3 个小关节

（1）寰枢外侧关节　为寰椎的下关节面与枢椎上关节面咬合构成，关节囊和周围韧带松弛，在一定限度内有较大范围的运动。

（2）寰齿前关节　由寰椎的齿突关节面与枢椎齿突的前关节面构成，关节囊壁亦薄面松弛。

（3）寰齿后关节　由寰椎横韧带与枢椎齿突后方的关节面构成，关节囊薄而松弛，且常与囊枕关节相交通。

2. 寰枢关节间的韧带

（1）寰枢前膜　起自寰椎前弓前方和下缘，止于枢椎椎体前方，位于两侧的寰枢关节之间，其中部与前纵韧带相移行，故长而坚韧。

（2）寰枢后膜　位于寰椎后弓下缘与枢椎椎弓上缘之间，宽而薄，中部略厚，两侧有第2颈神经穿过。

（3）寰椎横韧带　附于寰椎左右两侧块内侧面，肥厚而坚韧，将寰椎的椎孔分成前、后2部。前部较小，容有齿突，并与此韧带前面中部略凹的由纤维软骨构成的关节面构成寰齿后关节，其后部较大，容纳脊髓及其被膜。自此韧带中部向上、下各发出一束纵行纤维，分别附于枕骨大孔前缘和枢椎椎体后面，纵横纤维形成十字状，故名寰椎十字韧带。此十字韧带十分坚强，有限制齿突后移的作用，但强烈暴力或其他病变仍可使其断裂或病变，以致引起寰枢关节脱位而压迫脊髓。

3. 枢椎与枕骨间的韧带

（1）覆膜　起自枕骨底部的斜坡，在齿突及其周围韧带的后方向下移行于后纵韧带，覆盖在齿突后方，有防止齿突后移、保护脊髓的作用。齿突尖韧带位于寰椎韧带深面、齿突尖与枕骨大孔前缘之间、甚薄。前面连接寰椎十字韧带，外侧附于寰枢外侧关节囊。

（2）翼状韧带　位于寰椎横韧带的前上方，起自齿突尖的两侧，左右各一条，为坚韧的圆索状，斜向外上方，止于枕骨髁内侧面的粗糙部，并分别与寰齿前关节囊、后关节囊以及寰枕关节相融合。此韧带的主要功能是限制头部过度前屈和旋转。寰椎横韧带和翼状韧带又合称为寰枢复合韧带，具有稳定寰枢关节和寰枕关节的作用，寰椎横韧带是主要组成部分，使齿突局限于寰椎前弓后面的关节凹内；翼状韧带是辅助部分，阻止寰椎向前移位和头部的过度旋转运动。

（3）齿突尖韧带　呈细索状，居中，位于齿突尖和枕大孔前缘，并分别与寰枕前膜及寰椎十字韧带的上脚相融合，仰头时此韧带紧张，俯首则松弛。

寰枢关节的主要动脉主要来自椎动脉的分支，主要由第1和第2神经之间的神经袢的分支支配。头下斜肌、头上斜肌参与寰椎沿枢椎的旋转。

（三）钩椎关节

钩椎关节（图1-18）又称Luschka关节。在C_2～C_6的椎体上面的侧方有嵴样隆起，称为钩突，与上位椎体下面侧方相应斜坡的钝面形成钩椎关节。该关节属于滑膜关节，其表层有软骨覆盖，周围有关节囊包绕，随着年龄的增长而出现退行性改变。

钩椎关节与许多重要结构毗邻，其后部邻近脊髓；后外侧部构成椎间孔的前壁，邻近颈神经根或（和）后根神经节；外侧为椎动脉、椎静脉和椎动脉表面的交感神经丛；紧贴钩突后面有窦椎神经和营养椎体的动脉。钩椎关节由椎动脉发出的根动脉分支供应，其关节囊由窦椎神经（脊膜支）支配，内有丰富的有髓及无髓纤维，其中含有交感神经纤维的脊髓返支，主要支配钩椎关节囊壁及后纵韧带。

钩椎关节参与颈椎的活动，并限制椎体向侧方移动而增加椎体间的稳定性。当发生错位时，可引起血管、神经压迫，产生相应的临床症状。钩椎关节骨质增生是引起颈椎病的主要原因之一。

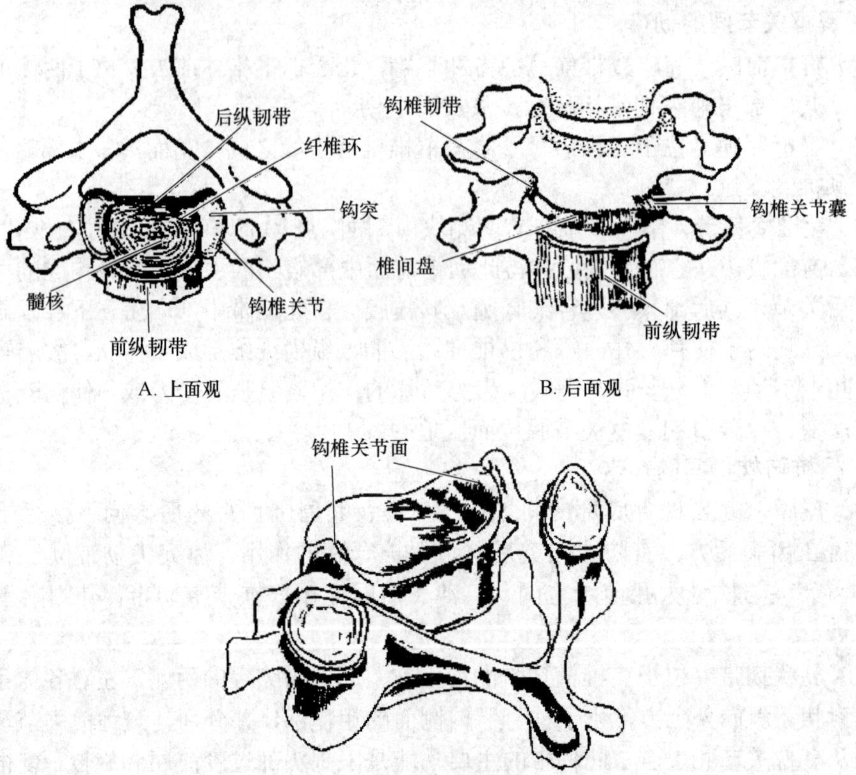

A. 上面观　B. 后面观

C. 侧面观

图 1-18　钩椎关节

（四）关节突关节

颈椎关节突分为上关节突和下关节突，左右各一，呈短柱状。上关节突关节面的方向朝前，下关节突关节面的方向朝上后方，与椎体轴呈 45° 夹角（图 1-19）。

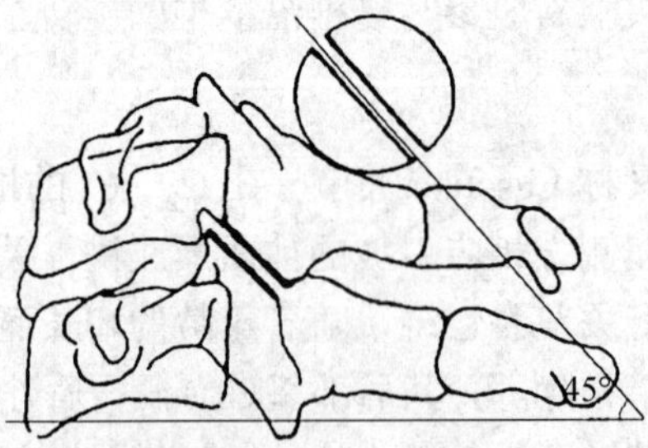

图 1-19　颈椎关节突与水平面的角度示意图

三、椎间盘

又名椎间纤维软骨盘，由纤维软骨组成，并连结于上下两个椎体之间，自第 2 颈椎下方至第 1 胸椎上方，共 6 个。椎间盘的生理功能除连接椎体外，还因富有弹性，可减轻和缓冲外力对脊柱与颅脑的震荡，并参与颈椎的活动及增加运动幅度。椎间盘由纤维环和髓核 2 部分组成（图 1-20）。

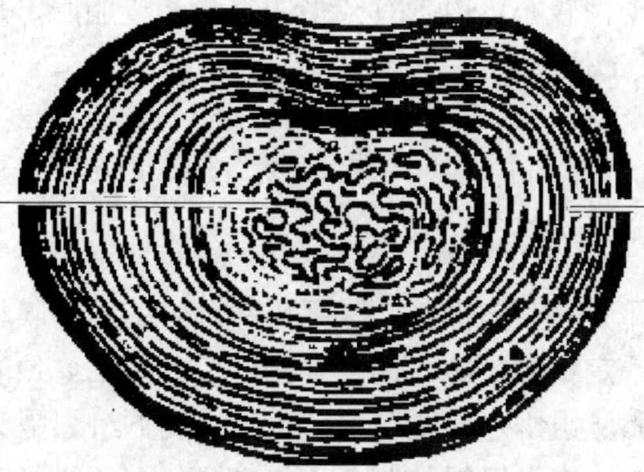

图 1-20　椎间盘横切面

（一）纤维环

纤维环为周边部的纤维软骨组织，围绕于髓核周围，其前份较厚，后外侧份较薄，质地坚韧而富有弹性，将上下 2 个椎体紧密连结。在横切面上，呈同心圆形排列，于中部冠状切面亦呈同心圆形的外观，于其切线位观察，则呈正反交错的斜形（约 30°）走行。此种结构对增加椎间关节的弹性、扭曲与旋转等十分有利。

纤维环有深浅之分，浅部纤维分别与椎体前部的前纵韧带和椎体后方的后纵韧带相连结。深部纤维则依附于软骨板上，甚至部分纤维可穿至椎体内骨质，在中心部则与髓核相融合。纤维环的前部较厚，因此髓核偏后，并易使髓核向后方突出或脱出。

（二）髓核

髓核呈白色胶状，位于纤维环的中央偏后，为富有水分、类似黏蛋白物，内含有软骨细胞与纤维母细胞。幼年时含水量达 80%以上，随着年龄增加而水分递减，至老年时甚至可低于 70%。此种水分使髓核可调节椎间盘内压力。椎间盘在颈椎总长度中占 20%～24%，但随着年龄增长其水分脱失，所占百分比亦逐渐减少。椎间盘的厚度以 C_6～C_7 为最大，上部颈椎则最小。由于前纵韧带宽大肥厚，且髓核偏居于椎间隙的后方，因此当其病变或遭受外力时不易从前方脱出，而易于向狭窄薄弱的后纵韧带处突出或脱出。

椎间盘血供以幼年时最为丰富，其血管细小分支可达深层。但随年龄增长而逐渐减少，血管口径变细，一般在 13 岁以后已无血管再穿入深层。神经纤维仅分布于纤维环浅层，而其深层及髓核部并无神经纤维进入。

第四节　颈部的软组织

一、皮肤

颈前外侧部的皮肤较薄，有较大的延展性和活动性，色泽接近面部，整形外科常取此处皮瓣以修复面容。颈前外侧部的皮纹呈横行，故此部手术多选横行切口，以利愈合。颈后部的皮肤较厚，活动性较小。内含有较多的毛囊和皮脂腺，是皮脂腺炎（痤疮、粉刺）、毛囊炎及痈的好发部位。

二、筋膜

（一）颈浅筋膜

颈浅筋膜或称颈皮下筋膜，与面部、胸部相邻部位的浅筋膜相延续，围绕于颈项部的周围，不发达。含有不定量的脂肪，颈前外侧部较为疏松。颈后部较为致密，形成许多坚韧的纤维隔，分隔脂肪组织形成脂肪柱。此部的皮下组织是头皮的皮下组织的直接延续，尤其在颈后的上部，皮下组织与覆盖于斜方肌的深筋膜紧密相连。其下部的皮下组织亦由纤维隔分隔成蜂窝组织，内含有较多的脂肪组织，特别是在 C_7 的棘突处，常可发生较大的脂肪瘤。颈前外侧部浅筋膜内藏有颈阔肌，构成颈阔肌的肌纤维鞘。浅筋膜内分布着皮神经、浅静脉和淋巴结。皮神经有面神经颈点和颈丛皮支，即枕小神经、耳大神经、颈横神经、锁骨上神经，浅静脉为颈前静脉和颈外静脉。它们均走行于颈阔肌的深面。

（二）颈深筋膜及筋膜间隙

颈深筋膜位于浅筋膜和颈阔肌的深面，围绕颈项部诸肌和器官，并在血管、神经周围形成筋膜鞘及筋膜间隙。颈深筋膜分为浅、中、深 3 层（图 1-21，图 1-22）。

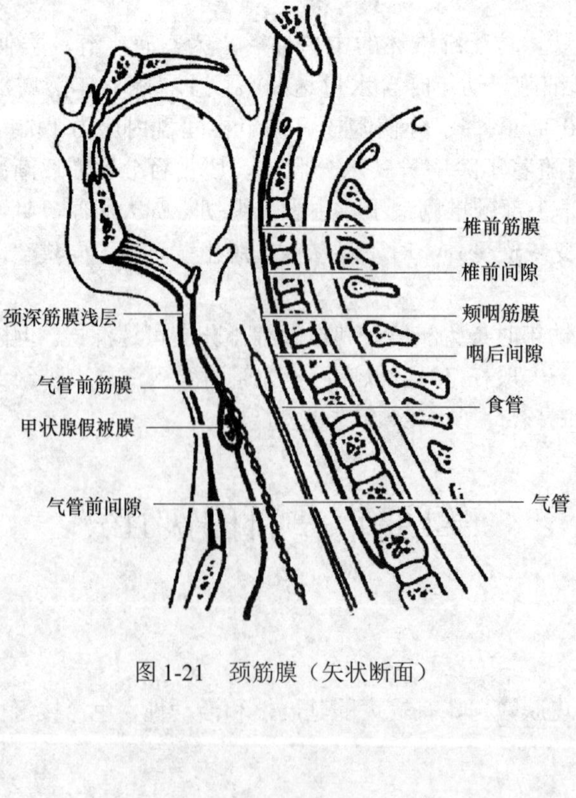

图 1-21　颈筋膜（矢状断面）

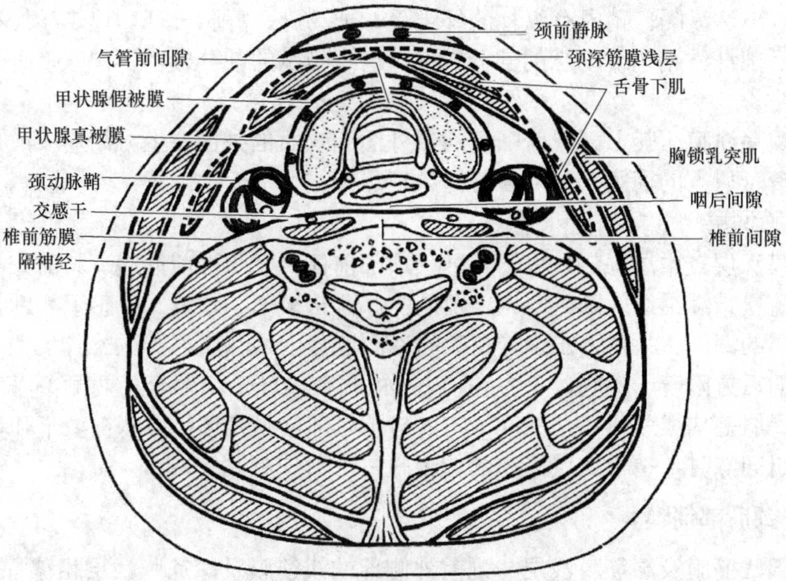

图 1-22　颈筋膜（横断面）

1. 筋膜浅层

筋膜浅层像一个圆筒形的套子，环绕颈项部，包被筋膜，故又称封套筋膜。此筋膜上方附着于枕外隆凸、上项线、乳突和下颌骨下缘；下方除与背部深筋膜连续外，还附着于肩峰、锁骨和胸骨下缘；后方附着于项韧带和 C_7 棘突，向两侧延伸至斜方肌后缘处，分为 2 层包裹该肌，形成斜方肌鞘；至斜方肌前缘处，2 层融合成一层向前覆盖颈外侧部，形成颈后三角的外侧壁，达胸锁乳突肌的后缘处，又分为 2 层包裹该肌形成胸锁乳突肌鞘；到胸锁乳突肌前缘再融合成 1 层；至颈正中线处，与对侧交织融合成颈白线。

筋膜浅层在舌骨上方覆盖口底，并在下颌下腺处分为浅、深两层包裹下颌下腺，构成该腺的筋膜鞘。筋膜到腮腺处也分浅、深两层形成腮腺鞘，浅层与腮腺紧密相接，并形成腮腺咬肌筋膜，附着于颧弓；深层与颊咽筋膜相延续，附着于颅底。筋膜浅层在舌骨下方又分为浅、深两叶。浅叶向下附着于胸骨柄和锁骨前缘；深叶又称肩胛锁骨筋膜，包绕舌骨下肌群，形成舌骨下肌群筋膜鞘，向下附着于胸骨柄和锁骨的后缘。在胸骨柄上方，封套筋膜浅、深叶之间形成胸骨下间隙。

2. 筋膜中层

又称内脏筋膜或颈内筋膜，包绕颈项部器官（喉、气管、咽、食道、甲状腺和甲状旁腺等），筋膜在气管和甲状腺前方形成气管前筋膜和甲状腺假被膜囊，两侧形成颈动脉鞘，后上部形成颊咽筋膜。

（1）气管前筋膜　其上方附着于舌骨、甲状软骨斜线和环状软骨弓，向下越过气管的前面和两侧进入胸腔，至上纵隔与纤维心包融合。气管前筋膜在环状软骨外侧面的部分增厚，使甲状腺固定于喉部，故又称甲状腺悬韧带。

（2）甲状腺假被膜囊　包绕整个甲状腺，前部筋膜较为致密坚实，而后部较薄弱。因此，当甲状腺肿大时，多绕气管和食管的两侧，甚至可延伸到它们的后方。

（3）颈动脉鞘　简称颈鞘，包绕颈总动脉（或颈内动脉）、颈内静脉和迷走神经，上起颅底，下达纵隔。鞘内有纵行的纤维隔，把动脉、静脉分开。迷走神经在动脉、静脉之间的后部纤维鞘包绕动脉的部分较厚，包绕静脉的部分较薄，在呼吸时有助于静脉的充盈扩张。

（4）颊咽筋膜　其上部覆盖咽壁的后外面和颊肌的外面，上方附着于颅底。此筋膜向下形成食管后方的筋膜，并随食管进入后纵隔内。

3. 筋膜深层

颈筋膜深层较中层强韧，位于脊柱颈项部前侧，又叫椎前筋膜。其前方与咽壁筋膜之间为一疏松结缔组织间隙，叫做椎前间隙。臂丛根部、颈丛、交感干和副神经均位于颈筋膜深层的深面。此筋膜在食管及咽的后面遮盖于颈深肌群和颈椎体的前面，上方于颈静脉孔的后方附着于颅底，下方在 T_3 平面与前纵韧带相融合，两侧覆盖前、中斜角肌和肩胛提肌等构成颈后三角的底，向后与颈后部筋膜相续。臂丛神经干和锁骨下动脉穿出斜角肌间隙时，携带这层筋膜延伸至腋窝，形成腋鞘。

（三）颈后部筋膜

颈后部浅筋膜及深筋膜浅层与颈前外侧部的浅筋膜及深筋膜浅层相移行。颈后部的深筋膜深层叫项筋膜。项筋膜位于项部斜方肌、菱形肌和上后锯肌的深面，遮盖在头夹肌、颈夹肌和头半棘肌的表面。其上方附着于上项线，下方移行于腰背筋膜，内侧自上而下附着于项韧带、C_7 和上位 6 个胸椎棘突。其上部与斜方肌深面的筋膜相接较松，下部则与菱形肌和上后锯肌深面的筋膜隔以裂隙。自该层筋膜的深面，向颈后部各肌之间，伸出许多肌间隔，构成各肌的肌纤维鞘。

（四）筋膜间隙

致密的筋膜之间存在疏松结缔组织，它们所在的位置称筋膜间隙。器官之间借致密的筋膜互相分隔，又借疏松结缔组织互相联系，以利于它们的运动和位置的固定。如有感染等疾患时，筋膜可以阻止感染扩散，感染就在筋膜间隙内按一定方向蔓延。颈项部主要有如下间隙：

1. 颏下间隙

颏下间隙相当于颏下三角处，位于两侧二腹肌前腹之间，尖端伸至颏联合，底在舌骨之前。上界为下颌舌骨肌，下界是舌骨上区颈深筋膜的深层。间隙内除结缔组织外，尚有少数淋巴结和颈前静脉的起点。该间隙感染后，可越过二腹肌前腹扩散至颌下间隙，也可沿神经血管蔓延至舌下间隙（图 1-23）。

2. 颌下间隙

颌下间隙（图 1-24）位于颏下间隙的后外侧，相当于颌下三角处。前内侧界由二腹肌前腹围成，二腹肌的后腹和茎突舌骨肌形成间隙的后外侧界，顶是下颌舌骨肌和舌骨舌肌，底是颈深筋膜的浅层，上界为下颌骨下缘。间隙内主要有下颌下腺、颌下淋巴结和面动脉、静脉等。间隙感染后易向邻近的间隙蔓延，向深部扩散至舌下间隙，向前可至颏下间隙，向后经二腹肌筋膜向内入咽旁间隙。

3. 舌下间隙

舌下间隙为（图 1-24）下颌舌骨肌与舌之间间隙的统称。其顶是口底黏膜，底是下颌舌骨肌，前界和外侧界是下颌舌骨肌线以上的下颌骨体内面，后界是舌骨，内侧界是茎突舌骨肌和茎突舌肌。舌下间隙，又可分成舌下阜区间隙和左、右颌舌沟间隙 3 部分。

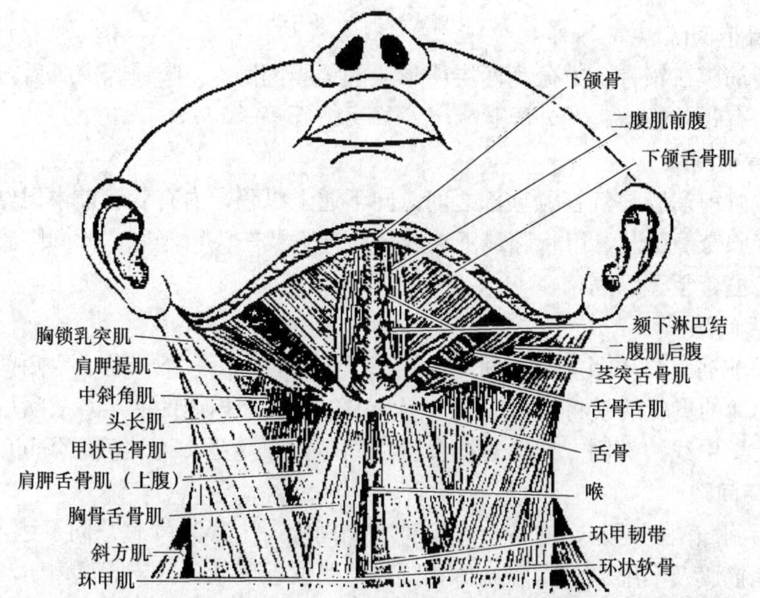

图 1-23　颏下间隙

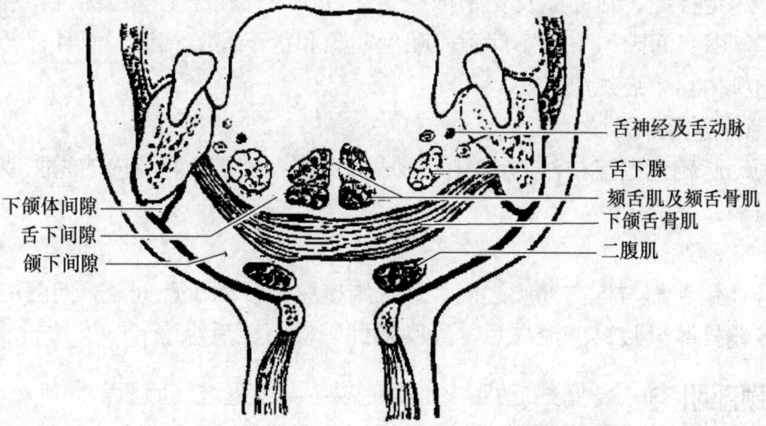

图 1-24　下颌舌骨肌上、下的间隙（冠状剖面）

（1）舌下阜区间隙　位于舌尖的下方，呈三角形。上界是舌体前方的口底黏膜，下界是颏舌肌及颏舌骨肌，前界为下颌体正中的内侧面，后界达舌体前方。

（2）颌舌沟间隙　位于舌体两侧。上界为口底两侧黏膜，下界是下颌舌骨肌，外侧界是下颌舌骨肌线以上的下颌骨体内面，内侧界为舌体。间隙内有舌下腺、下颌下腺的深部及腺的导管、舌神经、舌下神经和舌动脉、舌静脉等结构，上述结构均在舌下腺周围。

4. 胸骨上间隙

为封套筋膜在距胸骨柄上缘 3～4cm 处分为两层，分别附着于胸骨柄前、后缘所形成的筋膜间隙，又称 Bum 间隙。其内有胸锁乳突肌胸骨头、颈前静脉下段及颈静脉弓、淋巴结及脂肪组织等。

5. 锁骨上间隙

是封套筋膜在锁骨下方分为两层所形成的筋膜间隙，经胸锁乳突肌后方与胸骨上间隙相通，内有颈前静脉、颈外静脉末段及蜂窝组织等。

6. 气管前间隙

位于气管前筋膜与气管颈项部之间，向下通上纵隔，内有气管前淋巴结、甲状腺下静脉、甲状腺奇静脉丛、甲状腺最下动脉、头臂干及左头臂静脉。此间隙感染、出血或气肿时，可蔓延至上纵隔。

7. 咽后间隙

位于椎前筋膜与颊咽筋膜之间。其下部位于食管之后，故又称食管后间隙。在正中线处，有细薄的翼状筋膜将咽后间隙分隔为左、右互不相通的两半，故咽后间隙的脓肿常位于咽后壁中线的一侧。感染若循食管后间隙向下蔓延，可达后纵隔间隙。

8. 咽旁间隙

居咽后间隙两侧，左、右各一，又称咽侧间隙。上界为颅底，向下达舌骨大角处；内侧以颊咽筋膜及咽缩肌与腭扁桃体相隔，外壁位于下颌骨升支、翼内肌和腮腺包囊的深面；后壁为颈椎前筋膜。此间隙被茎突及其附着肌肉分为前后两部分，前隙较小，内侧与腭扁桃体毗邻，扁桃体炎症可扩散及此；后隙较大，有颈内动脉、静脉、舌咽神经、舌下神经、迷走神经、副神经及交感神经干穿过，内有颈深上淋巴结群，咽部感染可向此间隙蔓延。咽旁间隙与下颌下间隙、咽后间隙和舌下间隙相通，而且行经其内的血管神经束上通颅内，下连纵隔。

9. 血管神经间隙

是由颈动脉鞘包围疏松结缔组织而形成的潜在性间隙，间隙内的积脓或积血可向下蔓延至前纵隔。

10. 椎前间隙

位于脊柱颈项部与椎前筋膜之间。颈椎结核脓肿多积于此间隙，向两侧可至颈外侧区，并经腋鞘扩散至腋窝；溃破后，经咽后间隙向下至后纵隔。

三、颈部肌肉

颈项部固有肌指颈前外侧的颈肌，后部的外来肌为来自背肌向上附于颈项部的肌肉，又称项部肌肉。颈项部肌肉可运动寰枕关节和颈项部脊椎关节。其中，头长肌、头前直肌、头侧直肌使头前俯；斜方肌、胸锁乳突肌、头夹肌、头最长肌、头半棘肌、头后大、小直肌和头上斜肌等使头后仰。使头侧倾为同侧颈项部屈肌和伸肌的共同动作。运动寰枢关节，使头侧旋（运动寰枕关节），为同侧头夹肌、头最长肌、头下斜肌和对侧胸锁乳突肌的共同动作。现将颈项部各肌肉分述如下：

（一）颈肌

颈肌枕下肌群分为颈浅肌、颈中肌和颈深肌等 3 群，其功能为运动头颈、舌骨、喉软骨和胸廓。大部分颈肌起源于颈肌节的轴下部分，故受颈神经前支支配；一小部分起源于鳃弓肌结，受脑神经支配（图 1-25）。

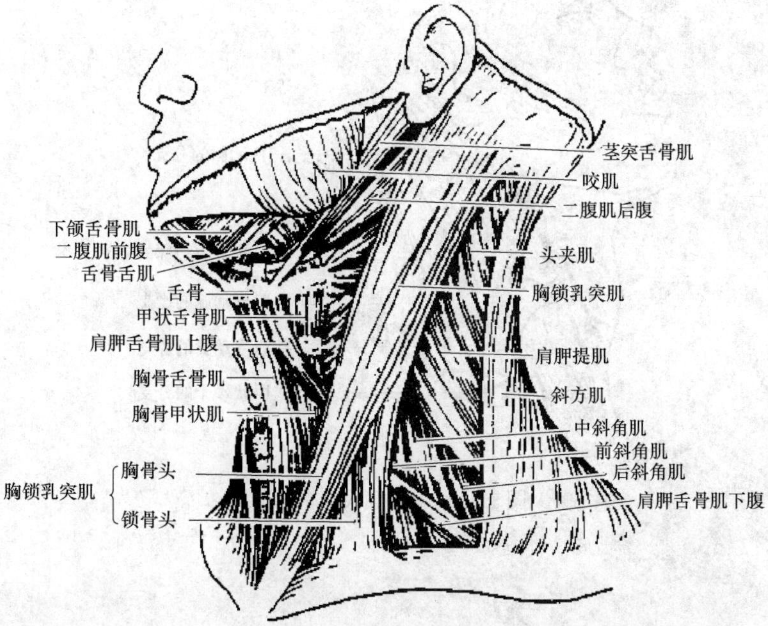

图 1-25　颈肌侧面观

1. 颈浅层肌

颈浅肌位于浅层，有颈阔肌和胸锁乳突肌等。

（1）胸锁乳突肌（图 1-26）　呈长带形，位于颈外侧部浅层，被颈阔肌遮盖，为颈项部的重要标志，作为颈前后三角的分界，颈后三角许多重要组织由其后缘穿出。向侧方低头时，可在颈项部触到此肌。其下端有 2 个起头，胸骨头起于胸骨柄的前面，锁骨头起于锁骨胸骨端上面，2 头之间形成一个小凹。上端止于乳突及其后部。通过双侧收缩，使头向后屈，面向上仰，如头部不动，可以上提胸骨，助深吸气。单侧收缩，使头向同侧屈，面向对侧上仰。若一侧发生病变，使该肌挛缩时，则引起病理性斜颈。

胸锁乳突肌受副神经支配，其血供来源可分上、中、下 3 部分，各部分均存在广泛吻合（图 1-26）。上部主要为枕动脉的分支；中部主要为甲状腺上动脉的分支和颈外动脉直接发出的小分支；下部主要为甲状颈干和颈横动脉的小分支。胸锁乳突肌病变，亦是引起颈痛及颞乳部偏头痛，甚至面神经麻痹的常见原因。

（2）颈阔肌　很薄，位于颈前外侧部。其直接位于颈项部浅筋膜中，与皮肤密切结合，属于皮肌范畴，呈长方形。其下缘起自胸大肌和三角肌筋膜，肌纤维斜向上内方，越过锁骨和下颌骨至面部，前部肌纤维止于下颌骨的下颌缘和口角，其最前部的肌纤维左、右相互交错，后部肌纤维移行于腮腺咬肌筋膜和降下唇肌及笑肌表面。颈阔肌受面神经颈支支配，在此肌的深面有浅静脉、颈横神经及面神经颈支等（图 1-27）。此肌收缩时，拉口角向后下方，或张口，或上提颈项部皮肤，并于颈项部皮肤上形成许多皱纹。

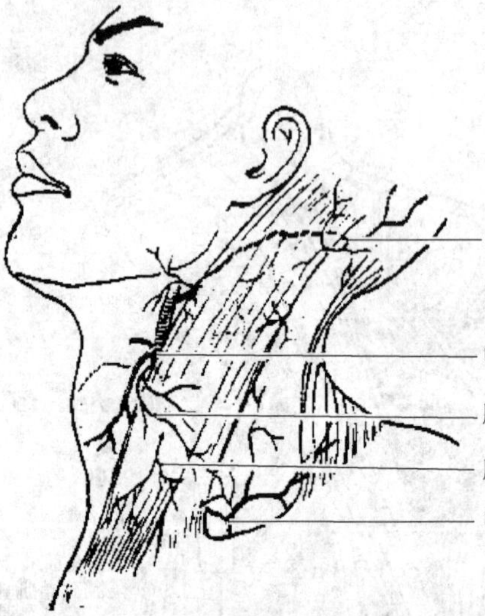

图 1-26　胸锁乳突肌的血供

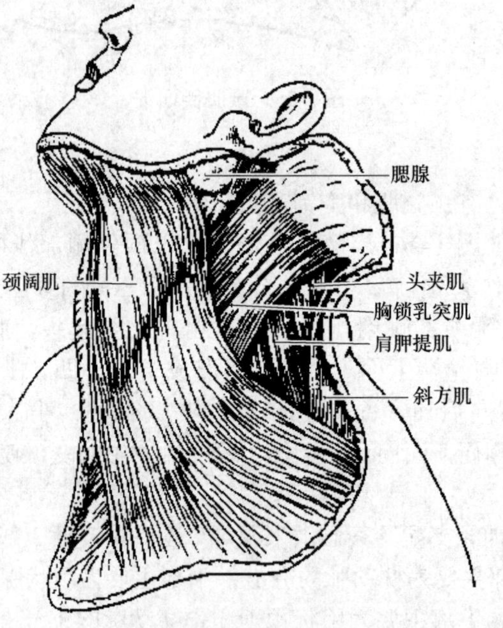

图 1-27　颈阔肌侧面观

2. 颈中层肌

颈中层肌介于下颌骨、舌骨与胸廓三者之间，分舌骨上肌群和舌骨下肌群。

（1）舌骨下肌群（图 1-28）　位于喉和气管的前侧，颈前正中线的两旁，介于舌骨与胸骨之间。分浅深两层，浅层有肩胛舌骨肌和胸骨舌骨肌，深层有胸骨甲状肌和甲状舌骨肌。它们的共同作用是下拉舌骨。以上各肌都可使舌骨及喉下降，甲状舌骨肌亦可使舌骨与甲状软骨接近。

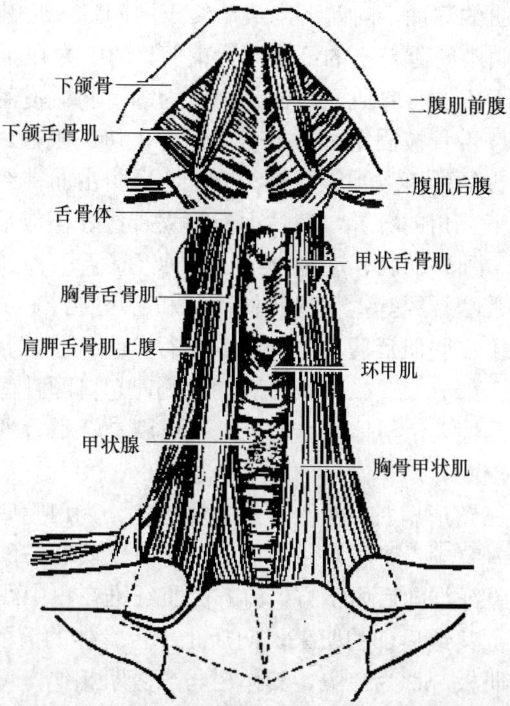

图 1-28 舌骨肌群

①肩胛舌骨肌 位于颈前面，颈阔肌的深侧，胸骨舌骨肌的外侧。大部分被胸锁乳突肌所遮盖，为细而长的带形肌，被中间腱分为上腹和下腹。下腹起自肩胛骨上缘和肩胛横韧带，肌纤维斜向内上方，位于胸锁乳突肌的深侧，在环状软骨平面以下移行于中间腱。该腱借颈固有筋膜中层向下连于锁骨。上腹自中间腱斜向内上方，与胸骨舌骨肌并列，并在其外侧止于舌骨体外侧部的下缘。肩胛舌骨肌受舌下神经的分支支配。

②胸骨舌骨肌 位于颈前面正中线的两侧，肩胛舌骨肌的内侧，为窄带状的肌肉。起自胸锁关节囊的后面、胸骨柄和锁骨胸骨端的后面，肌纤维在正中线两侧垂直上行，止于舌骨体内侧部的下缘。胸骨舌骨肌受舌下神经的分支支配。

③胸骨甲状肌 位于胸骨舌骨肌的深侧，也是长带状肌肉，上狭下宽，较胸骨舌骨肌短而宽，紧贴于甲状腺的浅面。下端起自胸骨柄的后面及第 1 肋软骨，肌纤维斜向上外，止于甲状软骨斜线。胸骨甲状肌受舌下神经的分支支配。

④甲状舌骨肌 为短小的长方肌，是胸骨甲状肌向上的延续部分，同样也被胸骨舌骨肌遮盖。起自甲状软骨斜线，肌纤维斜向外上方，止于舌骨体外侧部及舌骨大角。甲状舌骨肌受舌下神经的分支支配。

（2）舌骨上肌群 位于舌骨、下颌骨和颅底三者之间，包括二腹肌、茎突舌骨肌、下颌舌骨肌、颏舌骨肌，参加构成口腔底。其共同作用与咀嚼有关。下颌骨在咬肌前方骨折时，颏舌骨肌、颏舌肌、下颌舌骨肌前部、二腹肌和颈阔肌能把远侧骨折断端拉向后下方。

①二腹肌 有前、后二腹和一中间腱，或称下颌二腹肌。后腹起于颞骨乳突部的乳

突切迹，位于胸锁乳突肌的深面，向前下内最后终于中间腱。此腱被一由深筋膜发出的悬带系于舌骨大角上，由中间腱发出的纤维即为前腹，向上内在正中线止于下颌骨下缘之二腹肌窝内。前腹位于下颌舌骨肌之浅面，一部为颌下腺所覆盖。其作用是：当下颌骨被固定时，上提舌骨；舌骨被固定时，下牵下颌骨，协助咀嚼。

二腹肌前腹由下颌神经的下颌舌骨肌神经支配，后腹由面神经的二腹肌支支配。后腹是颈动脉三角与下颌下三角的分界。其浅面有耳大神经、下颌后静脉及面神经颈支；深面有颈内动脉、静脉、颈外动脉、迷走神经、副神经、舌下神经及颈交感干；其上缘有耳后动脉和面神经及舌咽神经等；下缘有枕动脉和舌下神经。

②茎突舌骨肌　位于二腹肌后腹上方并与其平行，为细小的梭状肌肉。在来源上，本来属于二腹肌后腹的一部分，在二腹肌后腹的深侧，起自颞骨茎突，肌纤维斜向前下方，移行于肌腱，止于舌骨大角与体的结合处，其作用是牵引舌骨向后上方。茎突舌骨肌受面神经的二腹肌支支配。

③下颌舌骨肌　为三角形扁肌，位于下颌骨体内侧，为口腔底部肌肉之一，介于下颌骨与舌骨之间。其上方有颏舌骨肌和舌下腺，下方有二腹肌前腹及下颌下腺。起于下颌骨的下颌舌骨肌线，肌纤维向后内下方，前方的肌纤维在正中线上借一细纤维索与对侧同名的肌纤维相结合，其最后部的肌束，向后止于舌骨体的前面。左、右两侧肌肉，共同构成一凹向上方的肌板，称为口膈，其作用与二腹肌相似，可以上提舌骨；舌骨被固定时，可以下拉下颌骨。下颌舌骨肌受下颌神经的下颌舌骨肌神经支配。

④颏舌骨肌　为长柱状强有力的小肌，位于下颌舌骨肌的上方，正中线的两侧，舌的下方，与对侧同名肌中间借薄层疏松结缔组织邻靠在一起。它以短腱起自下颌骨的颏棘，肌腹向后逐渐增宽，止于舌骨体前面。其作用：当下颌骨被固定时，牵引舌骨向前；舌骨被固定时，牵引下颌骨向下。颏舌骨肌由上 2 个颈神经的前支支配。

3. 颈深层肌

颈深层肌（图 1-29）分为内、外侧 2 群。

（1）内侧群　即椎前肌，位于脊柱前面、正中线的两侧，共有 4 块肌肉，即颈长肌、头长肌、头前直肌及头外侧直肌。其中头前直肌和头外侧直肌尚保持着原始肌节的遗迹。

①颈长肌　位于脊柱颈项部和上 3 个胸椎体的前面，延伸于寰椎前结节及第 3 胸椎体之间，被咽和食管所遮盖。分为下内侧和上外侧两部，两部相互掩盖。下内侧部起自上位 3 个胸椎体及下位 3 个颈椎体，止于上位 C_2～C_4 及 C_5～C_7 横突的前结节。上外侧部起自 C_3～C_6 横突的前结节，止于寰椎前结节。颈长肌受 C_3～C_8 神经的前支支配。此肌单侧收缩时，使颈侧屈；双侧收缩时，使颈前屈。

②头长肌　居颈长肌的上方，遮盖颈长肌的上部。起自 C_3～C_6 横突的前结节，肌纤维斜向内上方，止于枕骨底部下面的咽结节后侧。头长肌受 C_1～C_6 神经的分支支配。单侧收缩时，使头向同侧屈；两侧同时收缩时，使头前屈。

③头前直肌　为短小的肌肉，与横突间肌同源，位于寰枕关节的前方，其内侧部分被头长肌掩盖。起自寰椎横突根部，肌纤维斜向上方，在头长肌止点后方，止于枕骨大孔前方。此肌受 C_1～C_6 神经的分支支配。

④头外侧直肌　为短肌，位于头前直肌的外侧，起自寰椎横突，止于枕骨外侧部的下面。此肌受 C_1～C_6 神经的分支支配。其作用是使头侧屈。

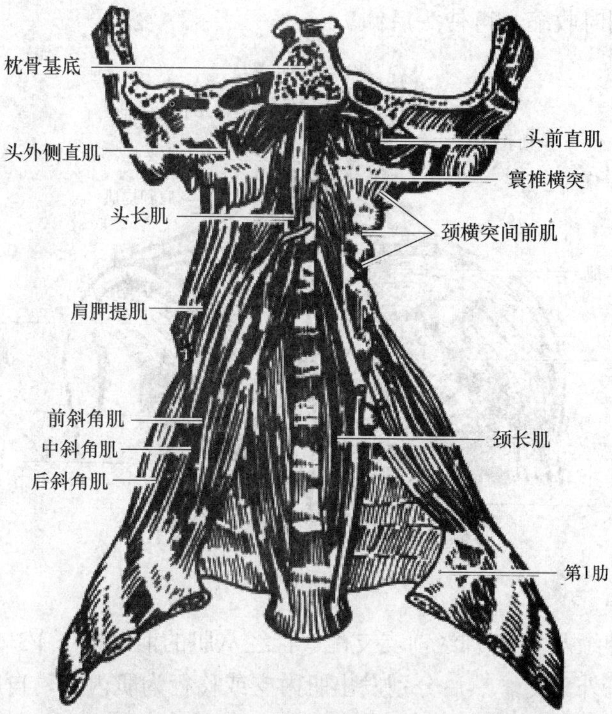

图 1-29　颈深肌解剖结构示意图

（2）外侧群　位于脊柱颈项部的两侧，包括前斜角肌、中斜角肌和后斜角肌 3 个斜角肌，是肋间肌在颈区的延续部分，共同形成一个不完整的圆椎面，遮盖着胸廓上口的外半部。

①前斜角肌　位于胸锁乳突肌的深面和颈外侧三角内，起自 C_3～C_6 横突的前结节，肌纤维斜向外下方，止于第 1 肋骨上面的斜角肌结节，由 C_5～C_7 神经的前支支配。

②中斜角肌　位于前斜角肌的后方，起自 C_2～C_6 横突的后结节，肌纤维斜向外下方，止于第 1 肋骨上面、锁骨下动脉沟以后的部分，由 C_2～C_8 神经的前支支配。

③后斜角肌　居中斜角肌的后方，为中斜角肌的一部分，起自 C_5～C_7 横突的后结节，肌纤维斜向外下方，止于第 2 肋的外侧面中部的粗隆，由 C_5～C_6 神经的前支支配。

当颈椎被固定时，上述 3 个肌肉两侧同时收缩时，可上提第 1、2 肋，使胸廓变大，协助吸气，故属于深吸气肌；当肋骨被固定时，可使颈向前倾；单侧收缩时，使颈向同侧屈并微转向对侧。

（二）项部肌肉（图 1-30）

1. 斜方肌

斜方肌位于项部和背上部的浅层，为三角形的阔肌。左右各一，合在一起呈斜方形，起于枕骨上项线、枕外隆凸、项韧带、第 7 颈椎和全部胸椎的棘突，上部的肌纤维斜向外下方，中部的肌纤维平行向外，下部的肌纤维向外上方，止于锁骨的外 1/3、肩峰和肩胛冈。其作用是使肩胛骨向脊柱靠拢，斜方肌上部肌纤维可上提肩胛骨，下部肌纤维可使肩胛骨下降。如果肩胛骨状态固定，一侧肌肉收缩，可使颈项部向同侧屈曲，脸则转向对侧，两侧同时收缩，可使头后仰。

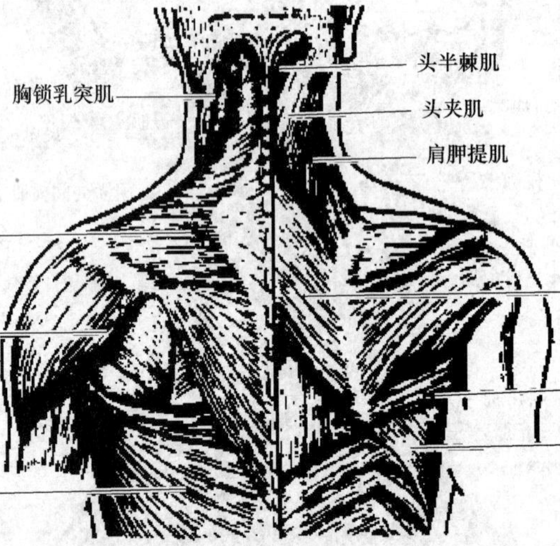

图 1-30　项部的浅层肌

斜方肌受副神经及 $C_{3\sim4}$ 神经前支支配。神经从肌的前缘中下 1/3 交界处进入肌深面下行，首先发出肌外分支，然后分别发出肌内支或移行为肌内支，自肌的上、中、下 3 部进入肌肉。

斜方肌的血供主要为颈横动脉（图 1-31）。颈横动脉经过中斜角肌、臂丛和肩胛提肌围成的三角区，此处可作为寻找该动脉的标志。血管、神经进入肌内约位于肩锁关节内侧 3 横指及锁骨上 3 横指处。颈横动脉分为浅、深支。通常浅支（又称颈浅动脉）供应斜方肌的上、中部或上、中、下 3 部，深支供应中、下部。斜方肌的静脉主要借颈外静脉和锁骨下静脉回流。

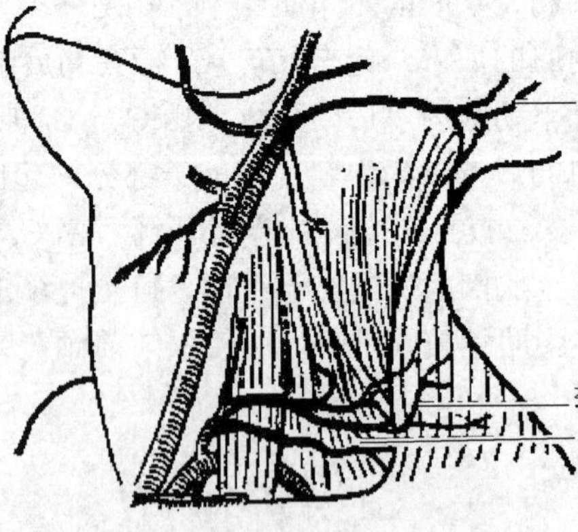

图 1-31　斜方肌的血供

2. 肩胛提肌

肩胛提肌位于项部两侧，其上部位于胸锁乳突肌的深侧，下部位于斜方肌的深侧，为 1 对带状长肌。起自上位 C_3～C_4 横突的后结节，肌纤维斜向后下稍外方，止于肩胛骨的上角和肩胛骨脊柱缘的上部。肩胛提肌血供由颈横动脉降支供应，受肩胛背神经

（C_2～C_5）支配。此肌收缩时，上提肩胛骨，同时使肩胛骨下角转向内；肩胛骨被固定时，一侧肌肉收缩可使颈向同侧屈曲及后仰。

3. 菱形肌

为1对菱形的扁肌，位于斜方肌的深侧，起自C_6、C_7及T_1～T_4棘突，肌纤维斜向外下方，平行走行，止于肩胛骨脊柱缘的下半部。该肌上部肌束即起自C_6、C_7棘突的部分，称小菱形肌；其下部肌束即起自T_1～T_4棘突的部分，叫大菱形肌，两者之间隔以薄层结缔组织。此肌收缩时，牵引肩胛骨向内上方，使肩胛骨向脊柱靠拢，并与前锯肌共同作用，使肩胛骨的脊柱缘紧贴于胸壁上。

菱形肌的血供由颈横动脉降支供应，受肩胛背神经（C_4～C_6）支配，当患有颈椎病时，该神经常常受到压迫，引起此肌的痉挛，产生背部压迫感。若此肌瘫痪，则肩胛骨脊柱缘翘起，从外表看似蝶翼状，称翼状肩。

4. 上后锯肌

上后锯肌位于菱形肌的深面，为很薄的菱形扁肌，以腱膜起自项韧带下部和下两个颈椎棘突，以及上两个胸椎棘突。肌纤维斜向外下方，止于第2～5肋骨肋角的外侧面。在肋角之外，为小菱形肌所覆盖。此肌收缩时，可上提上部肋骨以助呼气。上后锯肌受肋间神经（T_1～T_4）支配。

5. 夹肌

夹肌被斜方肌、菱形肌、上后锯肌和胸锁乳突肌掩盖，其形状为一不规则三角形扁肌。依其部位不同，又分为2部分：

（1）头夹肌　为该肌上方大部分的肌束，起自项韧带的下部（约C_3以下）至T_3棘突，肌纤维斜向外上方，止于上项线的外侧部分；部分肌束于胸锁乳突肌深侧，止于乳突的后缘。

（2）颈夹肌　为头夹肌下方少数肌束，起自T_3～T_6棘突，肌纤维斜向外上方，在肩胛提肌的深侧，止于C_2～C_3横突后结节。

夹肌单侧收缩时，使头转向同侧，两侧共同收缩时，使头后仰。夹肌受C_2～C_5神经的后支的外侧支支配。

6. 竖脊肌

竖脊肌为上至枕骨，下达骶骨的长肌，其在颈项部位于夹肌之下，肌束自外向内分布如下：

（1）颈髂肋肌　起自上6个肋骨角的下缘，止于C_4～C_6横突的后结节。

（2）颈最长肌和头最长肌　颈最长肌起自上位4～5个胸椎的横突，止于C_2～C_6横突后结节。头最长肌起自上位4～5个胸椎的横突和下位3～4个颈椎的关节突，止于乳突后缘。

（3）颈棘肌　紧贴棘突的两侧，起自项韧带下部、C_7的棘突，有时还起于$T_{1\sim2}$的棘突，止于枢椎的棘突，偶见附着于C_2～C_3的棘突。

7. 头半棘肌和颈半棘肌

头半棘肌位于头和颈夹肌的深侧，其起于上位胸椎横突和下位数个颈椎的关节突，向上止于枕骨上、下项线间的骨面。颈半棘肌位于头半棘肌的深侧，起于上位数个胸椎横突尖，跨越4～6个脊椎骨，止于上位数个颈椎棘突尖，大部分肌束止于C_2的棘突尖。

头半棘肌和颈半棘肌两侧收缩时，使头后伸，单侧收缩时使其转向对侧。

8. 颈项部多裂肌

位于半棘肌的深侧，起于下位 4 个颈椎的关节突，跨越 1～4 个椎骨，每条肌束向内上走行，止于上位数个颈椎棘突的下缘，肌束长短不一，浅层者最长，止于上 3～4 个棘突，中层者止于上 2～3 个棘突，深层者止于上 1 个棘突。

9. 颈回旋肌

位于多裂肌的深面，为节段性小方形肌，起自颈椎横突下后部，止于上一椎骨椎弓板下缘及外侧面，直至棘突根部。

10. 棘间肌

棘间肌起止于上、下相邻棘突的分叉部。其作用为协助伸直脊柱。

颈后部上述肌肉位置较深，作用在于稳定各椎骨节段，以利于颈段脊柱有顺序而又协调地做链状运动，一侧肌肉收缩使脊柱转向对侧，两侧共同收缩能伸直脊柱。

11. 横突间肌

起止于相邻的横突。此肌在颈项部和腰部比较发达，其作用为使脊柱侧屈。

12. 椎枕肌

椎枕肌是连接颈椎和枕骨的肌肉，共 4 块（图 1-32），即 2 对直肌和 2 对斜肌，皆位于头半棘肌的深侧，由枕下神经（C_1～C_2）后支支配。头后大、小直肌参与寰枕关节的仰头活动，头上、下斜肌参与寰椎沿枢椎旋转。

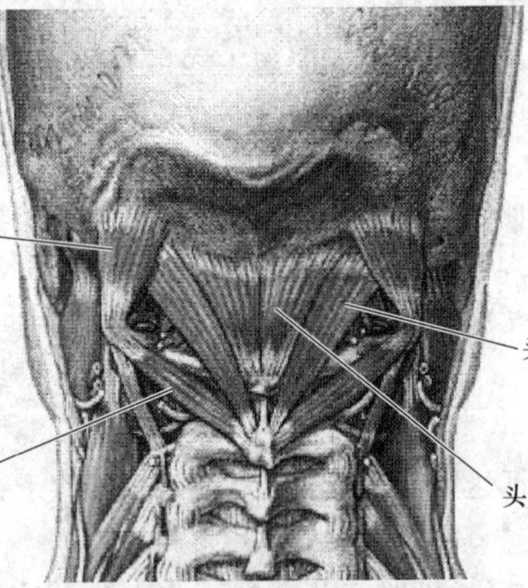

图 1-32　椎枕肌解剖示意图

（1）头后大直肌　呈三角形，以一尖的腱起于枢椎棘突，止于下项线外侧和枕骨。功能：一侧收缩，使头向同侧旋转；两侧同时收缩，使头后仰。

（2）头后小直肌　呈三角形，以腱起于寰椎后结节，止于下项线内侧及下项线与枕骨大孔之间的枕骨，且与硬膜之间有结缔组织相连。功能：仰头。

（3）头下斜肌　呈粗柱状，起于枢椎棘突的外侧和邻近的椎板上部，止于寰椎横突下外侧面。功能：使头向同侧旋转并屈曲。

（4）头上斜肌　呈粗柱状，以腱起于寰椎横突的上面，止于枕骨上下项线之间。功能：一侧收缩，使头向对侧旋转；两侧同时收缩，使头后仰。

（三）颈项部的肌间结构

颈项部肌肉的肌间结构形成肌间三角（图 1-33）和肌间隙。半侧颈项部由胸锁乳突肌分划为颈外侧三角和颈内侧三角，颈根部有椎动脉三角，项部有枕下三角。

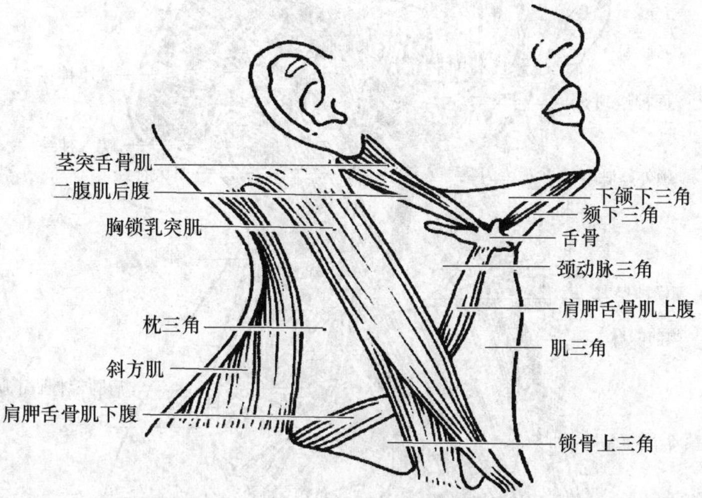

图 1-33　颈项部的肌三角

1. 颈外侧三角

颈外侧三角介于胸锁乳突肌的外侧，斜方肌的前侧，锁骨的上方。此三角又被肩胛舌骨肌的下腹分为上下两个三角，即上侧枕三角和下侧的锁骨上三角。

（1）枕三角　又称肩胛舌骨肌斜方肌三角，介于斜方肌前缘，胸锁乳突肌后缘和肩胛舌骨肌下腹三者之间。其浅面依次为皮肤、浅筋膜和颈筋膜浅层，深面为椎前筋膜及其覆盖下的头夹肌、肩胛提肌和中、后斜角肌等。三角内有副神经及颈丛与臂丛分支。

①副神经　自颈静脉孔出颅后，经二腹肌后腹深面，颈内静脉前外侧，在胸锁乳突肌上部的前缘穿入，并发肌支支配该肌。本干在胸锁乳突肌后缘上、中 1/3 交点处进入枕三角，有枕小神经勾绕，是确定副神经的标志。在枕三角内，副神经沿肩胛提肌表面，斜过三角中份，在斜方肌前缘中、下 1/3 交界处进入该肌深面，并支配该肌（图 1-34）。

②颈丛、臂丛分支　颈丛皮支在胸锁乳突肌后缘中点处穿颈筋膜浅层，分布于头、颈、胸前上部及肩上部的皮肤。枕三角内有支配肩胛提肌、斜方肌和椎前肌的颈丛肌支；臂丛分支有支配菱形肌的肩胛背神经，支配冈上、下肌的肩胛上神经，以及入腋区支配前锯肌的胸长神经等。

（2）锁骨上三角　又称肩胛舌骨肌锁骨三角（图 1-35），介于肩胛舌骨肌下腹、锁骨和胸锁乳突肌三者之间。在体表呈明显凹陷，故又称锁骨上大窝。其浅面依次为皮肤、浅筋膜及位于其中的锁骨上神经、颈外静脉末段、颈阔肌及颈筋膜浅层，其深面为斜角肌下份及椎前筋膜。

①锁骨下静脉及静脉角　锁骨下静脉由腋静脉在第 1 肋外缘处延续而成。在该三角

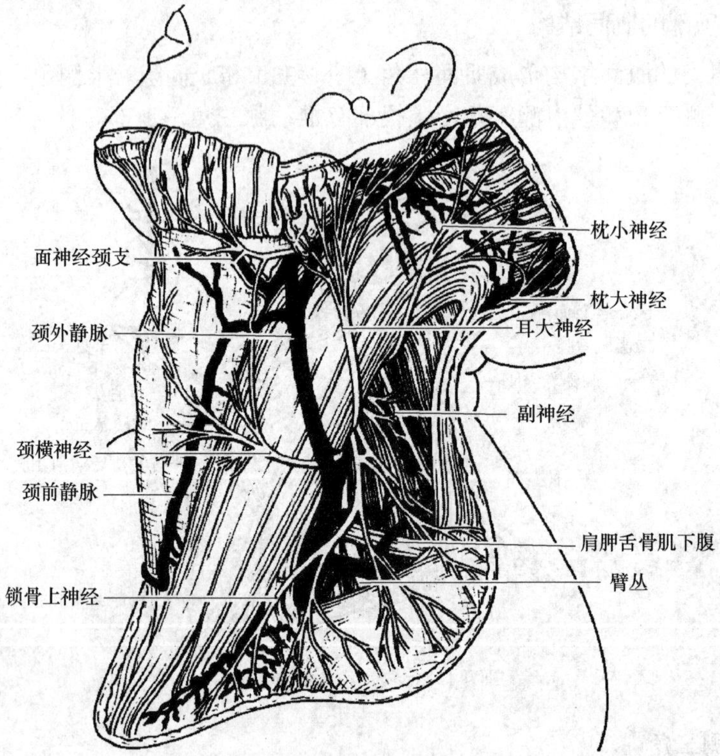

图 1-34　枕三角及其内容

内位于锁骨下动脉第三段的前下方，在前斜角肌内侧与颈内静脉汇合成头臂静脉，二者之间向上外开放的角，称为静脉角。胸导管和右淋巴导管分别注入左、右静脉角。

②锁骨下动脉　位于此三角内的是该动脉第 3 段，经斜角肌间隙进入三角并走向腋窝；其下方为第 1 肋，后上方有臂丛诸干，前下方为锁骨下静脉。锁骨下动脉在三角内的直接和间接分支有：肩胛背动脉、肩胛上动脉和颈横动脉，分别至斜方肌深面和肩胛区。

③臂丛　由第 5～8 颈神经前支和第 1 胸神经前支的大部分纤维组成，经斜角肌间隙，锁骨下动脉后上方进入此三角。第 5、6 颈神经前支合成上干，第 7 颈神经前支延续为中干，第 8 颈神经前支和第 1 胸神经前支的部分纤维合成下干。各干均分为前、后 2 股，经锁骨中份的后下方进入腋窝，合成内侧束、外侧束和后束。臂丛锁骨上部发出肩胛背神经、锁骨下肌神经和胸长神经等分支。臂丛和锁骨下动脉均由椎前筋膜形成的筋膜鞘包绕，续于腋鞘。

2. 颈内侧三角

颈内侧三角前界为颈正中线，后界为胸锁乳突肌的前缘，上界为下颌底。该三角又被下颌二腹肌和肩胛舌骨肌上腹分成上、中、下 3 个三角，即上部的下颌下三角与颏下三角、中部的颈动脉三角及下部的肌三角。

（1）下颌下三角（图 1-33）　又名二腹肌三角，介于下颌二腹肌前后两腹和下颌底三者之间。此三角浅面有皮肤、浅筋膜、颈阔肌和颈筋膜浅层，深面由浅入深依次为下颌舌骨肌、舌骨舌肌和咽中缩肌。其内主要有下颌下腺、血管、神经和淋巴结等。

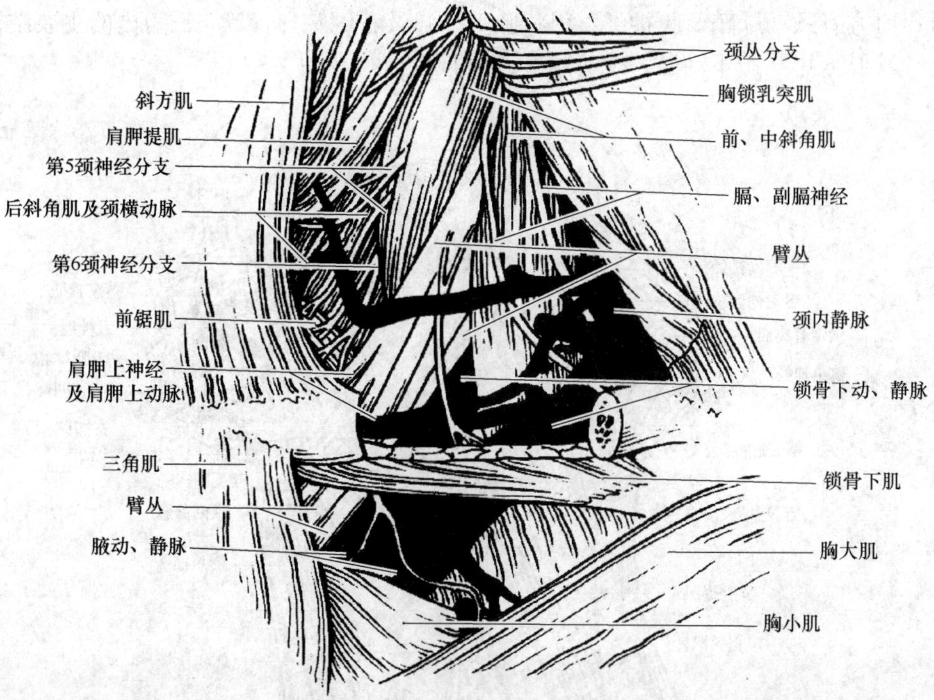

图 1-35 锁骨上三角及其内容

①下颌下腺　位于颈筋膜浅层所形成的筋膜鞘内。此腺形状不规则，可分为较大的浅部和较小的深部；浅部位于下颌舌骨肌浅面，绕该肌后缘伸向前内与深部相延续。下颌下腺管由深部的前端发出，经下颌舌骨肌与舌骨舌肌之间前行，开口于口底黏膜的舌下阜。

②血管、神经和淋巴结　面动脉平舌骨大角起自颈外动脉，经二腹肌后腹深面进入下颌下三角，沿下颌下腺深面的沟内前行，绕下颌骨下缘入面部。舌下神经位于下颌下腺的内下方，它与二腹肌中间腱之间有舌动脉及其伴行静脉；舌神经从下颌下三角后部达下颌下腺上内侧，经下颌骨内面与舌骨舌肌之间前行入舌；下颌下神经节上方连于舌神经，向下发分支至下颌下腺。下颌下淋巴结分布在下颌下腺周围，一般为 4～6 个。

（2）颈动脉三角　也叫肩胛（舌骨肌）舌骨三角，介于胸锁乳突肌前缘、肩胛舌骨肌和下颌二腹肌后腹之间（图 1-33）。其浅面为皮肤、浅筋膜、颈阔肌和颈筋膜浅层，深面为椎前筋膜，内侧为咽侧壁及其筋膜。三角内有颈总动脉及其分支、颈内静脉及其属支、舌下神经及其降支、迷走神经及其分支、膈神经和颈深淋巴结等（图 1-36）。

（3）肌三角　又叫肩胛（舌骨肌）气管三角，介于胸锁乳突肌前缘、肩胛舌骨肌上腹和颈前正中线三者之间，内有甲状腺和气管等。其浅面依次为皮肤、浅筋膜、颈阔肌和颈筋膜浅层；其深面为椎前筋膜。三角内有舌骨下肌群、甲状腺、甲状旁腺、气管颈项部和食管颈项部等器官。

3. 椎动脉三角

椎动脉三角外侧界为前斜角肌，内侧界为颈长肌，下界为锁骨下动脉第 1 段。此三角的尖为第 6 颈椎横突前结节；后方有胸膜顶、第 7 颈椎横突、第 8 颈神经前支和第 1

肋颈；前方有颈动脉鞘及膈神经、甲状腺下动脉及左侧胸导管等。三角内的主要结构有椎动、静脉，甲状腺下动脉，交感干和颈胸神经节等（图 1-37）。

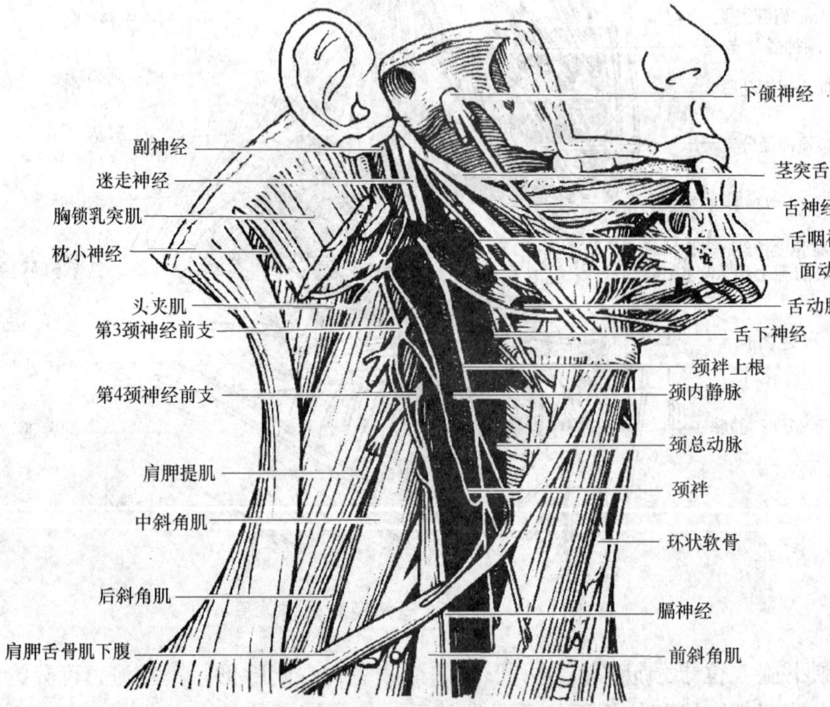

图 1-36　颈动脉三角及其内容

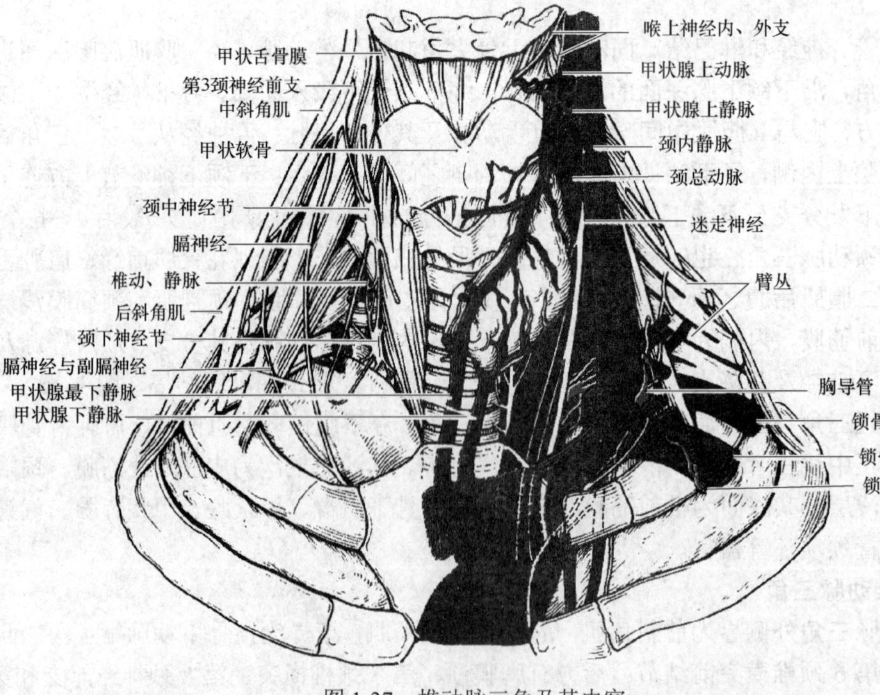

图 1-37　椎动脉三角及其内容

4. 枕下三角

枕下三角位于枕下、项区上部深层，是枕下肌围成的三角。其上内界为头后大直肌，上外界为头上斜肌，下外界为头下斜肌。三角的底由寰枕后膜和寰椎后弓构成。三角内侧份由头半棘肌深面的一层致密的脂肪组织所覆盖；外侧部位于头最长肌，有时还有头夹肌深面，两者均遮盖头上斜肌。三角内有椎动脉和第 1 颈神经的后支（枕下神经）经过。椎动脉穿寰椎横突孔后转向内侧，行于寰椎后弓上面的椎动脉沟内，再穿寰枕后膜进入椎管，最后经枕骨大孔入颅；枕下神经在椎动脉与寰椎后弓间穿出，行经枕下三角，支配枕下肌（图 1-38）。

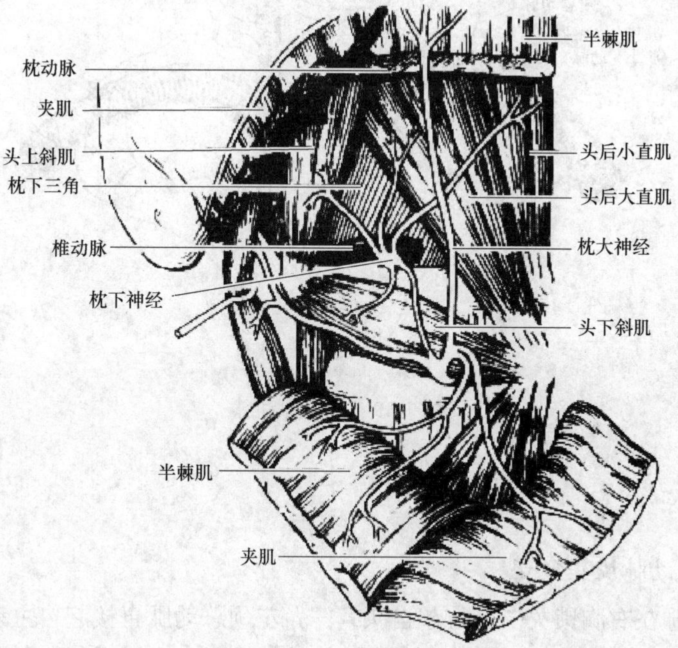

图 1-38　枕下三角

5. 下颌后窝

在胸锁乳突肌上部和乳突的前侧，外耳道的下方，以及下颌支后缘的后侧之间，共同围成一个窝，叫做下颌后窝。窝的内侧壁以茎突及茎突上起始的肌肉为界，窝内填有腮腺。

6. 斜角肌间隙

位于颈外侧三角的深部，其前方为前斜角肌，后方为中斜角肌，下方为第 1 肋骨，隙内有锁骨下动脉和臂丛穿过。前斜角肌综合征的发病与此结构有关。

7. 枕下三角间隙

位于枕下部，上为枕骨的下项线，下为枢椎，内为枢椎的棘突和寰椎的后结节，外为乳突和寰椎横突。枕下小肌群中，头后小直肌、头上斜肌和头下斜肌三者所形成枕下三角间隙，其内有椎动脉横段和第 1 颈神经经过。

第五节　颈部的血管

颈项部动脉起源于主动脉，在颈项部的主干为颈总动脉和锁骨下动脉，右侧发自头臂干，左侧直接发自主动脉弓（图 1-39）。颈项部静脉与动脉伴行，主要有颈内静脉及锁骨下静脉，均注入头臂静脉，后经上腔静脉返回心脏。

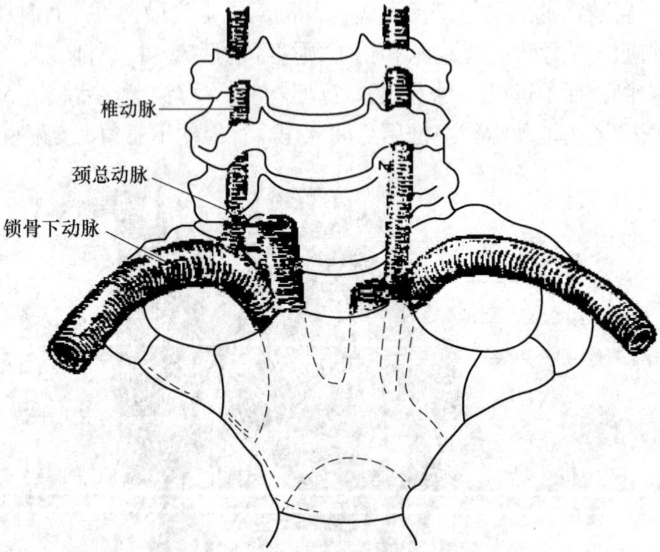

图 1-39　颈项部动脉

一、动脉

（一）颈总动脉及其分支

右颈总动脉在右胸锁关节后方起自头臂干，左颈总动脉直接起自主动脉弓。左右颈总动脉由胸锁关节后入颈，在胸锁乳突肌前缘的覆被下向上微后行，全程与颈内静脉和迷走神经同居于颈血管鞘内，静脉在动脉之外，迷走神经行两者之间。颈血管鞘前壁上段有舌下神经降支和舌下神经襻，颈总动脉的后壁和颈交感神经、椎前筋膜、椎前肌和颈椎横突面相邻。

颈总动脉上 2/3 在前方和颈项部蜂窝组织相邻，下 1/3 在前方则与气管前筋膜相邻。颈总动脉在肩胛舌骨肌下部因与颈基底的大静脉干有密切关系，在外科手术中是一个危险部位。

颈总动脉在甲状软骨上缘分为颈内、外动脉（图 1-40），在分叉处有一膨大，为颈动脉窦。此处动脉壁较薄于他处，并接受舌咽、迷走和交感神经的细小纤维支配，有调节大动脉血压的反射功能。于颈内、外动脉分叉处的稍后方有一个麦粒状小体，为颈动脉小球，以结缔组织连于动脉壁上，可感受血液中二氧化碳分压、氧分压和氢离子浓度变化。

1. 颈外动脉

颈外动脉起于胸锁乳突肌之覆被下，在下颌角处经过二腹肌后腹和茎突舌骨肌的深面，由此向上穿过腮腺后内侧面，在下颌骨颈处分为颞浅动脉与上颌动脉 2 个终支，其主要分布于颈项部、面部、硬脑膜及头骨。其分支共有 9 条，按各支发出部位可分为 4

种：前侧支、后侧支、内侧支和终支（图 1-41）。

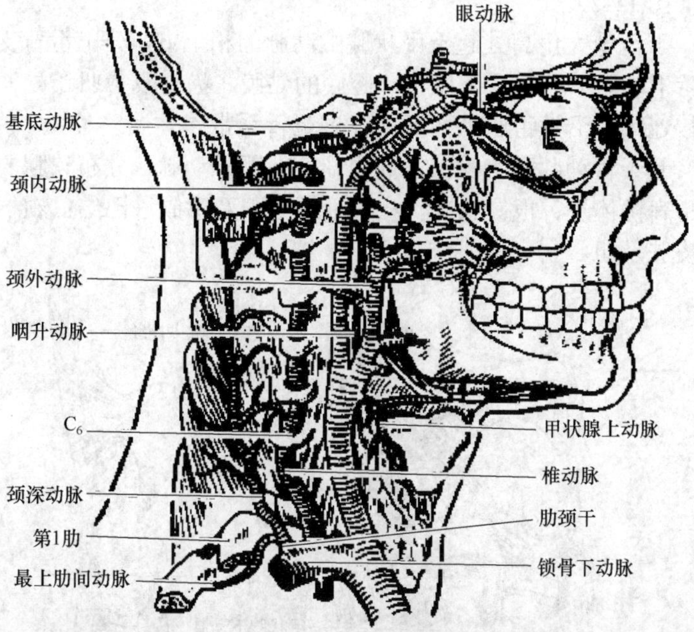

图 1-40　头颈项部动脉

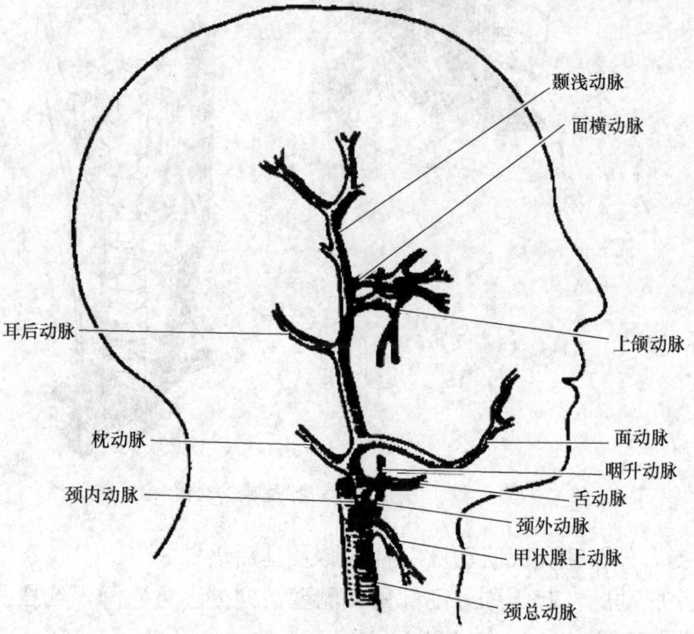

图 1-41　颈外动脉及其分支

（1）前侧支　共有甲状腺上动脉、舌动脉和面动脉 3 支。

①甲状腺上动脉　在舌骨大角的下方起于颈外动脉的根部前缘，作弓状向前下侧弯曲，达甲状腺上端分出多条腺支入甲状腺，分布于滤泡。除此还发出喉上动脉，随同名神经的内支，穿舌骨甲状膜入喉内，分布于喉肌和黏膜。又发出环甲支，经环甲肌及环

甲韧带的前方内进，和对侧同名支吻合分布同名肌外，更以小支穿环甲韧带入喉内，分布于喉的内部（图 1-42）。

②舌动脉　于舌骨大角高处起于甲状腺上动脉的稍上方，分出舌背支，分布于舌根及腭扁桃体；舌下动脉分布于舌下腺、口腔底的黏膜、齿龈及舌肌等处；舌深动脉，为舌动脉干的直接连续，沿颏舌肌外面迂曲前进至舌系带。

③面动脉　起于舌动脉稍上侧，在颈项部分有腭外动脉，分布软腭的肌及黏膜；扁桃体支，分布腭扁桃体及舌根；腺支，分布下颌下腺及下颌淋巴结；颏下动脉，分布于下唇及额部的皮肤及肌。

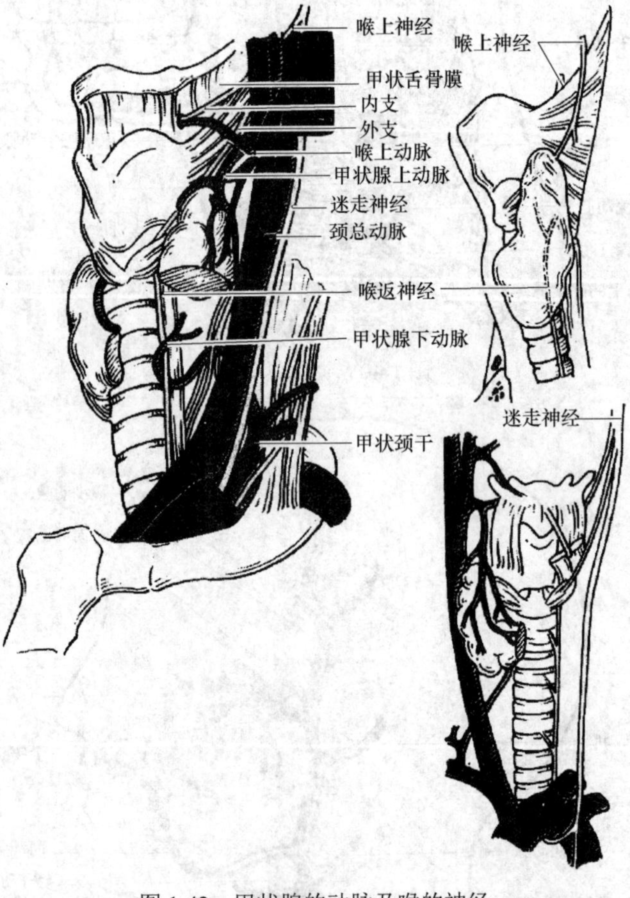

图 1-42　甲状腺的动脉及喉的神经

（2）后侧支　分胸锁乳突肌动脉、枕动脉及耳后动脉 3 支。

①胸锁乳突肌动脉　起于颈外动脉后外侧壁，向外下方斜降，约在胸锁乳突肌上、中 1/3 交界处进入该肌。

②枕动脉　与面动脉同高，发自颈外动脉后壁，向后穿斜方肌的附着部，弯曲上达枕部皮下，沿途发出肌支至项肌外，还有乳突支自乳突入颅腔，分布于硬脑膜；耳支分布于耳郭的后面；枕支分布于枕部皮肤，且与耳后动脉吻合；脑膜支穿顶孔入颅腔，分布于硬脑膜。

③耳后动脉　自颈外动脉后壁发出，其分支除至腮腺外，还有肌支分布于颈肌及咀嚼肌；茎乳动脉入面神经管；耳支分布于耳郭；枕支至枕部与枕动脉吻合。

（3）内侧支　主要为咽外动脉，其在颈外动脉根部稍上方发出，沿咽壁上升达颅底，分布于咽、颅底、颈的深部及椎前肌等。其后支有咽支分布于咽缩肌、咽鼓管及腭扁桃体，还有脑膜后动脉和鼓室下动脉分布于头颅。

（4）终支　主要为颞浅动脉和上颌动脉，分布于头面部。

2. 颈内动脉

颈内动脉为颈总动脉的续行段，位于颈外动脉之外后方，但向上即转至颈外动脉的内侧，贴咽侧壁走行，最后上行经颞骨岩部的颈动脉管而入颅内。它在颅中窝分为大脑前、中两动脉而终止，其中一部分和发自锁骨下动脉的椎动脉形成大脑基底动脉环，分布于脑。颈内动脉供应脑的血供约占3/5。颈内动脉在颈项部无分支。

3. 颈动脉的侧支循环

（1）颈内动脉的眼动脉分支和颈外动脉的面动脉分支有广泛吻合。

（2）颈内动脉亦可通过大脑动脉环的后交通动脉与基底动脉的大脑后动脉相交通。

（3）两侧的颈内动脉通过大脑前动脉的前交通动脉横过脑底间接相交通，它也和基底动脉相交通。

（4）颈外动脉可通过甲状腺上动脉和甲状腺下动脉相交通。

（5）舌、面、枕、耳后和咽升动脉也广泛相通，形成丰富的动脉吻合，将两侧的颈外动脉连接起来。

（6）在头半棘肌表面和深侧，由颈横动脉升支和颈深动脉与枕动脉的降支和肌支吻合。

（二）锁骨下动脉及其分支

右锁骨下动脉起于头臂干。左锁骨下动脉直接起自主动脉弓，弯行向外，它不但位于颈根部，同时也位于上纵隔，其凸度向上，内侧端为胸锁关节，外侧端在锁骨中点，顶端在锁骨上1.25cm处。锁骨下动脉的分支两侧对称的占1/3，两侧不对称的占2/3。根据锁骨下动脉与前斜角肌的关系，可分为3段。

1. 第1段

在前斜角肌的内侧，左侧者位于左头臂静脉之后，胸导管呈弓状跨过。其后部紧与胸膜囊顶和肺尖贴连。第1段的分支有椎动脉、甲状颈干和胸廓内动脉。

（1）椎动脉　椎动脉起于锁骨下动脉后上部，正对前斜角肌和头长肌之间隙，常上行进入第6颈椎横突孔。椎动脉至枢椎水平位于颈神经之前及横突间肌的内侧，及至寰椎的横突孔，呈锐角向后，并围绕寰椎上关节面的后外侧向内，经寰椎侧块后方的椎动脉沟进入椎管。椎动脉随后经枕骨大孔入颅，穿过蛛网膜，在脑桥下缘左右汇合形成基底动脉，和颈内动脉形成大脑动脉环，供应脑后部及脊髓血运。

椎动脉按位置行程分为4段（图1-43）：

第1段即椎前部，自锁骨下动脉起始至进入第6颈椎横突孔前的部分。

第2段为椎骨部或横突部，即上行穿各横突孔的部分，其中穿第6颈椎横突孔者为绝大多数。在此段，椎动脉于各椎间孔处发出两小支，内侧小支为脊支，进入椎管，外侧小支为伴颈神经的营养动脉。

第 3 段即寰椎部，位于枕下三角内。

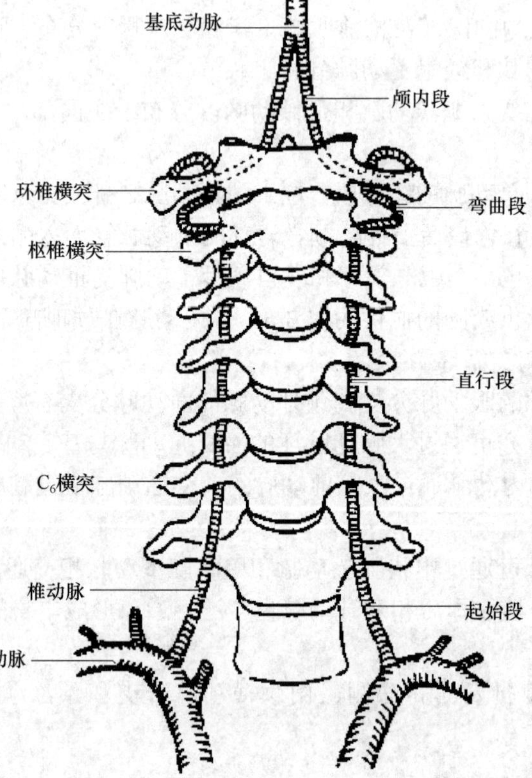

图 1-43　椎动脉走行与分段模式

第 4 段即颅内部。

椎动脉在上颈区有 3 个弯曲，分别位于第 1～5 颈椎横突之间、寰枢侧关节和寰椎侧块之后。寰枢部椎动脉的弯曲大部分呈向外的“C”形，少数呈“S”形。

在椎动脉下部有交感神经节后纤维围绕，形成椎动脉丛，其上则有椎静脉和交感神经干。椎动脉由 8 个颈神经、第 1 胸神经及迷走神经的感觉神经支配，也接受颈交感神经节的神经纤维，每个邻近的上、下交感节和脊神经分支彼此交错，参与组成椎动脉的血管周围丛。

椎动脉为脊髓颈段血供的主要来源。椎动脉脊柱段位于椎体钩椎关节前外方，若该关节发生退行性变，有骨质增生时，可使椎动脉发生迂曲或压迫椎动脉，使其管腔变小。

椎静脉与椎动脉伴行，在颈上部各横突之间由几个细小的静脉支组成，呈丛状，平第 5 颈椎椎间孔处合成一明显的静脉干。椎动脉位置较深，位于椎静脉的后内侧。在各椎间孔处，椎静脉接收来自内侧一较大的脊支和来自外侧一较小的与颈神经伴行的静脉支。

（2）胸廓内动脉　胸廓内动脉又称乳房内动脉，起于锁骨下动脉下缘，与椎动脉的起始部相对，经胸膜前面下行，紧贴于胸骨壁内侧。

（3）甲状颈干　甲状颈干是一短干，自前斜角肌内缘附近起于锁骨下动脉，随即分为数支：

第 1 支即甲状腺下动脉，沿颈长肌前面上升，除分布于同名脏器外，还发出喉下动脉，上升入喉内，分布于喉肌及其黏膜，并与甲状腺上动脉吻合。

第 2 支即颈外动脉，沿膈神经上升，发出肌支至颈深肌，以脊支穿椎间孔分布于脊髓。

第 3 支即颈浅动脉，经胸锁乳突肌背面，横贯锁骨上窝，达斜方肌前缘，沿途分出肌支，支配诸肌。

第 4 支即肩胛上动脉，经胸锁乳突肌与斜角肌之间达锁骨后面，沿此横向外进入肩胛切迹，入肩带部。

第 5 支即颈横动脉，穿臂丛沿中后斜角肌表面外进，达肩胛骨上角，分出外支和降支，支配肩背部肌肉。

2. 第 2 段

在前斜角肌之后，前、中斜角肌之间隙内，胸膜囊顶及肺尖之前。其下为第 1 肋骨，上方和后侧有臂丛干。右侧锁骨下动脉在此段通过，并发出肋颈干。

（1）肋颈干为一短干，右侧起自锁骨下动脉第 1 段，左侧起自锁骨下动脉第 2 段。稍后即分为颈深动脉和最上肋间动脉两支。颈深动脉经第 7 颈椎横突与第 1 肋之间达后颈项部，分布于颈深部肌及脊髓，并与枕动脉的降支吻合。最上肋间动脉下降经第 1 肋颈前方，达第 1、2 肋间隙中。

（2）副颈升动脉起于锁骨下动脉第 2 段，但亦可自颈横动脉或肋颈干发出，向上方走行，分支供应构成第 6～7 颈神经和斜角肌，并伴随第 6～7 颈神经根进入脊髓。此动脉非常恒定，少数情况下可出现双副升动脉。

3. 第 3 段

在前斜角肌外侧向下外行，经锁骨之后至第 1 肋骨外缘，易名腋动脉，此段无分支。

二、静脉

颈项部静脉主要有颈外静脉、锁骨下静脉、颈内静脉、颈深静脉和椎静脉等（图 1-44），它们将头颈项部血液向下引流。

（一）颈外静脉

颈外静脉为颈项部浅静脉中最大的 1 支，收集颅外面大部分血液及部分面深层的血液，通常由前、后 2 支组成，前支为下颌后静脉的后根，后支由耳后静脉和枕静脉汇合而成。2 支在胸锁乳突肌的前缘，平对下颌角处结合，经胸锁乳突肌的表面斜向后下，于该肌后缘中点处，入颈后三角内，至锁骨中点上缘上方约 2.5cm 处，穿颈项部固有筋膜，汇入锁骨下静脉或颈内静脉。

颈外静脉有 2 对瓣膜：一对位于颈外静脉的末端，即汇入锁骨下静脉的入口处；另一对瓣膜在锁骨中点上方 2.5～5cm 处的颈外静脉内。在两对瓣膜之间，管径常扩大，称为窦。颈外静脉末端内壁，虽有一对静脉瓣，但不能阻止血液逆流，当下腔静脉的回流受阻时，可致颈外静脉怒张。颈外静脉穿深筋膜处，两者彼此紧密愈着，当静脉壁受伤破裂时，管腔不易闭合，且因颈外静脉有一定负压，可将空气吸入，引起气栓。

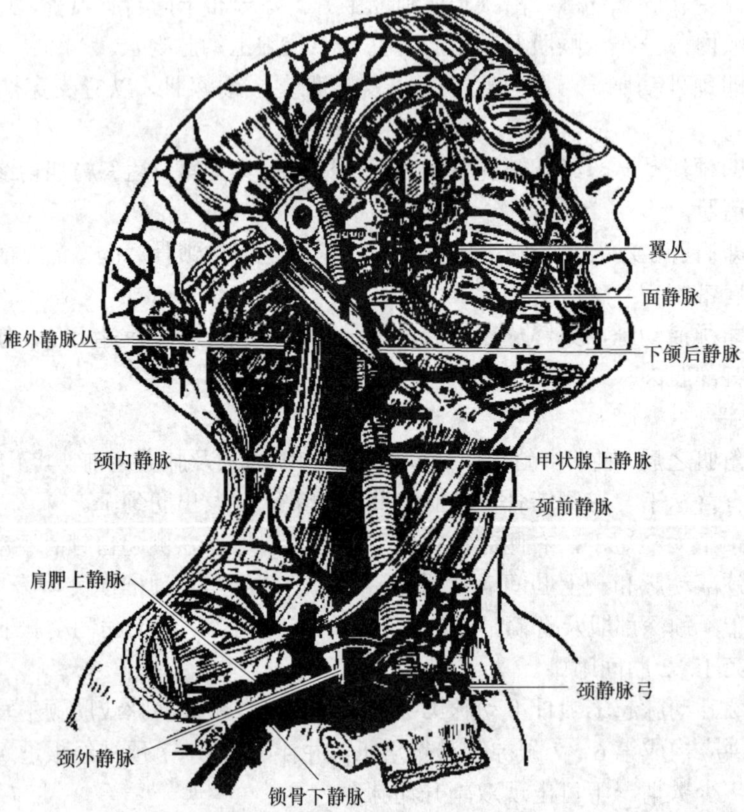

图 1-44　头颈项部静脉

颈外静脉的全长被皮肤、浅筋膜和颈阔肌遮盖，并被颈丛的少数分支横过，在颈上部与耳大神经伴行。胸锁乳突肌与颈外静脉之间隔以颈项部固有筋膜浅层。

其属支有耳后静脉、枕静脉、下颌后静脉后支、颈后外静脉、颈前静脉、颈横静脉、肩胛上静脉。

（二）锁骨下静脉

锁骨下静脉是腋静脉的直接延续，在锁骨下动脉的下方，借前斜角肌与锁骨下动脉相隔，完全在锁骨下肌之后，后面越过膈神经和前斜角肌之下端。锁骨下静脉行至前斜角肌内侧缘，在胸锁关节处即与颈内静脉汇合成头臂静脉。

（三）颈内静脉

自颅底的颈静脉孔穿出，和颅内的横窦相续，下行而略向前，全程皆被胸锁乳突肌覆盖，上段接近颈前三角，下段接近颈后三角。颈内静脉下行到颈根，与锁骨下静脉相汇合成头臂静脉，它的下段接受各分支的血液，管径逐渐增大。颈内静脉的起始处和末端皆膨大，分别为颈静脉上、下球。

颈内静脉接受的属支自上而下有岩下窦、面静脉、舌静脉和甲状腺上、中静脉。岩下窦在颈静脉孔的前部汇入。面静脉在下颌下腺的外面合成，向后下方走行，穿过颈血管鞘，在舌骨大角处进入颈内静脉。它接受来自甲状腺静脉和舌静脉的血液。

（四）椎静脉

椎静脉在寰椎后弓的上方，由椎内静脉丛穿出的一些小支和来自颈深部的小静脉汇合而成，进入寰椎横突孔，形成丛环绕于椎动脉周围，至 C_6 横突孔处，合成单一的椎静脉，穿出该孔下降，经锁骨下动脉前方注入头臂静脉。在椎静脉的末端，即注入头臂静脉的开口处，有一对静脉瓣。有时可见一支副椎静脉，自 C_7 横突孔穿出，经锁骨下动脉与胸膜顶之间注入头臂静脉。

（五）颈深静脉

颈深静脉起自枕静脉和椎外静脉丛，向下经头半棘肌与颈半棘肌之间，颈椎横突的背侧，至椎静脉下端附近，单独或与椎静脉结合注入头臂静脉。沿途收集颈深部肌群的静脉。其末端有一对静脉瓣。

（六）颈椎的静脉

脊椎的静脉广泛吻合成丛，可分为椎管外静脉丛和椎管内静脉丛 2 大部分。

1. 椎管外静脉丛

以横突为界分为前、后 2 丛。前丛收集椎体及前纵韧带的静脉，位于椎体的前外侧面，与椎体内静脉交通。后丛收集椎弓后面诸结构的静脉，位于椎板后方，围绕棘突和关节突，与椎管内静脉丛交通。椎管外静脉丛以颈段最发达，其次为骶骨前面。它们汇流入椎静脉、肋间后静脉、腰静脉、骶正中静脉和骶外侧静脉。

2. 椎管内静脉丛

位于硬膜腔内，贴附椎管前、后壁，周围填充丰富的脂肪组织，也分成椎管内前、后 2 丛，各有 2 条纵行的静脉，分别为前窦和后窦。前窦排列于后纵韧带两侧，有 1～2 横支于椎体后面穿越后纵韧带深面将两侧吻合成网，椎体内静脉即汇入横支内。后窦排列于椎弓和黄韧带前面以及中线两侧，有横支相连成网，并在穿过左、右黄韧带之间有丰富的吻合支，收集脊髓来的根静脉。吻合网向椎间孔汇集成椎间静脉出椎间孔，每孔可有静脉 1～3 支，分别行于椎间孔的上、下份，向外开口于椎静脉、肋间后静脉、腰静脉和骶外侧静脉。

椎管内、外静脉丛的共同特点是：无瓣膜，血液可以双向流动；管壁薄，同一段血管可口径不一，形成局部膨大，甚至呈串珠状；不与动脉密切伴行。

第六节　颈部神经

颈项部神经包括颈神经和脑神经 2 部分。颈神经共有 8 对，第 1 对在寰椎与枕骨间，其次 6 对在同序椎骨上侧，第 8 对由颈 7 下侧的椎间孔传出。颈项部的脑神经有第 9、10、11、12 对，即舌咽神经、迷走神经、副神经和舌下神经。

一、颈神经前支

主要组成 2 大神经丛，即颈丛和臂丛。

（一）颈丛

颈丛为上位 4 个颈神经前支所构成，此 4 支相互连结形成 3 个神经袢，并发出多数分支（图 1-45）。每一神经接受来自颈上交感神经节的灰交通支，它们形成一系列不规则的蹄系，位于胸锁乳突肌深面和头长肌下及中斜角肌上，其前面覆被以椎前筋膜，它的各终支穿过椎前筋膜，分布于肌肉，并和其他神经相交通。

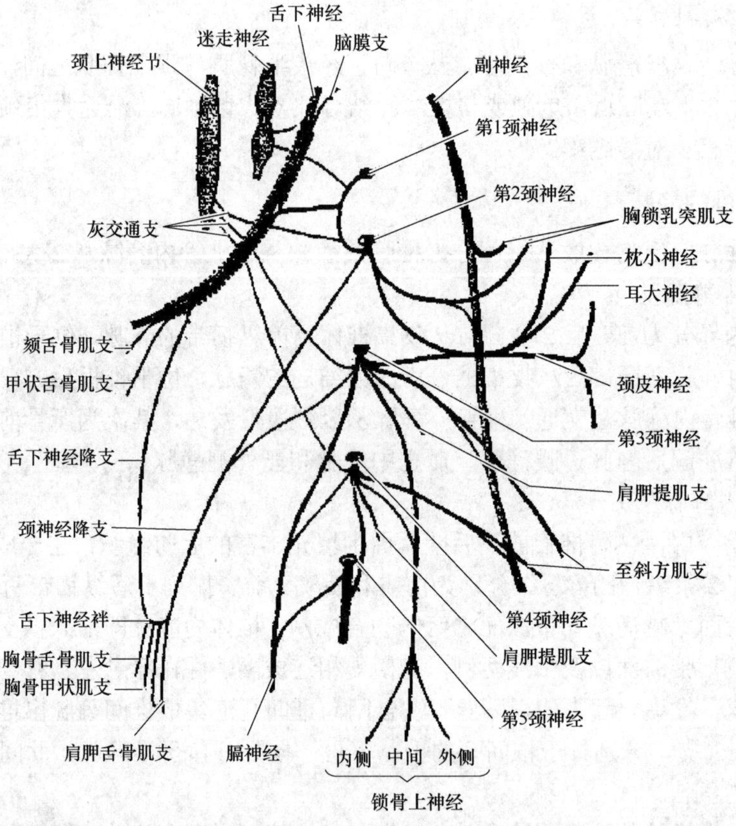

图 1-45　颈丛

颈丛的分支可分为浅、深 2 组。浅支组各支都在胸锁乳突肌后缘中点处（神经点）向各方散开，又分为升、横、降 3 支。升支为枕小神经和耳大神经，横支为颈横神经，降支为锁骨上神经（图 1-46）；深支组为肌支及其他神经的交通支，分支长短不一，可分为外侧组和内侧组。内、外侧组又分交通支与肌支 2 种。内侧组的交通支包括自第 1、2 颈神经到舌下神经、迷走神经的交通支和自第 1～4 颈神经与颈上神经节的灰交通支。内侧组的肌支有以下 3 类：一是第 2、3 颈神经所形成的颈神经降支，与舌下神经降支形成袢，自此袢上发支分布于除甲状舌骨肌外的舌骨下肌群。二是至头外侧直肌的肌支（C_1）自该肌内面进入；至头前直肌的肌支（$C_{1\sim2}$）在颈椎横突前面，自颈丛第 1 袢的上部发出；至头长肌的肌支（$C_{1\sim3}$）自上位 3 个颈神经分别发支至该肌；至颈长肌的肌支（$C_{2\sim4}$）自第 2～4 颈神经各发出分支至该肌。三是膈神经。外侧组的交通支与副神经的交通支起于第 2 颈神经的分支，抵胸锁乳突肌时，与副神经结合；其起于第 3、4 颈神经的分支，经胸锁乳突肌的深侧，在副神经的下侧，向外下方行，经枕三角至斜方肌深侧，与副神经结合，形成斜方肌下丛。外侧组至胸锁乳突肌的肌支，起自第 2 颈神经；至斜方肌、肩胛提肌的肌支，起于第 3、4 颈神经；至中、后斜角肌的肌支，起于第 3 或第 4 颈神经。

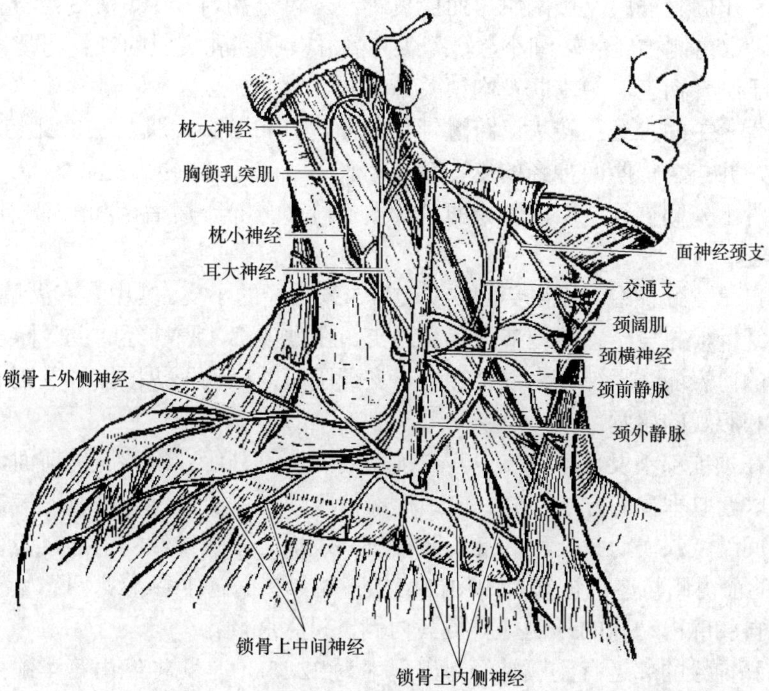

图 1-46　颈丛的分支

1. 枕小神经

来自第 2、3 颈神经，或来自两者之间的神经袢。其弯曲部绕副神经下侧，沿胸锁乳突肌后缘上升，直至头部附近，穿出深筋膜，越胸锁乳突肌止点的后部，继续上升，到头的侧面，分布于耳郭后面，支配耳郭后上部、乳突部及枕部外侧区域的皮肤，并与耳大神经、枕大神经及面神经的耳后支相连结。

2. 耳大神经

来自第 2、3 颈神经，绕胸锁乳突肌后缘向前上方，斜越胸锁乳突肌表面，向下颌角方向行进，穿颈深筋膜，沿颈外静脉后侧与之平行上升，其表面被颈阔肌覆盖。当此神经在胸锁乳突肌表面到达腮腺时，分成前、中、后 3 个终末支。前部的分支，经腮腺表面，分布于覆盖腮腺及咬肌下部的皮肤；并有分支至腮腺内，与面神经的颈支结合。中部的分支，分布于耳郭后面（后面的上部除外）。后部的分支，分布于乳突部的皮肤，并与面神经的耳后支及枕小神经的分支结合。

3. 颈横神经

由第 2、3 颈神经前支组成。约在胸锁乳突肌的后缘中点，自该肌深侧绕后缘穿出，沿其表面横向内侧，经颈外静脉的深侧，达该肌的前缘。穿固有筋膜，被覆于颈阔肌的深侧，分支成扇形分散。其上部的分支，与面神经的颈支连结成袢。另一部分分支穿过颈阔肌，分布于颈前部的皮肤。

4. 锁骨上神经

起于第 3、4 颈神经。在起始部，常与至斜方肌的肌支先结合，后又分开。在胸锁乳突肌后缘中点处，自该肌深侧，向后下方穿出，行于颈阔肌及颈固有筋膜的深面，达锁骨附近，穿出固有筋膜及颈阔肌，而成皮神经。可分为内、中、外 3 组分支。

（1）锁骨上内侧神经　较细小，斜跨颈外静脉及胸锁乳突肌的锁骨和胸骨起始部的表面。分布于胸骨柄上部的皮肤及胸锁关节。

（2）锁骨上中间神经　较大，跨过锁骨前面，分布于胸大肌及三角肌上 2/3 的皮肤和肩锁关节，并与上位肋间神经的皮支有连结。

（3）锁骨上外侧神经　斜跨斜方肌外面及肩峰，分布于肩后部和上部皮肤。

5. 膈神经

主要起自第 4 颈神经，也常接受第 3 及第 5 颈神经的小支。其中含有大量运动纤维，有少量感觉纤维，并与交感神经节间有交通支。在颈项部，膈神经的主要标志是直接贴在前斜角肌的前表面。膈神经为混合神经，支配膈肌的运动及纵隔胸膜及膈上、下、中央部的胸膜和腹膜的感觉。

膈神经在颈项部不发任何分支。其自前斜角肌上部外缘，沿该肌的前面，于椎前筋膜的深侧，以近似垂直的方向下降。在颈根部被胸锁乳突肌及颈内静脉遮盖，并有肩胛舌骨肌的中间腱、颈横动脉及肩胛上动脉横过其表面。左膈神经的前面，还有胸导管经过。膈神经的前内侧与迷走神经及颈项部交感干相邻接。膈神经继续下降，经锁骨下动、静脉之间，自胸廓内动脉的外侧，斜至其内侧，进入胸腔。

有时在膈神经的邻近有副膈神经，出现率为 22.5%，是膈神经由第 4 颈神经束的根纤维以外的一些副根，下行一段后，多在锁骨下静脉附近加入膈神经。

（二）臂丛

臂丛神经（图 1-47）由颈 5～8 颈神经前支及第 1 胸神经前支组成。颈 5～6 组成臂丛神经上干，颈 7 组成中干，颈 8 和胸 1 神经组成臂丛神经下干，位于第 1 肋表面。干分为前、后 2 股，各股位于锁骨平面。臂丛上干和中干的 2 侧支前股组成外侧束，位于锁骨下动脉的外侧；下干的前股组成内侧束，位于锁骨下动脉的内侧。3 干的后股共同组成后束，位于锁骨下动脉的后侧。各束支在喙突平面分为上肢的主要神经支。

由臂丛根发出的分支在前、中斜角肌之间穿出，包括至颈长肌和斜角肌的支、肩胛背神经和胸长神经，组成臂丛各神经根发出至颈长肌和斜角肌的支（图 1-48）。

1. 肩胛背神经

主要来自第 5 颈神经，在颈神经刚出椎间孔时发出，循肩胛骨的脊柱缘下行，行于肩胛提肌和大、小菱形肌之深面。

2. 胸长神经

共有 3 根，分别起于第 5、6、7 颈神经，当这些神经刚出椎间孔时发出。上 2 根在臂丛深面穿出中斜角肌，合为 1 束。下根行于中斜肌之上面，经腋窝达于前锯肌。

由臂丛干发出的背支来自上干，包括肩胛上神经和锁骨下肌神经。

1. 肩胛上神经

由上干外侧发出，下行经肩胛上切迹，支配冈上、下肌和肩关节。

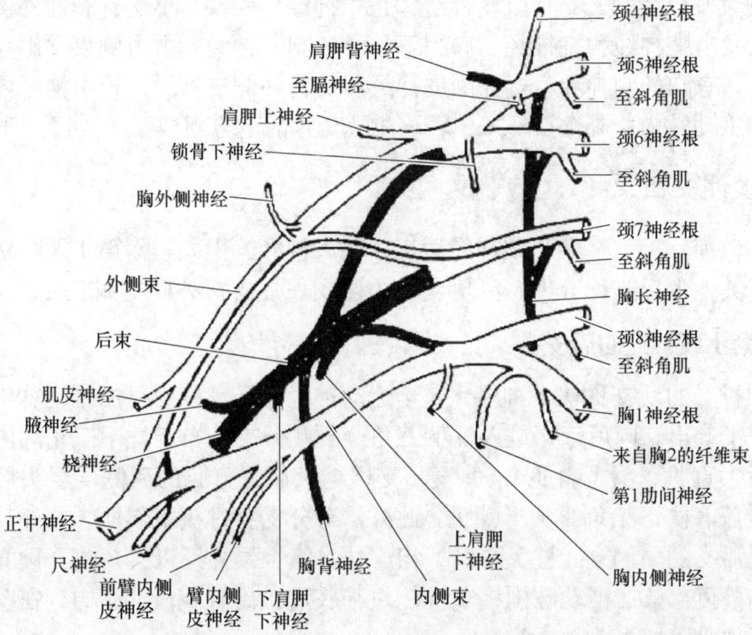

图 1-47　臂丛神经根、干、股、束、支组成示意图

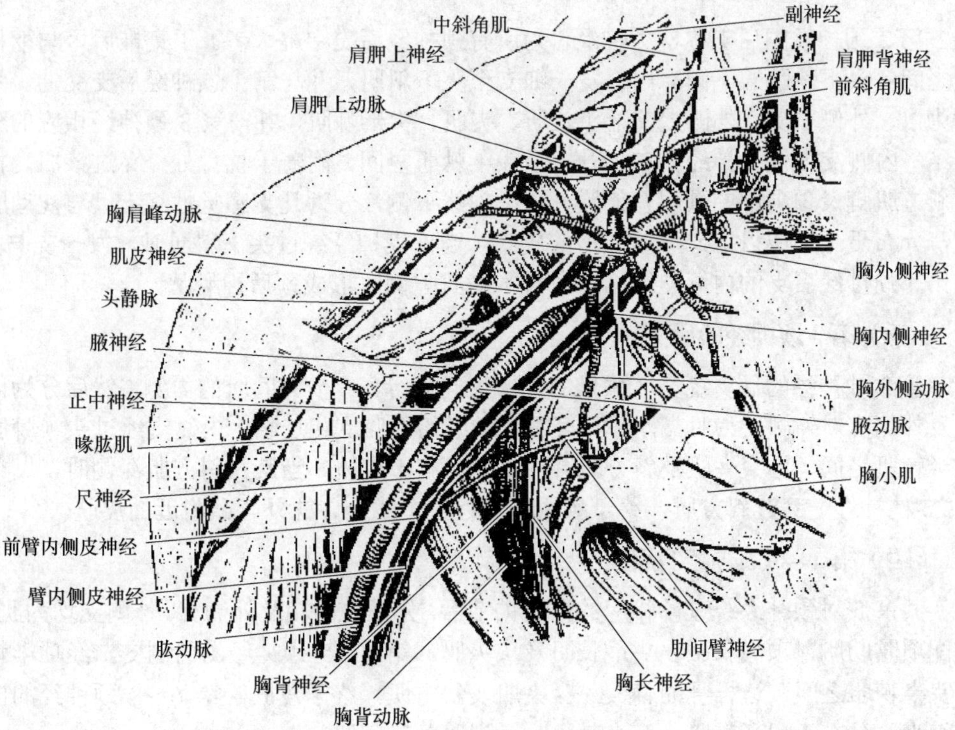

图 1-48　臂丛及其分支

2. 锁骨下肌神经

甚细，由第 4～6 颈神经的纤维组成。在肩胛舌骨肌后腹的上方，由上干前面发出，经锁骨下动脉第 3 段之前，达于锁骨下肌。

由外侧束发出者，大支有肌皮神经和正中神经外侧头，小支有胸前外侧神经至胸大肌；由后束发出腋神经和桡神经、肩胛下神经和胸背神经；由内侧束发出尺神经和正中神经内侧头，有胸外侧神经、臂外侧皮神经和前臂外侧皮神经。正中神经内外侧 2 个根分别行走在腋动脉内、外侧 2～3cm 后，在腋动脉前下方组成正中神经主干。

二、颈神经后支

颈后支较前支细，唯第 2 颈神经后支（枕大神经）粗大。除第 1 颈神经后支（枕下神经）外，其他各后支均分内、外侧支。内侧支属皮支，外侧支属肌支。

（一）第 1 颈神经的后支

第 1 颈神经的后支称枕下神经，属于运动神经，于寰椎后弓的椎动脉沟内，椎动脉的下侧，自干分出。向后行，进入枕下三角，于此分支分布于枕下三角周围诸肌（头上斜肌、头后大直肌、头下斜肌）；并发一支横越头后大直肌的后侧，至头后小直肌；还有分支至覆盖着枕下三角的头半棘肌。此外，有分支穿过头下斜肌，或经该肌表面，与第 2 颈神经后支的内侧支（枕大神经）相连结。第 1 颈神经以直角离开硬脊膜囊，经过寰椎后弓的外侧部，在椎动脉围绕寰椎侧块基底进入硬脊膜段的下方，在动脉之后，再向后分布于枕骨下肌群。

（二）第 2 颈神经的后支

第 2 颈神经的后支称枕大神经，为所有颈神经后支中最大者。于寰椎后弓与枢椎弓板之间，头下斜肌的下侧穿出，发一细支至头下斜肌，并与第 1 颈神经后支交通。然后分为内、外侧 2 支。外侧支支配头长肌、夹肌、头半棘肌，并与第 3 颈神经相应的分支连结。内侧支为枕大神经斜向上升，经头半棘肌之间，附着于枕骨处，穿过该肌，再穿过斜方肌腱及颈项部的颈固有筋膜，在上项线下侧，分为几支感觉性终支，与枕动脉伴行，分布于上项线以上，可达颅顶的皮肤。当枕大神经绕过头下斜肌时，发一支与第 1 及第 3 颈神经后支的内侧支连结，在头半棘肌下侧，形成颈后神经丛。

（三）第 3 颈神经的后支

第 3 颈神经的后支绕第 3 颈椎的关节突向后行，经横突间肌的内侧，然后分为内侧支及外侧支。外侧支为肌支，并与第 2 颈神经的外侧支相连结。内侧支经过头半棘肌与项半棘肌之间，再穿夹肌及斜方肌，终末支分布于皮肤。当其在斜方肌深侧时，发一支（第 3 枕神经）穿过斜方肌，终于颅后下部近正中线处、枕外隆凸附近的皮肤。

（四）第 4 ~ 8 颈神经的后支

其余 5 对颈神经绕过各相应的椎间关节后，分为内侧支及外侧支。外侧支均为肌支，支配项髂肋肌、项最长肌、头最长肌及头夹肌。第 4、5 颈神经的内侧支，经项半棘肌与头半棘肌之间，达椎骨的棘突，穿夹肌及斜方肌，终于皮肤。第 6～8 颈神经的内侧支细小，分布于项半棘肌、头半棘肌、多裂肌及棘间肌。

三、颈部脑神经

（一）舌咽神经

舌咽神经（图 1-49）属于混合性神经，神经穿出颈静脉孔后，下降于颈内动脉与颈内静脉之间，内侧有迷走神经。继而向前内侧弯曲，经茎突及自它起始的肌肉的内侧，绕过茎突咽肌的后缘，经颈内、外动脉之间，越过茎突咽肌的浅面，于舌骨舌肌的内侧，向前上方横越咽中缩肌及茎突舌骨韧带达舌根。舌咽神经的分支有咽支、颈动脉窦支、茎突咽肌支、扁桃体支及舌支。

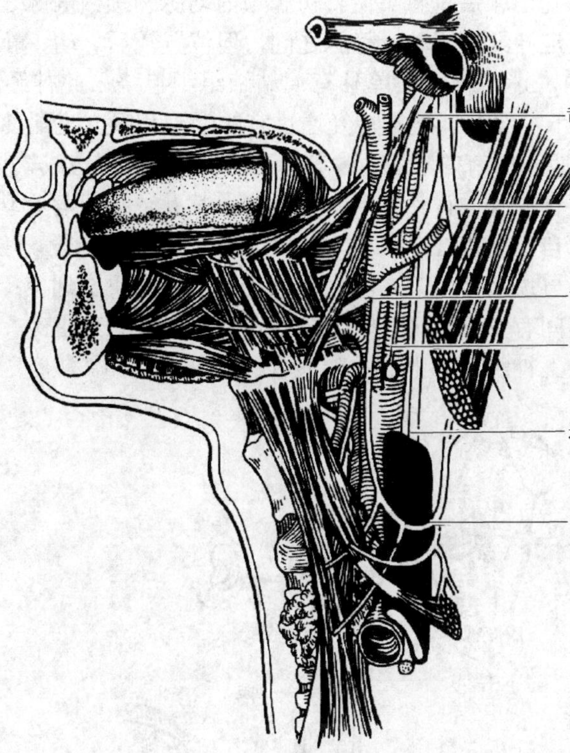

图 1-49　舌咽神经、舌下神经及副神经

1. 咽支

自神经干发出，向内下方行不远，即与迷走神经的咽支和交感神经的颈上神经节分支，共同形成咽神经丛。咽神经丛为细微的神经网，附着在咽中缩肌部位的咽壁上，由咽神经丛发支分布咽的肌肉和黏膜上。

2. 颈动脉窦支

为颈动脉小球和颈动脉窦的传入纤维，为舌咽神经在颅底处发出的分支，沿颈内动脉前侧下降，与迷走神经自结状神经节发出的分支以及颈上神经节的分支相结合，形成神经丛，然后分布于颈动脉窦及小球。

3. 茎突咽肌支

分布于茎突咽肌。此支接受面神经的交通支。

4. 扁桃体支

由舌咽神经经过舌骨舌肌深侧时发出，分布于扁桃体，并与腭中、腭小神经支结合，围绕扁桃体形成环状丛，自此丛发出小支至舌腭弓及软腭。

5. 舌支

与对侧的同名支及与三叉神经的舌神经相结合。舌支有两支，分布于舌后1/3的味蕾，司味觉及黏膜的一般感觉。一支分布于轮廓乳头及界沟附近的舌黏膜；另一支分布于舌滤泡及会厌前面的黏膜。

（二）迷走神经

迷走神经经颈静脉孔出颅后垂直下降，初居颈内动脉和颈内静脉之间，继居颈总动脉与颈内静脉之间。迷走神经虽居动、静脉之间，但位置较后。动、静脉和神经皆包绕在颈动脉鞘内，在鞘内，迷走神经又单独有薄结缔组织包绕。此神经出颈静脉孔后约1.2cm处有一膨大，为下神经节。迷走神经通过它的咽支和喉支支配食管和呼吸道上端所有的横纹肌，即咽缩肌和所有的喉肌。迷走神经损伤时，主要造成软腭及咽喉的麻痹，可以产生吞咽困难、声音嘶哑、说话不清、有鼻音等症状，还可有心动过速的表现。

迷走神经在颈项部自结状神经节到喉返神经发出部之间的一段，有其交通支及分支（图1-50）。在下神经节与颈上神经节之间为与颈上神经节的下交通支；当舌下神经在下神经节下侧绕过时，其间有2～3细支相连结，为舌下神经的交通支。迷走神经的分支有咽支、颈动脉支、喉上神经、心上支及喉返神经。

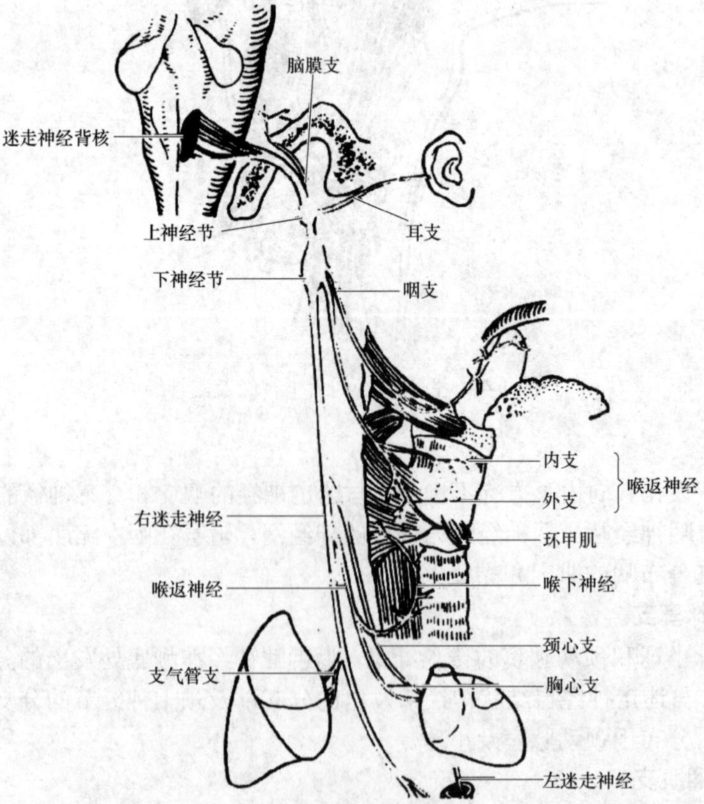

图1-50　迷走神经颈胸段

1. 咽支

是咽部的主要运动神经，咽支自下神经节之上部发出，经颈内动脉和颈外动脉之间，与舌咽神经的咽支结合。然后至咽后部，咽中缩肌上缘处，又与交感神经颈上神经节的分支结合，并有喉上神经外支的细支参与，形成咽丛，自此丛发出的分支支配咽缩肌、腭帆提肌、腭垂肌、腭舌肌和腭咽肌，并有感觉纤维至咽的黏膜。自咽丛发一支至舌下神经，当舌下神经绕过枕动脉时与之结合，称此为迷走神经舌支。

2. 颈动脉支

起于下神经节，经咽支或喉上神经，分布于颈动脉小球及颈动脉。

3. 喉上神经

起于下神经节，斜向下内侧，初在颈内及颈外动脉的后侧，继而至其内侧，分为内支和外支。在其分支部的近侧以细支与交感神经干及咽丛连结。

（1）内支　即喉内神经，与喉上动脉伴行，经甲状软骨上缘与舌骨大角之间，甲状舌骨肌的深侧，穿甲状舌骨膜入喉内。然后经梨状隐窝的黏膜下，向内下方行，分出会厌支、咽支、喉支及喉下神经的交通支。会厌支分布于会厌软骨的黏膜及舌根的小部分，咽支分布于咽腔喉咽部前壁的黏膜，喉支分布于喉的黏膜至声门裂。

（2）外支　即喉外神经，被胸骨甲状肌覆盖，与甲状腺上动脉伴行。在咽下缩肌的表面，沿甲状软骨后缘下降，达其下缘。此支大部分纤维终于环甲肌，小部分穿环甲中韧带，分布于喉的黏膜。

4. 心上支

又分上、下 2 支。上支起于迷走神经的颈上部，至锁骨下动脉的后方，沿气管侧壁入胸腔，加入心深丛。下支于第 1 肋上方，发自迷走神经干。右侧者沿头臂干外侧壁下降，或经其前侧，入心深丛。左侧者于主动脉弓前侧下降，并与左颈上神经节的颈上心神经结合，形成心浅丛。

5. 喉返神经

右侧喉返神经发于迷走神经越过锁骨下动脉处，发出后即绕至该动脉后面而上行，继向内上方经颈总动脉的后面，斜行到气管与食管间的沟内上升。左侧喉返神经发自胸腔，当左迷走神经越过主动脉弓前面时，自左迷走神经干发出。经动脉韧带的外侧，绕过主动脉弓的凹侧上升，斜过左颈总动脉后侧，达气管与食管间的沟内。

喉返神经在甲状腺侧叶下端的后侧，与甲状腺下动脉有复杂的交叉关系。神经可能在该动脉的前侧或后侧，亦可穿经其分支之间。继而经甲状腺侧叶的内侧，在甲状腺外侧韧带的外侧或内侧，或穿过韧带。在接近环状软骨的水平高处，喉返神经的末梢支于环甲关节的后侧穿入喉内，改称为喉下神经。

喉返神经发出的分支有心下支、气管支、食管支、咽支、喉下神经及与颈下神经节的交通支。心下支起于喉返神经，右侧心下支有一部分起于迷走神经下，心下支均加入心深丛；气管支分布于气管的黏膜及肌层；食管支分布于食管的黏膜及肌层；咽支分布于咽下缩肌及咽的黏膜；喉下神经为喉返神经穿入喉内的末梢支。此神经进入喉内，一般分前、后 2 支。前支分布于环杓侧肌、甲杓肌、声带肌、杓会厌肌及甲会厌肌，后支分布于环杓后肌、杓横肌、杓斜肌。并发细支分布于声带尾侧部的黏膜。此外，又有分支与喉上神经的内支交通。

（三）副神经（图 1–51）

副神经由延髓根和脊髓根 2 部分合成，经颈静脉孔出颅之后 2 根分离。

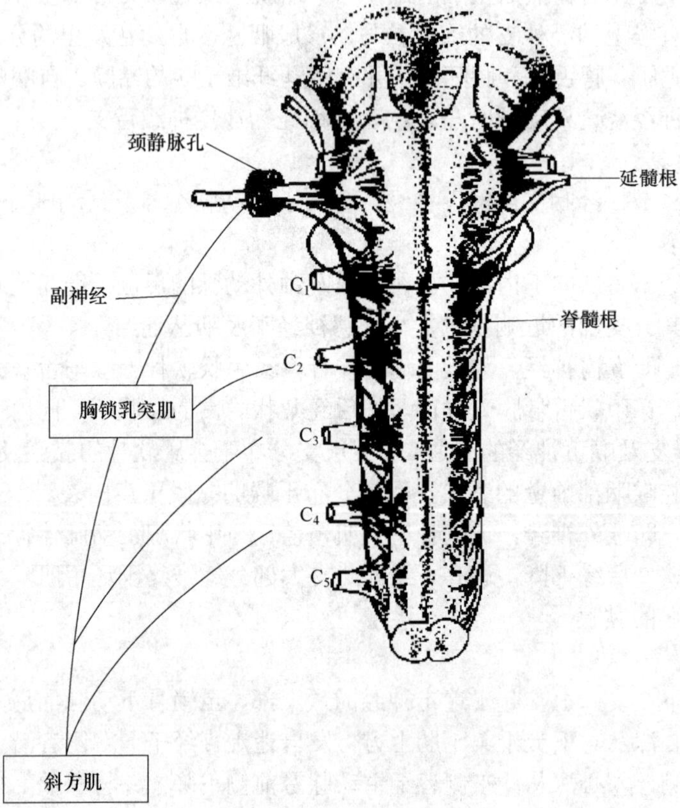

图 1-51　副神经的组成

延髓根的纤维加入迷走神经的咽支及喉支，一部分分布于咽缩肌；另一部分随迷走神经咽支，分布于腭舌肌、腭咽肌、腭垂肌及腭帆提肌。

脊髓根出颈静脉孔后，被胸锁乳突肌及二腹肌后腹覆盖，向后下方斜降，绕颈内静脉前外侧，经枕动脉前侧穿入胸锁乳突肌上部，分布于该肌。然后至甲状软骨上缘稍上方，约当胸锁乳突肌的后缘中点处穿出，继续斜向后下方，经过颈后三角，于此跨过肩胛提肌的表面。副神经与该肌间仅隔以椎前筋膜。于此三角内，副神经位置较浅表，并接受第 3、4 颈神经的交通支。然后副神经于斜方肌前缘中、下 1/3 交点处达于该肌深侧，与第 3、4 颈神经的分支共同形成神经丛，自此丛发分支，分布于斜方肌。

（四）舌下神经

舌下神经由枕骨舌下神经管出颅后，位于迷走神经、副神经及颈内静脉的内侧。当其下降至颈项部时，逐渐绕过迷走神经的后侧和外侧，继续经颈内动、静脉之间下降。在下颌角处，神经呈弓状弯曲向前，经枕动脉下侧，继而横过颈外动脉及舌动脉的外侧，行于二腹肌腱、茎突舌骨肌及下颌舌骨肌三者与舌骨舌肌之间。当它继行于下颌舌骨肌及颏舌肌之间时，则分为末梢支，支配除腭舌肌外的舌肌。在舌下神经绕过枕动脉处发出舌下神经降支，向下内侧，于颈总动脉前面下降。自舌下神经降支的上部发出一支，至肩胛舌骨肌的上腹。而舌下神经袢发出的神经支配胸骨甲状肌、胸骨舌骨肌及肩胛舌骨肌下腹。舌下神经损伤时，有舌肌瘫痪和萎缩，伸舌时，舌尖偏向患侧。

四、颈部交感神经

颈交感干位于颈血管鞘后方、颈椎横突的前方。颈项部的交感干神经节有 3 个，分别称颈上、中、下神经节（图 1-52）。颈项部交感干神经节发出的节后神经纤维的分布，可概括如下：①经灰交通支连于 8 对颈神经，并随颈神经分支分布至头颈和上肢的血管、汗腺、竖毛肌等。②由神经节发出分支至邻近的动脉，形成颈内动脉丛、颈外动脉丛、锁骨下动脉丛和椎动脉丛等，伴随动脉的分支至头颈项部的腺体、竖毛肌、血管、瞳孔开大肌。神经节发出的咽支，直接进入咽壁，与迷走神经、吞咽神经的咽支共同组成咽丛。③分别发出心上、心中和心下神经，下行进入胸腔，加入心丛。颈交感神经损伤，可出现霍纳综合征，即颈交感神经麻痹。任何机械性紊乱对颈神经根的刺激也可累及颈交感神经，或为直接刺激，或为反射性刺激。

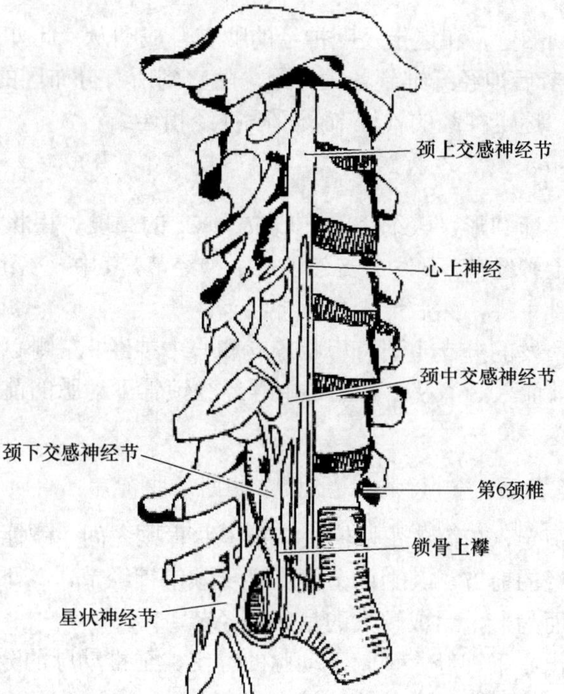

图 1-52 颈交感神经节示意图

（一）颈上神经节

颈上神经节呈梭形或扁圆形，由第 1～4 干神经节合并而成，是交感干上最大的神经节。此神经节居第 2～4 颈椎横突前方，下端由神经干连于颈中神经节。上端分为颈内动、静脉神经 2 支。颈上神经节有许多侧支，其中比较大的有颈外动脉神经、心上神经及咽支。

1. 颈内动脉神经

随颈内动脉入颅腔，它的分支互相连结成包绕颈内动脉的颈内动脉神经丛及海绵神经丛，由这些丛发出分丛，随颈内动脉的分支走向周围。由海绵神经丛发出一支穿眶上裂到眶，连于睫状神经节，经此节及睫短神经到眼球，分布于瞳孔开大肌及脉络膜等处的血管。此外有岩深神经，由颈动脉管内口出外，与岩大浅神经结合成翼管神经到蝶腭神经节，随它的分支到口、鼻的腺体及血管。

2. 颈内静脉神经

随颈内静脉经颈静脉孔连于舌咽及迷走神经的神经节。

3. 颈外动脉神经

由节下端发出，分成包绕颈外动脉及其分支的神经丛。

4. 心上神经

循颈动脉鞘下穿到胸腔，左侧的经主动脉弓的左面入心浅丛，右侧的到气管下端前面，连于心深丛，分布于心肌。

5. 咽支

有数支，内进到咽壁，和迷走及咽神经的咽支合成咽丛。此外有灰质交通支连于第1～4颈神经，输送节后神经纤维到各颈神经，随它到所有分布区的皮肤汗腺及竖毛肌。亦有交通支与舌咽、迷走神经的神经节及舌下神经相连结。

（二）颈中神经节

颈中神经节多呈卵圆形，较细小，一般位于 C_6 的高度、甲状腺下动脉的附近。它上有节间支连于颈上神经节，下发2支连于颈下神经节，其中一支经锁骨下动脉的前面，曲而上升，形成锁骨下袢，然后连于颈下神经节。

由颈中神经节所发的分支主要有甲状腺支和心中神经。左侧心中神经循左颈总动脉入胸腔，在气管的前面入心深丛；右侧心中神经经锁骨下动脉的前面或后面入胸腔，循气管前面到达心深丛。

（三）颈下神经节

颈下神经节较恒定，在第7颈椎横突与第1肋骨颈之间、锁骨下动脉发出椎动脉处的后方及第8颈神经的前方。其上由节间支连于颈中神经节，其下和第1胸神经节非常接近，有时两者合而为一，组成较大的星状神经节。

颈下神经节发出心下神经、锁骨下动脉的分支、至椎动脉的分支、至第6～8颈神经的灰交通支及连于第1胸神经节的节间支。

1. 心下神经

经锁骨下动脉后侧，与迷走神经的返神经所发出的心支结合，并沿气管前侧下降，加入心深丛。

2. 至锁骨下动脉的分支

在锁骨下动脉上成丛，随该动脉到上肢，并随椎动脉形成椎动脉神经丛。

3. 至椎动脉的神经

在椎动脉的后侧上升，至 C_6 横突孔，参与形成椎动脉丛。另外，自椎动脉神经节来的一支，在椎动脉前侧，也参与形成椎动脉丛。

第七节　颈部淋巴系统

颈项部淋巴系统较为复杂，淋巴结数目较多，除收纳头、颈项部淋巴之外，还收集胸部及上肢的部分淋巴（图 1-53）。颈项部皮肤内有浅、深 2 层毛细淋巴管网，2 层淋巴管网之间通过许多毛细淋巴管相吻合。由深层毛细淋巴管网发出淋巴管，在皮下脂肪组织内吻合成淋巴管丛；由淋巴管丛发出的集合淋巴管走向淋巴结。颈项部淋巴管经过不同次数的淋巴结站后，均汇集组成颈淋巴干。颈淋巴干经过右淋巴导管或胸导管汇入颈静脉角。

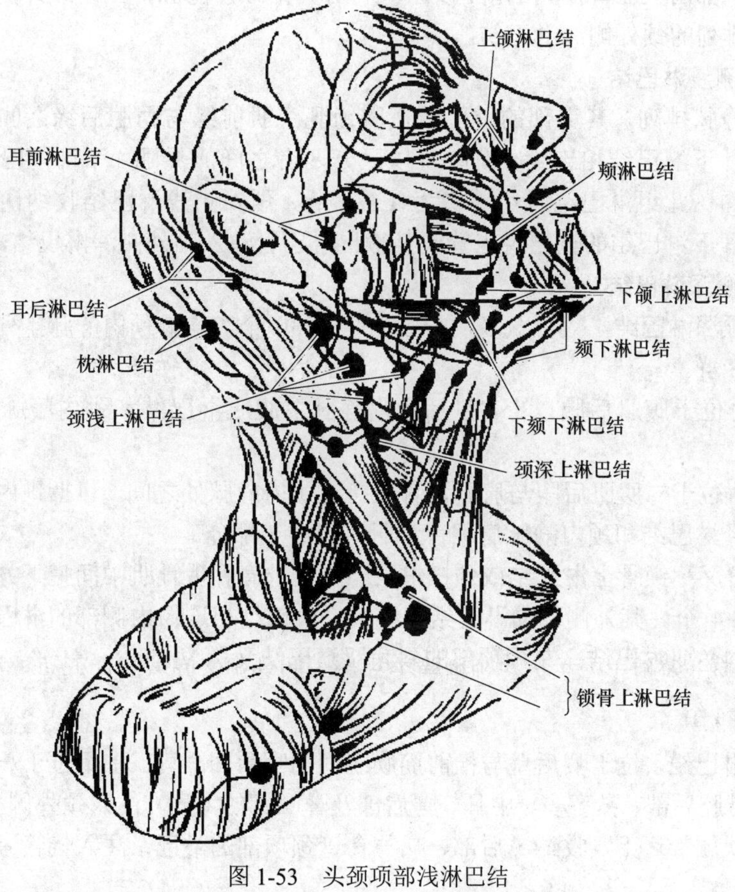

图 1-53　头颈项部浅淋巴结

颈项部淋巴结的分布部位可分为 4 组。

（一）第 1 组

为头部与颈项部交界处环行排列的淋巴结，包括枕淋巴结、乳突淋巴结、耳下淋巴结、腮腺深淋巴结、下颌下淋巴结及颏下淋巴结。

（二）第2组

为颈前部纵行排列的淋巴结，位于颈前正中部，可分为颈前浅淋巴结及颈前深淋巴结。

1. 颈前浅淋巴结

沿颈前静脉（或颈前正中静脉）排列，淋巴结均较细小且不恒定。收纳颈前部浅层结构的淋巴管，其输出管先伴颈前静脉下行，然后向外经胸锁乳突肌深面，注入颈内静脉淋巴结或锁骨上淋巴结。

2. 颈前深淋巴结

排列于颈项部器官的前方和两侧，均较细小，由上而下有喉前淋巴结、甲状腺淋巴结、气管前淋巴结和气管旁淋巴结等。

（三）第3组

为颈外侧部沿大血管排列的淋巴结，又可分为沿颈外静脉排列的颈外侧浅淋巴结和沿颈内静脉排列的颈外侧深淋巴结。

1. 颈外侧浅淋巴结

沿颈外静脉排列，其上部的淋巴结在胸锁乳突肌前缘与腮腺后缘之间，与腮腺浅淋巴结群的耳下淋巴结相连续，有时难以区分两者之间的界限。下部淋巴结位于胸锁乳突肌的浅面。此组淋巴结较小，多为 1～2 个。颈外侧浅淋巴结收纳枕淋巴结、乳突淋巴结和耳下淋巴结的输出淋巴管，其输出淋巴管注入颈外侧深淋巴结。

2. 颈外侧深淋巴结

又称为颈深淋巴结，数目众多，一般为 15～30 个，均沿颈内静脉排列。又可分为上、中、下 3 群。

（1）上群位于腹肌后腹以上，包括颈内静脉二腹肌淋巴结和颈内静脉前淋巴结两部分。

（2）中群位于二腹肌后腹与肩胛舌骨肌跨过颈内静脉处之间，包括颈内静脉外侧淋巴结、副神经淋巴结和颈内静脉肩胛舌骨肌淋巴结 3 部分。

（3）下群又称锁骨上淋巴结或颈横淋巴结，位于肩胛舌骨肌中间腱下方的锁骨上窝内。多为 1～4 个。其外侧部的淋巴结与副神经淋巴结相连；内侧部的淋巴结靠近颈静脉角，亦称斜角肌淋巴结；左颈项部的斜角肌淋巴结又称 Virchow 淋巴结。

（四）第4组

为咽后淋巴结，位于咽后壁与椎前筋膜之间的咽后间隙内。上组位于鼻咽部后方及外侧，收纳鼻腔后部、鼻旁窦、中耳、腭后部及鼻咽部的淋巴，注入颈外侧上深淋巴结。下组位于环状软骨环下，收纳鼻后部、咽与食管颈项部的淋巴，注入气管旁淋巴结或颈外侧下深淋巴结。

第二章
颈部生物力学

第一节 颈椎的生理和生物力学特点

脊柱有 3 个基本的生物力学功能：①将头和躯干的重力及弯矩传递给骨盆，即承载功能；②保证了人体头、躯干和骨盆间充分的生理活动，即运动功能；③保护脊髓免遭外力损伤，即保护功能。椎体、椎间盘及前、后纵韧带主要提供脊柱的支持功能以及吸收对脊柱的冲击能量；运动主要依靠椎间关节复合体来完成；躯干肌及韧带也提供脊柱的稳定性以及维持身体姿势。正常脊柱的功能必须依靠脊柱结构的稳定性、柔韧性之间的相互作用以及肌肉的强度和耐力。这些相互之间协调关系一旦受到破坏就会出现脊柱的疾患。

颈椎共 7 块，通过椎间盘和韧带连接在一起。从正面看，它是正直的、对称的，从侧方看，有一定的生理弧度，即颈曲向前。这种正常的生理弧度增加了颈椎的适应性及吸收冲击的能力，同时，也有利于维持椎间关节的强度及稳定性。

一、椎间盘的生物力学

椎间盘在相邻椎体间起着缓冲垫的作用，其重要的生物力学功能是可承受并分散负荷，同时能制约过多的活动。在各种不同的载荷下，它产生相应的变形，来吸收冲击，稳定脊柱。它所承受的力量远远大于其上方的体重，但对扭曲力的耐受性稍差。而维持其正常活动的主要力学结构是椎间盘中央偏后处所形成的颈椎关节活动的运动轴。

（一）受压的特性

椎间盘在受压的时候，髓核内的压力为外压力的 1.5 倍，纤维环承受的压力为 0.5 倍，而后部纤维环的张应力是外压力的 4～5 倍。椎间盘在压缩载荷作用下的载荷-变形曲线呈“S”形，表明椎间盘在低载荷时主要提供脊柱的柔韧性，并随负荷的增加而加大刚度，在高负荷时则提供脊柱的稳定性。研究表明，即使过大的压缩载荷也只会造成椎间盘的永久变形，而不会造成髓核突出，甚至在椎间盘后外侧有纵行切口时，椎间盘突出也不会发生。当加大压缩负荷直至超过限度，最先发生破坏的始终是椎体，而不是椎间盘。这说明，临床上的椎间盘突出不只是由于受压，更主要的原因是椎间盘内的应力分布不均匀。

（二）受拉的特性

在脊柱前屈、后伸或侧弯活动中，椎间盘的纤维环承受轴向张应力。在围绕脊柱纵轴的旋转活动中也产生与轴线呈 45° 角的张应力。即使在脊柱受压时，也有一部分椎间盘承受张应力。在所有的不同方向和载荷条件下，椎间盘都承受张应力。椎间盘强度测试实验证明，椎体前后部位的椎间盘强度比两侧的高。中间的髓核强度最低。椎间盘的纤维环在不同的方向上也表现出不同的强度，沿纤维走行方向的强度是水平方向强度的 3 倍。

（三）受扭的特性

扭转是引起椎间盘损伤诸负荷中的最主要类型，扭转载荷在椎间盘的水平面和竖直面上产生剪切应力，其应力大小与距旋转轴的距离成正比。在脊柱的运动节段轴向受扭的实验中，记录扭转载荷与扭转角度，绘制载荷-角度曲线，结果发现，扭矩和转角变形之间的关系曲线呈“S”形，明显地分为 3 个部分，初始部分为 0° ～3° 变形，只要很小的扭矩即可产生。在中间部分为 3° ～12° 的扭转，这部分扭矩与转角之间存在着线性关系。在最后部分，扭转 20° 左右发生断裂。纤维环对抗扭转负荷的能力较弱，这是由其各向异性的特点所决定的：纤维环层间纤维相互交叉，当其被扭转时，仅有一半纤维承负；外层纤维所受扭力要大于内层纤维，更容易发生断裂。一般地说，较大的椎间盘能够承受较大的扭矩，圆形的椎间盘比椭圆形的承受强度高。

（四）受弯的特性

弯曲也是椎间盘受损伤的主要原因。有实验发现，脊柱在额状、矢状或其他垂直平面内弯曲 6° ～8° 时并不发生椎间盘的破坏，但是去除后纵韧带后，弯曲 15° 时椎间盘就发生破坏。在受弯时，椎间盘发生膨出，前屈时向前膨出，后伸时向后膨出。在脊柱侧弯时，椎间盘向凹侧面膨出。已通过造影证实，在脊柱的屈伸活动中，髓核并不改变其形状及位置。

（五）受剪的特性

椎间盘的水平剪切强度大约为 $260N/mm^2$。这一数值说明单纯的剪切暴力很少造成纤维环破裂，纤维环的破裂多由弯曲、扭转和拉伸的综合作用造成。

（六）松弛、蠕变和滞后

椎间盘具有黏弹特性，主要表现为蠕变和松弛。蠕变是指在一段时间内在负荷持续作用下，所导致的持续变形，即变形程度因时间而变化。而应力松弛或负荷松弛则指材料承受负荷后变形达一定程度时，应力或负荷随时间而减低。实验证明，较大的载荷产生较大的变形及较快的蠕变率。蠕变的特点与椎间盘的蜕变程度有关，没有蜕变的椎间盘蠕变很慢，经过相当长的时间也能达到最大变形，显示出黏弹性。当椎间盘发生退变后，蠕变率与初始松弛率均增加，达到平衡所需时间也相应缩短，达到平衡时的负荷也减低。这说明椎间盘发生退行性改变后缓冲和传递负荷的功能相应减弱。

椎间盘的粘弹性还表现为具有滞后特性。滞后系指黏弹性材料在加负与卸负过程中的能量丢失现象：卸负后负荷-变形曲线如低于加负时，则表示有滞后现象出现。通过滞后这一过程，椎间盘可有效地吸收能量，而且载荷越大，滞后作用也越大，从而具有防止损伤的功能。当一个人跳起或落下时，冲击能量通过脚，由椎间盘和椎体以滞后的方式吸收。滞后还与年龄及椎间盘所处位置有关。年轻人的滞后大、中年以后的滞后小；同一椎间盘在第 2 次加载后的滞后比第 1 次加载时下降，表明反复的冲击载荷，对椎间盘有损害。

（七）椎间盘内压

椎间盘内压测试都很困难，Nachemson 等首先用髓核的液态性做为载荷的传导体，用一个脊柱运动节段来做离体的测试，其实验方法是将一个微型压力传感器装在一特制的针尖上，当针刺入髓核后，压力便通过传感器反映出来。结果发现核内压与轴向加载有直接关系。后来，他们又利用这一方法测试了在人体内的椎间盘内压力。

（八）自动封闭现象

椎间盘缺乏直接的血液供应，一旦发生损伤，就需要通过一种特殊的方式——“自动封闭”来修复。在椎间盘的 3 种损伤类型的轴向加载试验中观察到，单纯纤维环损伤的标本第 1 次加载的载荷-变形曲线与纤维环完整者不同，但加载 2～3 次以后，其载荷-变形曲线接近正常情况。

二、椎弓根和关节突的生物力学

力学实验表明，椎弓的破坏多发生于椎弓根和椎弓峡部，采用三维有限元方法分析亦证实这两个部位均为应力集中区域。但椎弓根部的损伤临床上非常少见，多数椎弓峡部裂患者亦无明显外伤，故目前多数意见认为腰椎椎弓峡部裂实质上系由局部应力异常增高所导致的疲劳骨折。脊柱节段的活动类型取决于椎间小关节面的取向，而小关节面取向在整个脊柱上有一定的变化。下颈椎的小关节面与冠状面平行，与水平面呈 45°，允许颈椎发生前屈、后伸、侧弯和旋转运动。关节突除引导节段运动外，还承受压缩、拉伸、剪切、扭转等不同类型的负荷，其承受负荷的多少因脊柱的不同运动而变化。后伸时关节突的负荷最大，前屈并旋转时关节突的负载亦较大。

在一个完整的脊柱运动节段加载试验中，关节突关节大约承担 18%的载荷。在脊柱从后伸到前屈的全过程中，关节突关节承担的载荷从 33%下降到 0。在极度前屈时，关节突不承担载荷但关节囊韧带受拉。在扭转试验中发现，椎间盘、前后纵韧带与关节突关节囊、韧带各承担 45%的扭转载荷，余下的 10%则由椎间韧带承担。

三、韧带的生物力学

韧带的主要成分为胶原纤维和弹力纤维，胶原纤维使韧带具有一定的强度和刚度，弹力纤维则使韧带在负荷作用下具有延伸的能力。韧带大多数纤维排列近乎平行，往往只承受一个方向的负荷。所有韧带均具有抗牵张力的作用，但在压缩力作用下疲劳很快。脊柱的韧带承担脊柱的大部分牵张载荷，当载荷方向与纤维方向一致时，韧带承载能力最强。当脊柱运动节段承受不同的力和力矩时，相应的韧带被拉伸，并对运动节段起稳定作用。脊柱韧带有很多功能。首先，韧带的存在既允许两椎体间有充分的生理活动，又能保持一定姿势，并使维持姿势的能量消耗降至最低程度。其次，通过将脊柱运动限制在恰当的生理范围内以及吸收能量，对脊柱提供保护。第三，在高载荷、高速度加载伤力下，通过限制位移，吸收能量来保护脊髓免受损伤。上述功能特别是能量吸收能力，随年龄的增长而减退。

韧带在脊柱的功能活动中起着 3 种作用。首先，以最小的抵抗及能量的消耗保证脊柱在功能范围内的一些和缓运动。其次，在创伤环境中则为脊髓提供最大的保护。另外，在高载荷、高速度加载伤力下，通过限制椎体的位移，吸收突然施加的大量能量，从而保护脊髓免受损伤。

前纵韧带和后纵韧带是人体内两条最长的韧带，对于稳定椎体起着重要的作用。一般认为，前纵韧带甚为坚强，其强度是后纵韧带的 2 倍，与后纵韧带一起能够阻止脊柱过度后伸，但限制轴向旋转、侧屈的作用不明显。其力学强度随着年龄的增长而降低，同时吸收能量的能力也下降。

黄韧带主要由弹性纤维构成，可以允许较大范围的活动而不发生永久变形。当脊柱从完全屈曲突然变成完全背伸时，高弹性的黄韧带可以减少脊髓的损伤。在所有脊柱韧带中，黄韧带在静息时的张力最大，单纯切除黄韧带不会引起脊柱不稳定，而脊柱不稳定会促进黄韧带的退变及骨化。

前纵韧带、后纵韧带和黄韧带具有相同的生物力学性能，它们的载荷-变形曲线均为非线性，随着载荷的增加而坡度变陡。

小关节囊韧带在抵抗扭转和侧屈时起作用。棘间韧带对控制节段运动的作用不明显，而棘上韧带具有制约屈曲活动的功能。棘上韧带具有很高的破坏强度。在脊柱稳定性方面发挥重大的作用。横突间韧带在侧屈时承受最大应力。

四、肌肉的生物力学

椎旁肌在维持脊柱直立姿势中起重要作用。在休息和活动时，没有完整的椎旁肌作用，脊柱动态的稳定性就无法保持。肌力为保持姿势的必需条件。神经和肌肉的协同作用产生脊柱的活动。主动肌引发和进行活动，而结抗肌控制和调节活动。

与脊柱活动有关的肌肉可根据其所处位置分为前、后两组。位于腰椎后方的肌肉又可进一步分为深层、中间层和浅层 3 组。

（1）深层肌肉包括起止于相邻棘突的棘间肌、起止于相邻横突的横突间肌以及起止于横突和棘突的回旋肌等。

（2）中间层肌肉主要指起于横突、止于上一椎体棘突的多裂肌，也可将其划入深层肌肉。

（3）浅层肌肉即竖脊肌，自外向内又可分为髂肋肌、最长肌和棘肌 3 组。前方的肌肉包括腹外斜肌、腹内斜肌、腹横肌和腹直肌等。

放松站立时，椎体后部肌肉的活动性很小，特别是颈、腰段。这时腹肌有轻度的活动，但不与背肌活动同时进行，腰大肌也有某些活动。支持躯体重量的脊柱在中立位具有内在的不稳性，躯体重心在水平面的移动，要求对侧有一有效的肌肉活动以维持平衡。因此，躯体重心在前、后、侧方的移位分别需要有背肌、腹肌和腰大肌的活动来保持平衡。

前屈包括脊柱和骨盆两部分运动，开始 60° 运动由腰椎运动节段完成，此后 25° 屈曲由髋关节提供。躯干由屈曲位伸展时，其顺序与上述相反，先是骨盆后倾，然后伸直脊柱。

腹肌和腰肌可使脊柱的屈曲开始启动，然后躯干上部的重量使屈曲进一步增加，随着屈曲亦即力矩的增加，竖脊肌的活动逐渐增强，以控制这种屈曲活动，而髋部肌肉可有效地控制骨盆前倾。脊柱完全屈曲时，竖脊肌不再发挥作用，被伸长而紧绷的脊柱后部韧带使向前的弯曲获得被动性平衡。

在后伸的开始和结束时，背肌显示有较强活动，而在中间阶段，背肌的活动很弱，而腹肌的活动随着后伸运动逐渐增加，以控制和调节后伸动作。但做极度或强制性后伸动作时，需要伸肌的活动。

脊柱侧屈时竖脊肌及腹肌都产生动力，并由对侧肌肉加以调节。在腰椎完成轴向旋转活动时两侧的背肌和腹肌均产生活动，同侧和对侧肌肉产生协同作用。

第二节　颈部的运动学

生物力学和运动学是在脊柱研究中经常应用的名词。运动学是指对脊柱在没有承担外部载荷的情况下运动的研究；生物力学是指对载荷与生物系统的机械反应之间关系的研究。标准的术语和传统的检测系统对于准确地定义脊柱的运动学和生物力学是必要的。

脊柱有角度运动和线性运动 2 种不同特点的运动形式，即旋转和平移，这 2 种运动形式对于理解脊柱的正常和病理行为非常重要。每种运动通过笛卡尔三维座标系统中相互关联的 X、Y 和 Z 轴加以描述（图 2-1）。临床上，把绕 X 轴的旋转叫做屈伸运动，

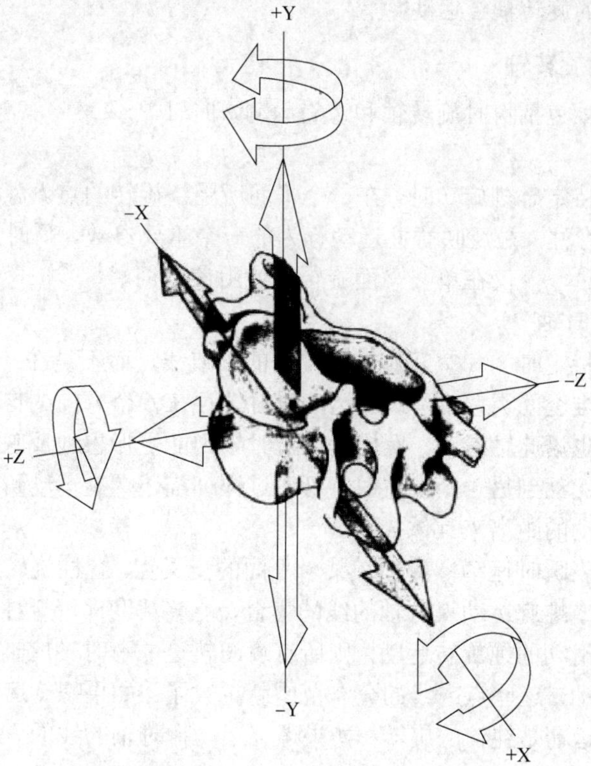

X 轴为横轴，Z 轴为前后轴，Y 轴为纵轴；
箭头表示椎体可在 6 个方向自由运动
图 2-1　脊柱运动的笛卡尔三维坐标系统

绕 Y 轴的旋转叫做轴向旋转，绕 Z 轴的旋转叫做侧屈，而多数的平移运动称半脱位。脊柱各种形式的运动是相互关联的。

一、颈部的运动学

颈项部具有三维空间内 6 个自由度的运动，即沿横轴（X 轴）的前屈和后伸；纵轴（Y 轴）的顺、逆时针旋转；矢状轴（Z 轴）的左、右侧屈（图 2-1）。颈项部不同水平的运动特点取决于椎体和颅底的几何形状、关节面的形状和韧带的排列。

（一）颈项部的耦合运动

耦合运动是指继发于主运动并与主运动同时发生的次要运动，例如：寰椎在轴向旋转（主运动）时伴有明显的沿 Y 轴的耦合位移运动（次要运动），即寰椎在绕枢椎作轴向旋转时，寰椎前部发生了平移，而颈椎在旋转运动时伴有侧屈耦合运动。继发的耦合运动通常小于主运动，但有时相当大。耦合运动形式可以在每一个运动节段测量。可用来区分脊柱的稳定与否。耦合运动可以用寰枢和寰枕关节的运动形式来描述。耦合运动的方向通常与主运动的方向相反，例如寰椎向左侧的轴向旋转伴随向右的耦合侧屈运动。颈项部不同的姿势影响其耦合运动时旋转的方向。例如，当颈椎处于中立或伸展位时，寰椎的左侧屈运动伴有向右的旋转耦合运动，而当颈椎处于屈曲位时，寰椎的左侧屈运动却伴有向左的旋转耦合运动。

（二）颈项部的旋转轴

颈项部的旋转轴包括瞬时旋转轴和螺旋运动瞬时轴。

1. 瞬时旋转轴

即椎体在一个特定时刻旋转时，在一个平面所围绕旋转的点。可用来区分正常的与损伤的、不稳定的脊柱，是反映脊柱运动行为的一个重要参数。瞬时旋转轴可以在脊柱的柔韧性检测中测量，仅仅在单一平面旋转时使用该名词。

2. 螺旋运动瞬时轴

是椎体在一个特定时间和空间旋转时围绕的轴或线，而不是在一个平面的一个点，为瞬时旋转轴的三维空间类似物。螺旋运动瞬时轴存在 6 个方向的自由度，如果椎体围绕此轴旋转的同时也沿此轴滑动，螺旋运动瞬时轴则能更形象地反映椎体的运动。椎体从空间的一个位置运动到另一个位置时，可通过详细描述螺旋运动瞬时轴的方向、旋转角度和沿着该轴移动的距离来具体描述。

瞬时旋转轴代表瞬时运动螺旋轴在某一平面的交叉点。脊柱旋转运动的许多个瞬间的瞬时旋转轴的点或螺旋运动瞬时轴的线的集合，能够帮助评价脊柱的稳定，如果脊柱关节的运动是没有滑动的纯旋转运动，则所有瞬间轨迹的瞬时轴应当是一致的；如果在旋转的同时伴有滑动，这些点或线的分布范围就扩大了；如果螺旋运动瞬时轴的线的方向平行，则脊柱的运动是纯粹的旋转；如果螺旋运动瞬时轴的线的方向发生了相当大的变化，则关节是不稳定的。

二、颈部的运动特点

（一）寰枕关节的运动特点

寰枕关节和寰枢关节均没有椎间盘。寰枕关节由枕髁与寰椎的上关节凹构成。球窝状的寰枕关节相比颈椎的其他水平，具有较大的屈伸活动，而它在轴向旋转和侧屈运动具有很大的刚性。

寰枕关节的弓形解剖形状决定寰枕关节只能作屈伸运动而不能作旋转运动。此关节的屈曲运动受寰椎前弓和齿突尖骨性结构接触的限制，而伸展运动则受覆膜的制约。寰枕关节的稳定性很大程度上是由其关节面形状提供的，而其关节囊的力学性能也是维持该关节稳定的因素。其关节面形状和关节囊的弹性随发育而逐渐变化：儿童时期，寰枕关节面呈水平位，关节囊的弹性大，则儿童寰枕关节不稳定。随着年龄的增长，寰枕关节面逐渐发育成接近垂直位，其关节囊逐渐失去弹性，故成人的寰枕关节逐渐趋向稳定。此外，翼状韧带和齿突尖韧带是稳定寰枕关节的重要结构，这些韧带甚为坚强，可以防止寰椎和枕骨在枢椎上的移位。

（二）寰枢关节的运动特点

寰枢关节的运动由 2 组关节控制，为寰枢外侧关节和寰枢正中关节。寰枢外侧关节近似平面关节，关节面相对水平面有 20° 的外倾；寰枢正中关节，属车轴关节，这种结构特点允许寰枢关节可以在较大的范围内以齿突为轴心作轴位旋转运动，寰枢关节的稳定性主要由中间以齿突为中心的车轴关节提供。该关节是整个脊柱中旋转范围最大的节段，占整个颈椎旋转运动范围的一半以上，双侧的旋转运动范围可达 80° 或更大。寰枢关节两侧块的关节面为两面凸形，其关节囊较松弛，因此，此关节的活动范围大，侧块关节及其关节囊对稳定性的影响较小。寰枢关节和寰枕关节的侧屈运动比下颈椎部分要小，均为 8° 左右。

第三章

骨与软组织的力学系统——人体弓弦力学系统

第一节　人体与力学的关系

一、人类的基本属性与力的关系

1. 人类有两大属性

第一是人的自然属性，第二是人的社会属性。人的自然属性告诉我们，人为了生存，必须进行物质索取（比如衣、食、住、行），人类为了其自身的延续，必须自我再生产（性欲）；人的社会属性告诉我们，人的一切行为不可避免地要与周围的人发生各种各样的关系，比如生产关系、亲属关系、同事关系等等。现实社会中的人，必然是一个生活在一定社会关系中的人。这种复杂的社会关系就决定了人的本质，形成了人的社会属性。从物理学角度，人的这两大基本属性都离不开一个共同点——运动，如人的衣、食、住、行是运动，人与人的沟通、合作需要语言、肢体运动。因此，运动是物质的固有性质和存在方式，是物质的根本属性，世界上没有不运动的物质，也没有离开物质的运动。同时运动具有守恒性，即运动既不能被创造又不能被消灭。人类的一切行为都离不开运动。吃饭、穿衣、出行是运动；人与自然界一切人和事物的联系也需要运动，如人与他人建立关系需要交流，交流要靠语言、肢体动作、眼神、听觉等等，从物理学分析这些都是运动，同时，而且这些运动要适度，否则就会给对方发出错误的信息，这就是运动守恒性的体现。

2. 力是运动中不可缺少的最重要的元素

力是一个物体对另一个物体的作用，物体间力的作用是相互的，力可以改变物体的运动状态，也可以改变物体的物理状态。人生活在地球上，首先会受到地心引力的影响。人要维持人体的正常姿势，包括卧姿、坐姿、站姿，就必须形成与重力相适应的解剖结构，其次，人体为了生存要劳动、运动，会受到各种力的影响。

3. 人体内部的解剖结构分为两大类，即固体物质和流体物质

人体内部的解剖结构分为两大类，即固体物质和流体物质。固体物质包括各种软组织（如肌肉、韧带、血管、淋巴管、神经、腱鞘、滑囊、关节囊、筋膜、大脑、脊髓和各种内脏器官）和骨骼；流体物质包括血液和各种组织液。因此，人体内的力学系统就包括固体力学系统和流体力学系统。这两大系统所表现的力学形式是多种多样的，但是概括起来说，只有 3 种基本的力学形式，即拉力、压力、张力。

二、人体内的 3 种基本力学形式

力的反作用力，又称为应力。各种力作用于人体时，都有一个反作用力，所以在研究力对人体影响时，都采用应力这个概念，这样人体内的 3 种基本的力学形式称之为拉应力、压应力、张应力。

1. 拉应力

拉应力是方向沿一条线向两端方向相反的离心作用力（图 3-1）。

2. 压应力

压应力是方向沿一条线方向相对的向心作用力（图 3-2）。

图 3-1 拉力与拉应力

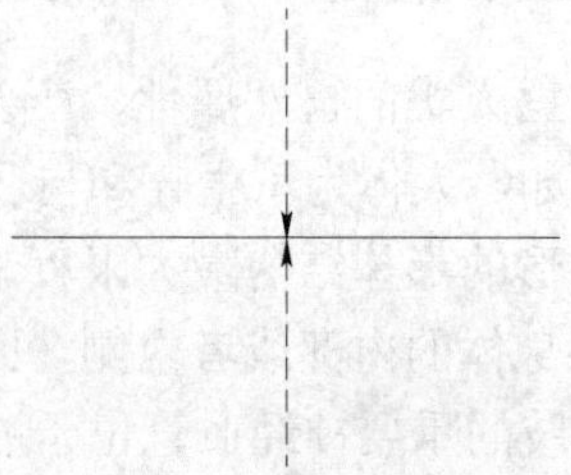

图 3-2 压力与压应力

3. 张应力

张应力是方向从一个圆的中心或一个球的中心向周围扩散的作用力（图 3-3）。

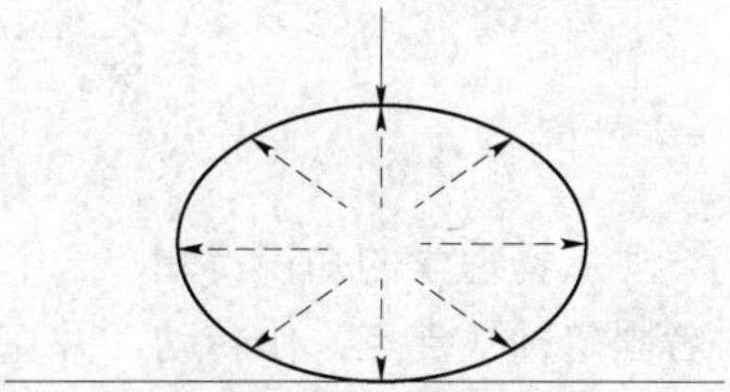

图 3-3 张力与张应力

组成人体的各种物质从外部物理性质来分类，可分为刚体、柔体和流体。骨组织属于刚体，各种软组织，包括大脑、脊髓、各内脏器官、肌肉、韧带、筋膜、腱鞘、神经、滑囊、关节囊等都属于柔体，各种体液（包括血液）都属于流体。压应力主要作用于刚体。它是沿一条线方向的相对向心作用力，不管是刚体、柔体，还是流体都可能受到压力的影响，但主要是刚体；拉应力主要作用于柔体，它是沿一条线方向的离心作用力；张应力主要作用于流体，它是当流体在流动时，管腔容量小而流体的流量大而产生的张力或流体被堵塞、滞留而产生的作用力。人体的所有关节都是由骨性组织（刚体）构成它的主要部分，故关节大多受到压应力的影响；大脑、脊髓和内脏器官（柔体）在人体内都呈现悬挂式的，因受到地球引力的作用，它自身的重量就形成了对抗性的拉力，所以都受到拉应力的影响，其他的软组织（柔体）的两端或周边都附着在其他的组织结构上，因此也都受到拉应力的影响；而体液（包括血液）容易产生张力，在组织器官内都易受到张应力的影响。

三、人体对异常应力的 3 种自我调节方式

1. 当异常力学状态影响和破坏组织结构和生理功能时，人体通过自我调节进行纠

正，恢复正常，这是最佳的结果。

2. 当异常力学状态影响和破坏骨关节时，人体通过对抗性的调节进行自我修复，即通过软组织的增生、硬化、钙化、骨化来对抗这种异常力学状态，阻止力的继续影响和破坏作用，但这种调节造成新的病理因素，形成新的疾病。如肌肉增生和各种软组织硬化、钙化、骨化最终形成骨质增生，引发临床表现。

3. 当异常的力学状态对人体的组织结构和生理功能产生较大强度的破坏时，以上两种调节方法已经无效，人体则被迫采取第 3 种调节方法，即适应性调节方法。这种调节只能保持一部分组织结构和生理功能不被破坏，而另一部分被破坏。比如，小儿髋关节半脱位长期得不到正确治疗和纠正，直至长大成人，人体就通过适应性的调节功能使髋臼变形，股骨头变形，股骨头外侧肌肉硬化和钙化，来保持髋关节的部分伸屈功能。

四、人体是一个复杂的力学结构生命体

根据人类的自然属性、社会属性及运动属性得知，人体是一个复杂的力学结构生命体，比如，人体为了生存和自我保护，人体的形体结构形成了类似于圆形的外形，这种近似圆形的形体结构最大限度地保护了人体免受外力的损伤。同时，人体将重要的结构均置于身体的内部或者内侧，比如，神经系统位于颅腔和椎管内，心血管系统位于胸腔内，四肢的重要神经血管位于肢体的内侧深层，这样能保证人体重要器官组织不受外力干扰和损伤。

第二节　骨杠杆力学系统

从物理学的知识得知，一个直的或者曲的刚体，在力的作用下，能围绕一固定点或者固定轴（支点）作转动，并克服阻力而做功。这个刚体在力学上称为杠杆。

人体的骨骼是支架，连接骨骼的软组织是维持这个支架保持正常位置和完成运动功能的纽带。骨骼本身不能产生运动功能，只有在软组织的牵拉作用下，才会完成运动功能。为了完成运动功能，人体根据其自身的特点形成了骨杠杆力学系统。所谓骨杠杆力学系统，是指骨相当于一硬棒（刚体），它在肌肉拉力（动力）作用下，围绕关节轴（支点）作用，并克服阻力而做功。为了完成不同的生理功能，人体形成了不同类型的关节连结，如单轴关节、双轴关节和多轴关节（图 3-4），以保证关节能够沿冠状轴面进行屈伸运动，沿矢状轴面进行内收外展运动、沿垂直轴面进行内旋外旋以及环转运动。

综上所述，运动是人体的根本属性之一，力是人体运动的基本元素。所以，人体的力学结构就成为我们研究人体的生理病理时一个重要部分。那么，人体运动系统的力学结构是什么？这些力学结构的组成成分有哪些？它们之间的关系如何？力学结构如何影响疾病的发生、发展和转归？针刀治疗的原理是什么？不搞清楚这些问题，就不可能从学术的高度来认识针刀神奇的疗效，不可能解释针刀治疗众多临床疑难杂症的机理，不可能将针刀医学作为一门新兴的医学学科进行推广应用。经过上万例的针刀临床实

践，作者发现了人类运动的力学解剖结构是人体弓弦力学系统，并根据弓弦力学系统提出了慢性软组织损伤的病理构架理论—网眼理论，现分述如下。

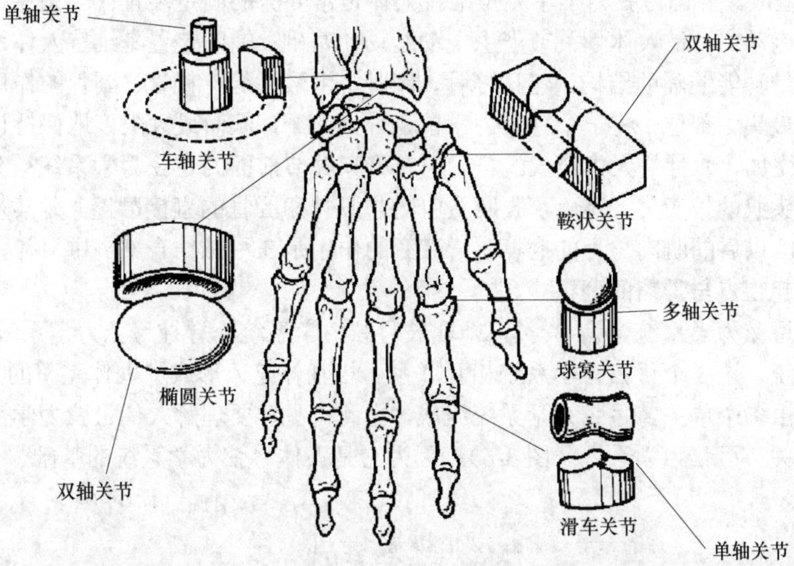

图 3-4　骨杠杆系统示意图

第三节　人体弓弦力学系统

一副完整的弓箭由弓、弦和箭 3 部分组成，弓与弦的连结处称之为弓弦结合部，一副完整弓弦的力学构架是在弦的牵拉条件下，使弓按照弦的拉力形成一个闭合的静态力学系统。弦相当于物理学的柔体物质，主要承受拉力的影响；弓相当于物理学的刚体物质，主要承受压力的影响。射箭时的力学构架是在弦的拉力作用下，使弓随弦的拉力方向产生形变，最后将箭射出（图 3-5）。

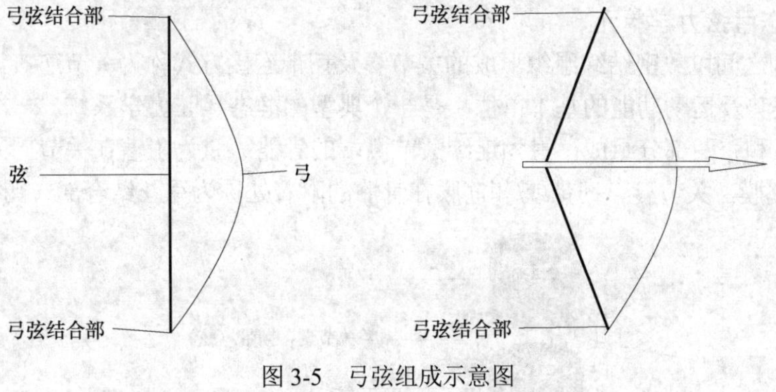

图 3-5　弓弦组成示意图

人类在逐渐进化过程中，各骨骼与软组织的连结方式类似弓箭形状的力学系统，作者将其命名为人体弓弦力学系统。通过这个系统，人体能够保持正常的姿势，完成各种运动生理功能。人体弓弦力学系统是以骨为弓，关节囊、韧带、肌肉、筋膜为弦，完成人体特定运动功能的力学系统。它由动态弓弦力学单元和静态弓弦力学单元和辅助装置3个部分组成。静态弓弦力学单元是维持人体正常姿势的固定装置；动态弓弦力学单元是以肌肉为动力，是人体骨关节产生主动运动的基础；辅助装置是维持人体弓弦力学系统发挥正常功能的辅助结构，包括籽骨、副骨、滑液囊等，籽骨、副骨的作用是在人体运动应力最集中部位，将一个弓弦力学单元分为两个，从而最大限度地保持该部位的运动功能。比如，髌骨是人体最大的籽骨，它将膝关节前面的弓弦力学系统一分为二，减少了股四头肌的拉应力，避免了股四头肌腱与股骨和胫骨的直接磨擦，尤其是膝关节屈曲超过90°以后的肌肉与骨的磨擦。滑液囊的作用是在弓弦结合部周围分泌润滑液，减少软组织起止点与骨骼的磨擦。

人体弓弦力学系统分为3类，即四肢弓弦力学系统、脊柱弓弦力学系统和脊-肢弓弦力学系统。这3个弓弦力学系统相互联系，相互补充，形成了人体完整的力学构架。每个系统由多个单关节弓弦力学系统组成。由此可见，要理解人体弓弦力学系统，首先要掌握单关节弓弦力学系统（图3-6），因为它是人体弓弦力学系统的基础。

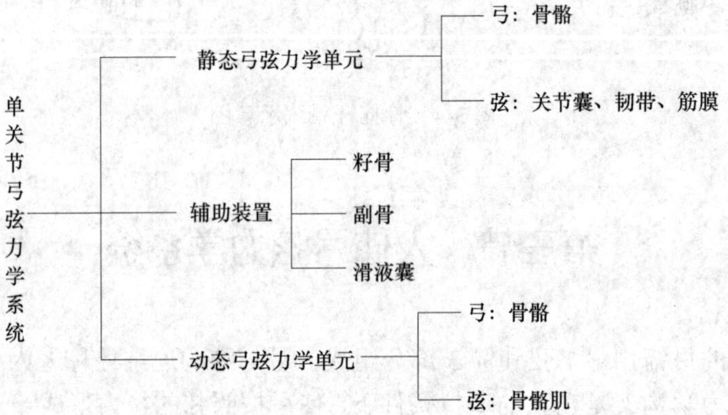

图3-6　单关节弓弦力学系统的组成构架示意图

一、单关节弓弦力学系统

1. 静态弓弦力学单元

骨与骨之间以致密结缔组织形成的关节囊及韧带连接方式称为关节连接。关节连接是人体保持姿势及运动功能的基本单位，是一个典型的静态弓弦力学系统。一个静态弓弦力学单元由弓和弦两部分组成，弓为连续关节两端的骨骼；弦为附着在关节周围的关节囊、韧带或/和筋膜，关节囊、韧带或/和筋膜在骨骼的附着处称为弓弦结合部（图3-7）。

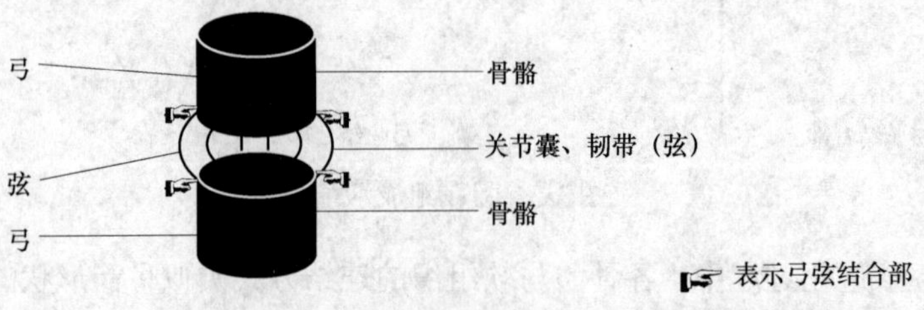

图3-7　静态弓弦力学单元示意图

由于关节囊、韧带及筋膜本身没有主动收缩功能，它们的作用是保持关节正常的对合面，同时又维持关节稳定性，所以，静态弓弦力学单元的作用是维持人体正常姿势的固定装置。

2. 动态弓弦力学单元

人体进化为直立行走，其关节连接的形状和关节受力方式也发生了变化。骨骼本身不能产生运动，关节是将骨骼连接起来的一种高度进化模式，只有骨骼肌收缩，才能带动关节的运动，从而完成关节运动，也就是说，正常的关节是运动的基础，肌肉收缩是运动的动力。我们的骨骼肌都是跨关节附着，即肌肉的两个附着点之间至少有一个以上的关节，肌肉收缩会使这些关节产生位移，完成特定的运动功能。一个动态弓弦力学单元包括一个以上的关节（静态弓弦力学系统）和跨关节附着的骨骼肌，骨骼肌在骨面的附着处称为弓弦结合部（图 3-8）。

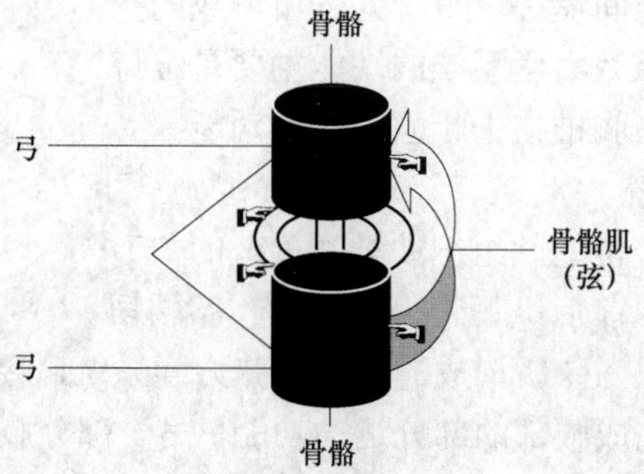

图 3-8　动态弓弦力学单元示意图

由于动态弓弦力学单元以肌肉为动力，以骨骼为杠杆，是骨杠杆系统的力学解剖结构。骨骼肌有主动收缩功能，所以，动态弓弦力学单元是骨关节产生主动运动的力学解剖学基础。

二、颈部弓弦力学系统

1. 颈部静态弓弦力学单元

颈部静态弓弦力学单元以颈椎关节连结的骨为弓，以关节囊、韧带、筋膜为弦，维持颈椎关节的正常位置及静态力学平衡。颈椎关节如关节突关节、椎间盘等连结以及由韧带或者筋膜连结起来的棘突连结都属于颈部单关节静态弓弦力学单元。

2. 颈部动态弓弦力学单元

颈部动态弓弦力学单元以颈椎关节连结的骨为弓，以骨骼肌为弦，完成颈部运动功能及动态力学平衡。如关节突关节、颈椎间盘运动都属于单关节动态弓弦力学单元。

三、脊柱弓弦力学系统

脊柱是人体的中轴线，人体为了生存的需要，在脊柱的矢状面上逐渐形成了一个曲线形状，这就是脊柱弓弦力学系统，也就是我们常说的脊柱的生理曲度。脊柱弓弦力学系统由多个单关节弓弦力学系统组成，由颈段、胸段、腰段、骶尾段的弓弦力学系统组成（图 3-9）。

1. 颈段弓弦力学系统

以枕骨、颈椎为弓，连结颈椎的软组织如椎间关节的关节突关节韧带、颈椎间盘、项韧带、黄韧带、椎枕肌、前斜角肌、中斜角肌、后斜角肌、竖脊肌颈段等软组织为弦所形成的一个弓弦力学系统，颈段弓弦力学系统的功能是维持颈椎的生理曲度，完成颈部的部分运动功能，另一部分颈部的运动功能由脊肢弓弦力学系统完成。

2. 胸段弓弦力学系统

以胸椎及肋骨、胸骨为弓，连结这些骨骼的软组织如椎间关节的关节突关节韧带、肋横突韧带、黄韧带、前后纵韧带、胸段、胸椎间盘等软组织为弦所形成的一个弓弦力学系统，胸段弓弦力学系统的功能主要是维持胸椎的生理曲度，并参与胸椎在矢状面的运动功能。

3. 腰段弓弦力学系统

以腰椎为弓，连结腰椎的软组织如椎间关节的关节突关节韧带、腰椎间盘、前后纵韧带、黄韧带、髂腰韧带、竖脊肌腰段等软组织为弦所形成的一个弓弦力学系统，腰段弓弦力学系统的功能是维持腰椎的生理曲度，完成腰部的部分运动功能，另一部分腰部的运动功能由脊肢弓弦力学系统完成。

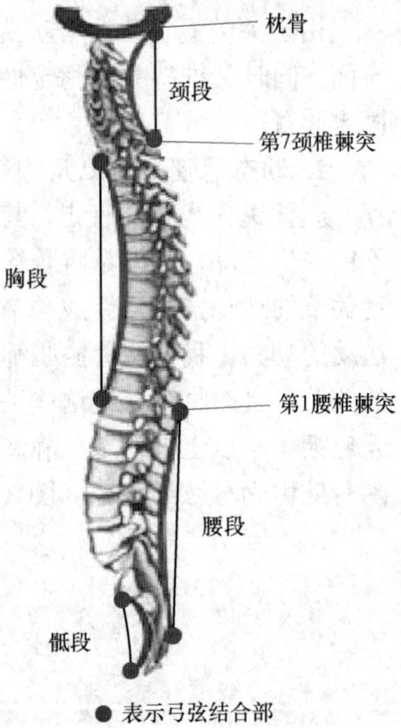

图 3-9　脊柱弓弦力学系统

4. 骶尾段弓弦力学系统

以骶尾椎为弓，连结骶尾椎的软组织如骶棘韧带、骶结节韧带、竖脊肌腰段等软组织为弦所形成的一个弓弦力学系统，骶尾段弓弦力学系统的功能是维持骨盆平衡。

颈段、胸段、腰段、骶尾段的弓弦力学系统共同组成脊柱矢状面的整体弓弦力学系统，竖脊肌、项韧带、斜方肌等软组织在枕骨的附着处及第 7 颈椎的附着处为颈段的弓弦结合部，前纵韧带在第 1 胸椎、第 12 胸椎前面的附着处为胸段的弓弦结合部，竖脊肌、棘上韧带、背阔肌等软组织在第 1 腰椎、第 5 胸椎后面的附着处为腰段的弓弦结合部，骶棘韧带、骶结节韧带等软组织在骶椎侧面、坐骨结节、坐骨棘的附着处为骶尾段的弓弦结合部。

根据数学曲线变化规律，当一段曲线弧长一定时，这段曲线其中的一部分曲率变小，剩下的那一部分曲线的曲率会相应的增大。由于这些弓弦结合部都是脊柱矢状轴发生转曲的部位，所以，此部位的软组织尤其容易受到损伤。当弓弦结合部的软组织发生粘连、瘢痕、挛缩等损伤时，就会引起脊柱生理曲度的变化，引发颈椎病、腰椎病、颈-腰综合征等众多临床疑难病症。

四、脊-肢弓弦力学系统

躯干是人体的主干，人体要完成复杂的运动功能，如肢带关节（肩关节、髋关节）的运动，上、下肢同时运动，就需要围绕脊柱的多个关节的联合协调运动。从而形成了脊肢弓弦力学系统。后者由多个单关节弓弦力学系统组成，分为胸廓与肢体弓弦力学系统及脊柱与肢体弓弦力学系统。脊肢弓弦力学系统以脊柱为中心，相互协调，相互补充，保证了脊动肢动、肢动脊动的统一。这个弓弦力学系统从形状上看，类似斜拉桥的结构，斜拉桥的桥塔相当于脊柱，斜拉桥的桥面相当于肢带骨，连续斜拉桥的拉索相当于连结脊柱和肢带骨的软组织。桥塔和桥面相当于弓，拉索相当于弦（图 3-10）。

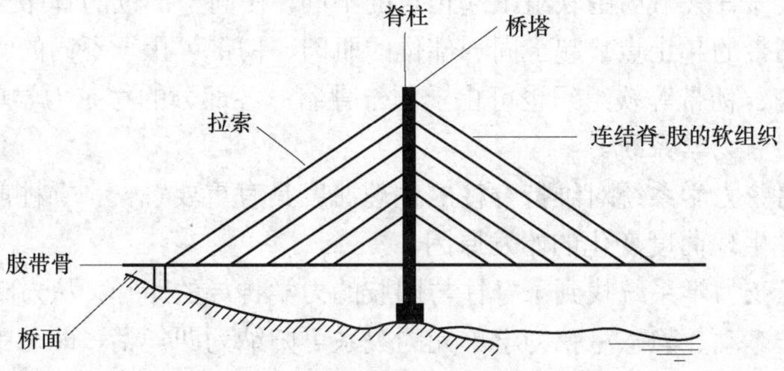

图 3-10 脊肢弓弦力学系统示意图

根据斜拉桥的原理，我们得知，斜拉桥由桥塔、拉索和桥面组成。我们以一个索塔来分析。桥塔两侧是对称的斜拉索，通过斜拉索将桥塔和桥面连接在一起。假设索塔两侧只有两根斜拉索，左右对称各一条，这两根斜拉索受到主梁的重力作用，对桥塔产生两个对称的沿着斜拉索方向的拉力，根据受力分析，左边的力可以分解为水平向向左的一个力和竖直向下的一个力；同样，右边的力可以分解为水平向右的一个力和竖直向下的一个力；由于这两个力是对称的，所以水平向左和水平向右的两个力互相抵消了，最终主梁的重力成为对桥塔的竖直向下的两个力，这样力又传给索塔下面的桥墩了。斜拉索数量越多，分散主梁给斜拉索的力就越多。

脊柱与肢带骨的连结类似于斜拉桥的力学原理，脊柱两侧肌肉、韧带、筋膜等软组织的正常应力是维持脊柱和肢带骨的正常力学传导的必要元素。如果这些软组织受到异常的拉应力，就会造成脊柱的移位。换言之，脊柱的错位不是脊柱本身引起的，而是由于脊柱两侧软组织的应力异常导致的。当脊柱一侧的软组织的拉应力异常，脊柱就会向拉力侧倾斜，在影像学上就会发现脊柱在矢状面、冠状面、垂直面出现单一的或者多方向的移位表现。而且一侧的软组织的拉应力异常引起了脊柱的移位，必然引起对侧的软组织的拉应力异常。

与颈椎病有关的脊柱与肢体的弓弦力学系统：一是以颈椎、肩胛骨为弓，肩胛提肌为弦的动态弓弦力学单元，二是以脊柱、肱骨、肩胛骨为弓，斜方肌、背阔肌为弦的动态弓弦力学单元，三是以颈椎横突、肋骨为弓，前、中、后斜角肌为弦的动态弓弦力学系统。以斜方肌、背阔肌的动态弓弦力学单元为例，当斜方肌、背阔肌慢性劳损，人体在修复过程中在肌肉的起止点形成粘连、瘢痕，造成局部的应力异常，根据斜拉桥的力学原理，必然引起颈椎在冠状面的受力异常，最终引起颈椎侧弯，引起颈椎病的临床表现；同时，由于斜方肌与背阔肌有部分相同的起点，斜方肌的损伤后期会引起背阔肌慢性劳损，背阔肌又是腰部的脊肢弓弦力学系统，当背阔肌损伤应力异常以后，必然引起腰椎弓弦力学系统的代偿，严重者引起腰椎错位，引发腰神经根的卡压，引起下肢神经压迫的临床表现。这就是颈腰综合征的病理机制。

综上所述，我们可以得出以下结论：

（1）人体的弓弦力学系统是物理学的力学成分在人体骨关节与软组织之间的具体表现形式，是人体运动系统的力学解剖结构，它的基本单位是关节，一个关节的弓弦力学系统包括静态弓弦力学单元和动态弓弦力学单元及其辅助结构。

（2）由于人体骨关节周围软组织起止点的不同，在同一部位的骨骼上可以有一个或者多个肌肉、韧带的起止点。起于同一部位的肌肉、韧带可止于不同的骨骼，起于不同骨骼的多条肌肉、韧带等软组织也可止于同一骨骼。各部分的弓弦力学单元相互交叉，形成人体整体弓弦力学系统。

（3）脊柱弓弦力学系统对维持脊柱的生理曲度具有重要意义，脊柱前、后面软组织损伤是引起脊柱生理曲度变化的始发原因。

（4）脊肢弓弦力学系统找到了脊柱与四肢的力学传导的路径，从力学层面实现了脊柱与四肢的统一。动、静态弓弦力学单元的关系可归纳为四句话，即动中有静，静中有动，动静结合，平衡功能。

（5）弓弦力学系统组成部分的慢性损伤，必然引起弓弦组成部的受力异常。在弓弦力学系统中，应力集中的部位首先是弓弦结合部即软组织的起止点，其次是弦，即软组织的行经路线，最后是弓，即骨关节。这就是为什么骨关节周围的软组织损伤在临床上最为多见，其次才是软组织行经路线的损伤，最后是骨关节本身的损伤，如骨质增生、创伤性关节炎、骨性关节炎等。

（6）弓弦力学系统的创立，阐明了慢性软组织损伤及骨质增生等临床疑难杂症的病理机制和疾病的病理构架，完善和补充了针刀医学基础理论，将针刀治疗从“以痛为腧”的病变点治疗提升到对疾病的病理构架治疗的高度上来。解决了针刀治疗有效率高、治愈率低的现状，为针刀治愈困扰全人类健康的慢性软组织损伤性疾病，骨质增生症提供了解剖力学基础。

第四章

颈椎病病因病理学理论

第一节 颈部慢性软组织损伤病因病理学理论

一、颈部慢性软组织损伤的概述

（一）针刀医学对人体的分类（综合分类法）

针刀医学根据人体组织的物理性能及外部物理形态，将人体分为刚体（骨组织）、柔体（软组织）和流体（人体的各种体液）。硬组织指骨组织。软组织包括肌肉、韧带、筋膜、关节囊、滑囊、腱鞘等运动系统的软组织、内脏器官以及神经、血管、大脑、小脑、延髓、脊髓等。体液包括血液、淋巴液、各种组织液。根据人体各部位的软组织和硬组织的形态结构和功能不同，将人体软组织和硬组织分为脊柱弓弦力学解剖系统，四肢弓弦力学解剖系统，脊-肢弓弦力学解剖系统和内脏弓弦力学解剖系统。这四个系统相互制约、相互联系、共同完成人体的力学功能，维持人体的力学平衡。

（二）针刀医学对慢性软组织损伤的认识

针刀医学认为慢性软组织损伤这一概念的内涵是各系统软组织急性损伤后，在人体自我修复和自我调节过程中所出现的失代偿现象，即慢性软组织损伤。它的外延是一种迁延难愈的慢性疾病。所以要研究慢性软组织损伤疾病的病因病理，首先要研究软组织损伤后，人体的自我修复和自我调节过程及其结果，才有可能找到慢性软组织损伤的真正病因。

（三）颈部慢性软组织损伤疾病的概念

针刀医学将除硬组织（骨组织）之外的一切组织损伤称软组织损伤。软组织损伤后，在人体自我修复和自我调节过程中所出现的失代偿现象，即慢性软组织损伤。头颈项部慢性软组织损伤属于脊柱弓弦力学解剖系统损伤。头颈项部慢性软组织损伤即由头颈项部软组织损伤后，在人体自我修复和自我调节过程中所出现的失代偿现象，即为头颈项部慢性软组织损伤。并最终可导致头颈项部慢性软组织损伤性疾病。

二、颈部慢性软组织损伤的范围

过去对慢性软组织损伤疾病的范围认识不足，认为慢性软组织损伤就是运动系统组织器官的损伤。其实这种认识是不完善的，头颈项部慢性软组织损伤疾病不仅是指以上这些组织器官受到损害而导致的疾病，还包括头颈项部的神经、血管、韧带、筋膜、大脑、小脑、延髓、脊髓等。这些组织既然是软组织，那么它们的损伤性疾病就应该是软组织损伤疾病，由此导致的慢性疾病，就属于慢性软组织损伤的范畴。

三、头颈项部软组织损伤的各种形式

损伤就是指人体组织受到程度不同的破坏，如破裂、断裂、变形、坏死、循环通道堵塞、缺损等。造成头颈项部损伤的形式大约有如下 8 种：

1. 暴力损伤

指头颈项部受到外来的跌、打、碰、撞、挤、压、拉等所造成的损伤。

2. 积累性损伤

指头颈项部受到一种较轻微持续性反复的牵拉、挤压而造成的损伤，这种损伤通过长时间的积累，超过人体自我恢复代偿能力，就成为一种积累性损伤疾病。

3. 情绪性损伤

由于情绪过分激动造成头颈项部血管膨胀、肌肉强烈收缩或痉挛，导致血管壁损伤、肌纤维断裂。或者情绪过分抑制，造成头颈项部血液循环减慢，使之在某部位梗塞，导致的损伤。

4. 隐蔽性损伤

这种损伤大部分不为患者所察觉，比如在一些娱乐性活动中或偶然的较轻微的跌、打、碰、撞所造成的损伤。当时有疼痛感受，但并没在意，过了一段时间后发觉疼痛，患者往往忽略损伤史，而容易被误诊为其他疾病。

5. 疲劳性损伤

指人长时间超负荷工作所造成的损伤。如长期伏案工作造成颈椎有关部位的损伤就属于疲劳性损伤。

6. 手术性损伤

指头颈项部外科手术的开展所造成的损伤。外科手术是为了治病的，但它所造成的损伤也是不可避免的，外科手术必须破坏切开正常的组织结构才能达到病变部位，手术切口也要通过瘢痕组织才能愈合。所以，外科手术除了治病的意义之外，手术同样对人体造成一种新的损伤。

7. 病损性损伤后遗症

指由某种疾病造成软组织损伤的结果。如类风湿关节炎引起关节周围的软组织炎性反应，渗出、水肿、最终导致软组织粘连、瘢痕和挛缩，骨关节变形。

8. 环境性损伤

指天气高温、严寒、超高温作业、火热灼伤等所造成的损伤。高温可以引起血管暴胀、破裂；严寒可引起软组织痉挛、挛缩（都可以造成牵拉性损伤）并会引起血液、体液潴留、堵塞；火热灼伤造成组织坏死、大量渗出、阻塞循环通道。

以上所列 8 种软组织损伤的形式，本身就包括了内脏的软组织损伤，从而使我们能够清楚认识到这类内脏病的根本病因是软组织损伤之后，在自我修复过程中产生的新的病理因素（粘连、瘢痕、堵塞、挛缩）造成的。

四、颈部慢性软组织损伤病因

关于慢性软组织损伤，多少年来人类在不断的探讨它的病因，并提出了各种理论，这些理论都从不同角度揭示了慢性软组织损伤病理变化过程，为进一步研究慢性软组织损伤的病因提供了条件，但是都没有从根本上解决慢性软组织损伤病因问题。问题就在于把这些本来属于慢性软组织损伤病理变化过程中的一种现象，误认为是病因，使得我们的临床专家以“这种现象”当作“病因”，制定出各种各样的治疗方案都不能取得满意的疗效。

1. 无菌性炎症学说

任何刺激作用于机体，只要有适当的强度和时间，并超越了机体的防御能力都可引起炎症。一般致炎因子有如下四类。①生物性因子：致病微生物，如细菌、病毒、立克次体、真菌、螺旋体、寄生虫等。②物理性因子：高温、低温、放射线，以及各种机械损伤。③化学性因子：包括酸、碱等腐蚀性化学物质和战争毒气。④过敏性因子：如花粉、皮毛、鱼、虾及其他粉尘可作为过敏原引起变态反应性炎症。此外，某些感染后，抗原抗体复合物亦可引起炎症。

慢性软组织损伤的炎症反应，致炎因子当然主要是非生物因子，亦即由非细菌之类的致炎因子所致，故称为无菌性炎症。

慢性软组织损伤所引起的无菌性炎症多为慢性的，一般在急性发作期才有局部疼痛加剧现象。其炎症的局部症状，在体表表现不突出，也不易看到，因为血管充血、氧合血红蛋白增多而呈现的红色，只在表皮下的慢性软组织损伤疾病的急性发作期才可偶尔见到，轻度者病灶处皮肤可见红晕，只有在触诊时才可触知块状、条索状肿物；热也是在触诊时才偶可触知。最主要的局部症状为痛（或麻、酸、胀），功能障碍也表现最为明显。

炎症的转归，有愈复、转变为慢性、扩散三种情况。慢性软组织损伤都是损伤后没有完全愈复，变为不完全愈复，成为经久不愈的慢性疾病。也就是说慢性软组织损伤主要病理病机是慢性无菌性炎症。

无菌性炎症学说给治疗该疾病提供的理论依据就是要努力使这种无菌性炎症消除，即可治愈该类疾病，从上述理论的叙述，可说是客观而清楚的。但临床实践证明，在慢性软组织损伤的急性发作期，其效果明显，但难以根除；不在急性发作期，几乎是无效的。

2. 闸门学说

即闸门控制学说，这是 1965 年 Melzack 和 Wall 在特异学说和型式学说的基础上，为疼痛控制所提出的，其基本论点是：粗纤维和细纤维的传导都能激活脊髓后角上行的脑传递细胞（T 细胞），但又同时与后角的胶质细胞（SG 细胞）形成突触联系，当粗纤维传导时，兴奋 SG 细胞，使该细胞释放抑制递质，以突触前方式抑制 T 细胞的传导，形成闸门关闭效应。而细纤维传导则抑制 SG 细胞，使其失去 T 细胞的突触前抑制，形成闸门开放效应。另外粗纤维传导之初，疼痛信号在进入闸门以前先经背索向高位中枢投射（快痛），中枢的调控机制在通过下行的控制系统作用于脊髓的闸门系统，也形成关闭效应。细纤维的传导使闸门开放，形成慢性钝痛并持续增强。

3. 激发中心学说

激发中心学说是近 20 年来，国外在研究慢性软组织损伤疾病的病理机制中提出的一种学说。该学说认为慢性软组织损伤疾病的一些顽固性痛点处有一个疼痛的激发中心，这个激发中心是该种疼痛的根源，如果设法把这个激发中心破坏，疼痛就可消失。那么这个激发中心的内在原因是什么?它的组织学、形态学、生物化学和生理学基础是什么？目前只是借助于现代仪器测知，疼痛部位有一个激发疼痛的疼痛源。

4. 筋膜间室综合征学说

筋间室综合征（osteofascial compartment syndrome）是一个外来语，“compartment”的英文原意为“隔室”“隔间”，如译成间隔综合征，则易于和解剖学上的“间隔”相混淆（因为解剖学上一般将肢体内分隔肌肉群的筋膜板称为“间隔”）而造成误解，所以在我国统一命名为“筋膜间室综合征”，以表明病变发生在筋膜内的组织上。

此理论认为在肢体中，在骨和筋膜形成的间室内，因各种原因造成组织压升高，由于间室容量受筋膜的限制，压力不能扩散而不断升高，致使血管受压损伤，血液循环受阻，供应肌肉、神经组织的血流量减少，严重者发展为缺血坏死，最终导致这些组织功能损害，由此而产生一系列症候群，统称为“筋膜间室综合征”。

各种致病因素，急性损伤（如骨折、严重软组织撕裂和挫伤、血管损伤或手术误伤等）和慢性损伤（如软组织劳损、肌肉疲劳，某些出血性、神经性疾病，药物刺激，肾性或医源性原因等）均可导致本病的发生。但其病理变化产生了一个共同的结果，即筋膜包围的间室内组织压不断增高，以致压迫血管，妨碍血液循环，肌肉和神经因此而缺血，甚至坏死。

5. 痹症学说

慢性软组织损伤性疾病属于中医痹症范围。《灵枢·贼风》云：“若有所堕坠，恶血在内而不去，卒然自怒不节……寒温不时，腠理闭而不通，其开而遇风寒，则血气凝结，与故邪相袭，则为寒痹。”

痹者，闭也，闭塞不通之义。外伤日久，再“寒温不时”，则“气血凝结，与故邪相袭”，闭而不通而为痹，这是讲暴力外伤后遗的软组织损伤疾病。对于劳损引起者，经文也有阐述，《素问·宣明五气篇》云：“五劳所伤，久视伤血，久卧伤气，久坐伤肉，久立伤骨，久行伤筋，是谓五劳所伤。”所谓血、肉、筋都指软组织，所谓“久”就是时间长久，时间久而伤，即现代所说之劳损，亦即慢性软组织损伤。

关于痹症的临床症状，《素问·痹论》中说：“痹，或痛，或不痛，或不仁。”又说：“痛者寒气多也，有寒故痛也；其不通不仁者，病久入深，荣卫之行痹，经络时疏，故不通，皮肤不营，故为不仁。”不仁，就是感觉不灵、麻木之意，与慢性软组织损伤的痛、麻症状完全一致。

“痹”是不通的意思，是气血运行郁滞而导致功能紊乱的病理概念；也是气血郁滞后产生局部疼痛和感觉迟钝、麻木不仁、运动障碍、无力、挛缩等症状的总称。清代医家沈金鳌在《杂病源流犀烛》一书中，对“痹”的说明更加清楚：“痹者，闭也，三气杂至，壅闭经络，血气不行，不能随时祛散，故久而为痹。或遍身或四肢挛急而痛者，病久入深也。”

6. 气滞血瘀学说

中医学对慢性软组织损伤所表现的疼痛，认为主要是由于“气滞血瘀”所引起，即所谓“不通则痛”。因为慢性软组织损伤疾病，显著的肿胀都不明显，皮肤颜色大都正常。不像急性损伤那样，伤肿严重，病情严峻急迫，疼痛剧烈，而是慢慢隐痛，亦有的时发时止，休息后减轻，劳作后加重，此即为气血凝滞、流通不畅使然。

这种对慢性软组织损伤的病理认识是有一定道理的。中医所讲的“气”，即现代所说的能量动力之类和呼吸之气。“血”，即血液，血流。损伤日久，局部和整体能量均受损耗，且加疼痛，动力无从发挥；损伤时络破血溢，日久不能恢复，局部组织变性，甚至有无菌性炎症反应，局部血液被阻，病变部位缺氧缺血，当然就是气滞血瘀了。

7. 肌筋紧张学说

近年来，中国学者通过对慢性软组织损伤的病理作深入的观察和研究，根据中医学的有关理论，提出了可与气滞血瘀理论相媲美的肌筋紧张学说，并提出和“不通则痛”相对应的“不松则痛”的论断。这一病理观点，无疑更加接近慢性软组织损伤病理的本质，所以带给临床更多的启迪和指导。损伤日久，在局部发生一连串生物物理学和生物化学变化，在自我修复过程中，局部缺氧缺血，软组织挛缩。中医学就有“大筋变短，小筋变粗”的说法。这一学说的提出，对慢性软组织损伤的病理研究来说确是一大进步，它揭示了慢性软组织损伤疾病中一个重要的病理变化。

8. 动态平衡与力平衡失调学说

慢性软组织损伤是人体对软组织损伤的自我修复和自我代偿的结果。当人体某一软组织受到异常应力的作用后，首先在病变部位造成局部的出血、渗出，人体会通过自身的调节系统，利用粘连、瘢痕对损伤部位进行修复。如果这种修复在人体的代偿范围内，人体的力学平衡状态未被打破，则不会引起相关的临床表现。如果这种修复超过人体代偿所能承受的最大代偿范围，就会导致人体的力学平衡失调，从而引起相应的临床症状。

五、颈部慢性软组织损伤的病理机制——网眼理论

（一）网眼理论的定义

慢性软组织损伤不是一个点的病变，而是以人体弓弦力学解剖系统为基础，形成以点成线、以线成面、以面成体的立体网络状的一个病理构架。我们可以将它形象地比喻为一张鱼网，鱼网的各个结点就是弓弦结合部，是软组织在骨骼的附着点，是粘连、瘢痕和挛缩最集中、病变最重的部位，是慢性软组织损伤病变的关键部位，连结各个结点网线就是弦（软组织）的行径路线。

由于软组织的附着部位不同，同一个骨骼又有多个软组织的附着，而这些软组织的行径路线也是各不相同，所以就形成了以软组织在骨骼的附着点为结点，以软组织的路线为网线的立体网络状病理构架。

慢性软组织损伤是人体对软组织损伤的自我修复和自我代偿的结果。当人体某一软组织受到异常应力的作用后，首先在病变部位造成局部的出血、渗出，人体会通过自身

的调节系统，利用粘连、瘢痕对损伤部位进行修复。如果这种修复在人体所能承受的代偿范围内，人体就恢复正常的力学平衡状态，不引发临床表现。如果人体不能通过粘连、瘢痕对抗异常应力，就会引起软组织挛缩，导致这个软组织的力平衡失调。由于同一骨平面有多个软组织的附着，一个软组织损伤后，就会引起周围软组织的粘连和瘢痕，导致周围软组织的受力与异常。而同一骨平面所附着的软组织的行径路线各不相同，又会引起这些多个软组织的粘连、瘢痕和挛缩，从而形成一个以点成线，以线成面，以面成体的网络状病理构架。

慢性软组织损伤病理构架的网眼理论为研究慢性软组织损伤提供了形态病理学论据，为提高针刀治愈率，降低复发率提供了形态解剖学基础。理解和掌握慢性软组织损伤的病理构架理论—网眼理论，首先要弄清创伤的修复愈合方式，即粘连、瘢痕、挛缩和堵塞，才能理解慢性软组织损伤的本质及其病理构架。

（二）现代创伤愈合的方式

1. 炎症反应期

软组织损伤后，局部迅速发生炎症反应，可持续 3～5 日。此过程中最主要的病理反应是凝血和免疫反应。凝血过程中，引发血小板被激活、聚集，并释出多种生物因子，如促进细胞增殖的血小板源性生长因子、转化生长因子，这些因子和血小板释放的花生四烯酸、血小板激活的补体 C5 片段等共同具有诱导吞噬细胞的趋化作用，血小板源性内皮细胞生长因子在炎症反应期后参与肉芽毛细血管的形成，增加血管通透性，使中性粒细胞、单核细胞游离出血管，并在趋化物的作用下到达损伤部位。免疫反应首先是中性粒细胞、单核/巨噬细胞的作用，中性粒细胞首先进入损伤组织，并分泌血小板活化因子和一些趋化物质，在各种生长因子和趋化物的联合作用下，随之单核细胞到达损伤部位，并转化为巨噬细胞。上述中性粒细胞和单核、巨噬细胞均具有很强的清除坏死组织、病原体的功能。单核巨噬细胞是炎症阶段的主要分泌细胞，它可以分泌许多生长因子和刺激因子。这些因子为炎症后期的细胞增殖分化期打好了坚实的基础。同时，巨噬细胞还可影响生长因子和细胞间的相互作用，没有巨噬细胞，它们将不易发挥作用。淋巴细胞和肥大细胞也参与炎症反应期，它们对血管反应、组织再生修复能力等均有影响。

2. 细胞增殖分化期

此期的特征性表现是通过修复细胞的增殖分化活动来修复组织缺损。对表浅损伤的修复主要是通过上皮细胞的增殖、迁移并覆盖创面完成；对于深部其他软组织损伤则需要通过肉芽组织形成的方式来进行修复。肉芽组织的主要成分是成纤维细胞、巨噬细胞、丰富的毛细血管和丰富的细胞间基质。在普通软组织中，成纤维细胞是主要的修复细胞。肉芽组织内的血供来源于内皮细胞的增殖分化和毛细血管的形成，先是内皮细胞在多肽生长因子的趋化下迁移至伤处，迁移至伤处的内皮细胞在一些生物因子的刺激下开始细胞增殖，当内皮细胞增殖到一定数目时，在血管生成素等血管活性物质的作用下，分化成血管内皮细胞，并彼此相连形成贯通的血管。

3. 组织的修复重建期

肉芽组织形成后，伤口将收缩。而后，体表损伤由再生上皮覆盖或形成瘢痕；深部损伤则形成肉芽组织达到损伤的暂时愈合。在普通的软组织损伤中，再经过组织重建，即肉芽组织转变为正常的结缔组织，成纤维细胞转变为纤维细胞，从而实现损伤组织的最终愈合。

（三）慢性软组织损伤的本质

慢性软组织损伤后，人体通过自我修复、自我调节过程对受损软组织进行修复和重建，其修复重建方式有3种：一是损伤组织完全修复，即组织的形态、功能完全恢复正常，与原来组织无任何区别；二是损伤组织大部分修复，维持其基本形态，但有粘连或瘢痕或者挛缩形成，其功能可能正常或有所减弱；三是损伤组织自身无修复能力，必须通过纤维组织的粘连、瘢痕和挛缩进行修复，其形态和功能都与原组织不同或完全不同，成为一种无功能或为有碍正常功能的组织。了解创伤愈合过程，正确认识粘连、瘢痕和挛缩及堵塞的本质，对针刀治疗此类疾病具有重要临床指导作用。

1. 粘连的本质

粘连是部分软组织损伤或手术后组织愈合时必然经过的修复过程，它是人体自我修复的一种生理功能。但是，任何事物都有两面性，当急、慢性损伤后，组织的修复不能达到完全再生、复原，而在受伤害的组织中形成粘连、瘢痕或（和）挛缩，且这种粘连和瘢痕影响了组织、器官的功能，压迫神经、血管等，就会产生相关组织、器官的功能障碍，从而引发一系列临床症状。此时，粘连就超过了人体本身修复的生理功能，而成为慢性软组织损伤中的病理因素。粘连的表现形式有以下几种：

（1）肌束膜间的粘连　正常状态下，每块肌肉收缩时并非所有的肌纤维全部同时参与活动，而是部分舒张，部分收缩，这样交替运动才能保持肌张力。如果肌内部损伤，肌束间发生粘连，肌束间便会产生感觉或运动障碍，在肌内可产生条索或结节之类的病变，这种情况多发生在单一的肌肉组织肌腹部损伤。

（2）肌外膜之间的粘连　即相邻的肌肉外膜之间的粘连。如果是两块肌肉的肌纤维方向相同，而且是协同肌之间的粘连，可能不产生明显的运动障碍，也就不会引起较重症状；如果两块肌肉的肌纤维走行方向不同，当一块肌肉收缩时，这种粘连影响到收缩肌肉本身及相邻肌肉的运动，妨碍其正常功能，临床上可检查到压痛、条索、结节等改变，如肱二头肌短头与喙肱肌之间的粘连。

（3）肌腱之间的粘连　如桡骨茎突部肌腱炎引起拇长展肌与拇短伸肌之间的粘连。

（4）腱周结构之间的粘连　腱周结构包括腱周围疏松结缔组织、滑液囊、脂肪垫或软骨垫等组织，它是保护腱末端的组织结构，当肌腱末端受到损伤时，因出血、渗出、水肿等无菌性炎症而产生腱末端与腱周结构的紧密粘连，这种粘连可发生在腱与自身的腱周结构之间，也可发生于两个相邻的腱周围结构之间。

（5）韧带与关节囊的粘连　关节囊周围，有许多韧带相连，有的与关节囊呈愈着状态，密不可分，成为一体，而另一部分则多是相对独立、层次分明的。它们各自有独立的运动轨迹，当它们损伤之后，关节囊与韧带之间、韧带与韧带之间，会产生粘连。如踝关节创伤性关节炎，就是由于外伤引起踝关节囊与三角韧带及腓跟韧带的粘连等。

（6）肌腱、韧带与附着骨之间的粘连　肌腱和韧带均附着于骨面上，有的肌腱行于骨纤维管道中，当肌腱、韧带的游离部损伤时，肌腱和韧带的起止点及骨纤维管会产生粘连，影响关节运动，造成关节运动障碍，产生一系列症状，如肩周炎，就是肩关节周围的肱二头肌短头起点、肱二头肌长头通过结节间沟部，以及肩袖周围起止点之间的粘连，引起肩关节功能障碍。

（7）骨间的粘连　即骨与骨之间连接的筋膜、韧带和纤维组织之间的粘连，如胫腓骨间膜的粘连，尺桡骨间膜的粘连，腕关节内部韧带连接处的粘连等。

（8）神经与周围软组织的粘连　神经与周围软组织发生粘连或神经行径线路周围的软组织因为粘连对神经产生卡压，如神经卡压综合征、颈椎病、腰椎间盘突出症、腰椎管狭窄症、梨状肌综合征等疾病的症状、体征就是由此而引起的。

2. 瘢痕的本质

通过西医病理学的知识，知道损伤后组织的自我修复要经过炎症反应期、细胞增殖分化期和组织修复重建期才能完成。在急性炎症反应期和细胞增殖分化期后，损伤处会产生肉芽组织，其成分为大量的纤维母细胞，这些细胞分泌原胶原蛋白，在局部形成胶原纤维，最终，纤维母细胞转变为纤维细胞。随着胶原纤维大量增加，毛细血管和纤维细胞则减少，随之，肉芽组织变为致密的瘢痕组织。3 周后胶原纤维分解作用逐渐增强，3 个月后则分解、吸收作用明显增强，可使瘢痕在一定程度上缩小变软。在软组织（肌肉、肌腱、韧带、关节囊、腱周结构、神经、血管等）损伤的自我修复过程中，肌肉、肌腱纤维及关节囊等组织往往再生不全，代之以结缔组织修复占主导地位。于是，出现的瘢痕也不能完全吸收。从病理学的角度看，瘢痕大都是结缔组织玻璃样变性。病变处呈半透明、灰白色、质坚韧，纤维细胞明显减少，胶原纤维组织增粗，甚至形成均匀一致的玻璃样物。当这种瘢痕没有影响到损伤组织本身或者损伤周围的组织、器官的功能时，它是人体的一种自我修复的过程。然而，如果瘢痕过大、过多，造成了组织器官的功能障碍时，使相关弓弦力学系统力平衡失调，从而成为一种病理因素，这时，就需要针刀治疗了。

3. 挛缩的本质

挛缩是软组织损伤后的另一种自我修复形式，软组织损伤以后，引起粘连和瘢痕，以代偿组织、器官的部分功能，如果损伤较重，粘连和瘢痕不足以代偿受损组织的功能时，特别是骨关节周围的慢性软组织损伤，由于关节周围应力集中，受损组织就会变厚、变硬、变短，以弥补骨关节的运动功能需要，这就是挛缩。瘢痕是挛缩的基础，挛缩是粘连、瘢痕的结果。它们都因为使相关弓弦力学系统力平衡失调，从而成为一种病理因素。

4. 堵塞的本质

针刀医学对堵塞的解释是软组织损伤后，正常组织代谢紊乱，微循环障碍，局部缺血缺氧，在损伤的修复过程中所形成的粘连、瘢痕、挛缩，使血管数量进一步减少，血流量锐减，导致局部血供明显减少，代谢产物堆积，影响组织器官的修复，使相关弓弦力学系统力平衡失调，从而成为一种病理因素。

综上所述，通过对慢性软组织损伤的病理构架分析，我们可以得出以下结论：

（1）慢性软组织损伤是一种人体自我代偿性疾病，是人体在修复损伤软组织过程中所形成的病理变化。人体的自我修复、自我代偿是内因，损伤是外因，外因必须通过内因才能起作用，针刀的作用只是一种帮助人体进行自我修复、自我代偿，针刀治疗恢复了人体弓弦力学解剖系统的力平衡。

（2）粘连、瘢痕和挛缩的组织学基础有一个共同的特点，它们的结构都是纤维结缔组织，这是为什么呢？这是因为纤维结缔组织是软组织中力学性能最强的组织。由此可以看出，人体对外部损伤的修复和调节方式是一种力学的调节方式，意在加强人体对异常应力损害的对抗能力。如果纤维结缔组织都不能代偿异常的力学损害，人体就会通过硬化、钙化、骨化来代偿，这就是骨质增生的机制。

（3）慢性软组织损伤的病理过程是以点–线–面–体的形式所形成的立体网络状病理构架。它的病理构架形成的形态学基础是人体弓弦力学系统。慢性软组织损伤后，该软组织起止点即弓弦结合部的粘连、瘢痕、挛缩和堵塞，就会影响在此处附着的其他软组织，通过这些组织的行径路线即弦的走行路线向周围发展辐射，最终在损伤组织内部、损伤组织周围、损伤部位与相邻组织之间形成立体网状的粘连、瘢痕，导致弓弦力学系统形态结构异常，影响了相关弓弦力学系统的功能。

（4）内脏弓弦力学解剖系统的力平衡失调是引起慢性内脏疾病的重要原因。

六、颈部慢性软组织损伤病因病理学理论对针刀治疗的指导作用

汉章先生通过对慢性软组织损伤类疾病及骨质增生疾病的病因病理学研究发现动态平衡失调是引起慢性软组织损伤的根本病因，力平衡失调是引起骨质增生的根本病因，针刀通过切开瘢痕、分离粘连与挛缩、疏通堵塞，从而恢复动态平衡，恢复力平衡，使疾病得以治愈。也就是说慢性软组织损伤和骨质增生的病因病理是人体软组织和骨关节的运动功能受到限制。但针刀治疗与功能平衡的关系是什么？针刀手术如何调节平衡？病变的粘连瘢痕在什么部位？疼痛点或者压痛点就是粘连、瘢痕和挛缩的主要部位吗？针刀是通过什么方式去促进局部微循环的？针刀治疗脊柱相关疾病的机理是什么？一种疾病的针刀治疗点如何把握？多少个治疗点是正确的？一种疾病针刀治疗的疗程如何确定？在同一部位反复多次做针刀有没有限度？究其原因，其根本问题在于平衡只是一个功能概念，针刀治疗与功能平衡之间缺乏一个物质基础，没有这个基础，针刀疗法就变成了一种无序化过程，一种无法规范的盲目操作。想扎几针就扎几针，哪里疼痛就扎哪里。

在针刀医学原理及第一版针刀医学基础理论著作中将针刀术视为盲视闭合性手术。对照新华字典上对盲的解释：盲就是瞎，看不见东西，对事物不能辨认。而针刀切割和分离的是人体的解剖结构。如果将针刀闭合性手术定性为盲视手术，就会给人一种针刀是在人体内瞎扎乱捣的感觉，那么谁还敢接受针刀呢？这就导致了学术界和针刀医生都无法理解针刀治疗部位与疾病的内在联系，直接影响了针刀医学的深入发展，限制了针刀医学与中医、西医界的学术交流，严重阻碍了针刀医学产业化进程。搞清楚人体弓弦力学系统受损是引起慢性软组织损伤的根本原因以及慢性软组织损伤的病理构架以后，针刀治疗的解剖部位及范围就迎刃而解了，针刀治疗就从盲视手术变为非直视手术，就能作到有的放矢，准确治疗，从源头上解决了针刀安全性的问题，对针刀医学的发展具有重要的现实意义和深远的历史意义。

综上所述，可以得出以下结论：

（1）根据慢性软组织损伤的网眼理论，针刀整体治疗也应通过点、线、面、体进行整体治疗，破坏疾病的整体病理构架，针刀治疗最终目的是恢复弓弦力学解剖系统力平衡失调，而不是仅以止痛作为治疗的目标。

（2）网眼理论将中医宏观整体的理念与西医微观局部的理念有机结合起来，既从总体上去理解疾病的发生发展，又从具体的病变点对疾病进行量化分析，对于制定针刀治疗慢性软组织损伤性疾病的整体思路、确定针刀治疗的部位、针刀疗程以及针刀术手法操作都具有积极的临床指导意义。

（3）慢性软组织损伤的病理构架所提出的网眼理论将针刀治疗从“以痛为腧”的病变点治疗提高到对疾病的病理构架治疗的高度上来，将治疗目的明确为扶正调平，显著提高了针刀治疗疾病的治愈率，降低了针刀治疗疾病的复发率。

下面我们就以软组织损伤型颈椎病为例，分析慢性软组织损伤的病因、病理构架及针刀治疗整体松解全过程。

颈椎病是一种临床上的常见病和多发病，该病较多见于中、老年人群及长期伏案工作者。严重影响患者的生活质量。关于该病的病因和病理机制争论很多，西医认为，慢性劳损是颈椎病的首要罪魁祸首，长期的局部肌肉、韧带、关节囊的损伤，可以引起局部出血水肿，发生炎症改变，在病变的部位逐渐出现炎症机化，并形成骨质增生，影响局部的神经及血管。从而引发一系列临床症状。西医将该病分为：颈型、神经根型、椎动脉型、交感神经型、脊髓型、混合型六种。目前对颈椎病的治疗方法主要有口服药物、针灸、牵引、理疗、外科手术等方法，但效果均不理想。

针刀医学研究后发现，颈椎病是由于颈椎周围软组织长期劳损或外伤后，人体通过自我代偿，形成粘连、瘢痕、挛缩。当这种代偿超过人体所能承受的最大范围时，则引起颈项部弓弦力学解剖系统力平衡失调，从而引发一系列疾病。例如，项韧带在维持颈椎正常生理曲度方面起着重要的作用。当颈项部过度前屈或后伸，就会引起项韧带的牵拉性损伤，项韧带在修复过程中形成的粘连、瘢痕、挛缩，就会导致项韧带张力增大。从而引起颈椎的生理曲度发生改变。颈椎生理曲度的改变（弓的变化），必然又引起附着在其上的软组织，如头夹肌、椎枕肌、头棘肌、颈棘肌、头半棘肌、颈半棘肌等长期处于异常的解剖位置，造成联合损伤，形成颈项部软组织广泛的粘连、瘢痕、挛缩。从而形成了以点成线、以线成面，以面成体的立体网络状的病理构架。最终引发一系列颈椎病的临床表现。

针刀治疗方法是以人体的弓弦力学解剖系统为基础，针对颈项部的整体网络状病理构架进行整体松解。为此，我们设计了颈椎病的“T”形针刀整体松解术。“T”形针刀松解术中，“T”形的横线是松解项韧带、头夹肌、椎枕肌、头棘肌和头半棘肌等软组织的止点；“T”形的竖线是松解项韧带、头夹肌的起点和颈棘肌、颈半棘肌的止点。通过针刀整体松解，破坏颈椎病的网状病理构架中的关键点，调节颈项部的力平衡，使颈椎的力平衡恢复到可代偿的范围以内，从而使患者颈项部功能恢复正常。

针刀之所以能治愈颈椎病，是源于针刀医学对慢性软组织的重新认识。针刀医学研究发现，人体的骨连接类似于弓箭连接，骨是弓，连接骨的软组织是弦，软组织在骨的附着部称为弓弦结合部。一副弓本身就是一个密闭的力学系统，根据弓箭的受力分析，弓弦结合部为应力集中部位，如果搭上箭，弦上又有一个应力集中点。应用于人体其应力集中点就在软组织在骨的附着处（弓弦结合部）以及软组织的行径路线与其他软组织产生摩擦的部位（弦的应力集中部）。颈椎周围有众多软组织的起止点，它们各自按照不同的方向走行。所以，当一个弓弦结合部（项韧带）受损后，就会引起邻近的弓弦结合部（如头夹肌、椎枕肌、头棘肌、颈棘肌、头半棘肌、颈半棘肌及颈椎周围的韧带、关节囊）的粘连和瘢痕。从而形成立体网络状的病理构架，所以，只对压痛点实施的治疗方法有一定疗效，但由于不能破坏颈项部的整体网络状病理构架，故疗效有限。针刀通过对病变关键点的松解，彻底破坏了颈椎病的整体网络状病理构架，从根本上阻断了疾病的发展，达到治疗目的。

第二节　颈部骨质增生病因病理学理论

一、骨质增生概述

（一）西医学对骨质增生的认识

关于骨质增生病因学的研究在世界范围内已有半个多世纪的历史，比较被公认的理论认为骨质增生的病因是退行性变（所谓退行性变，就是指骨质老化）。因为这种理论不能给临床提供治疗的帮助，人成年后随着年龄的增长，衰老是不可避免的，也是不可逆转的，即老化是不可逆转的。所以退行性变的理论，把骨质增生定位为一种不可逆转的疾病，另外退行性变的理论也不能完满地解释许多临床现象，许多二十多岁的人就患了骨质增生，二十多岁的人怎么就老化了呢？所以世界医学界同仁，不断地探索骨质增生的真正病因，有的从骨化学方面进行研究，对增生的骨质进行化学分析，结果发现增生的骨质和人体正常的骨质的化学成分完全一样；有的从骨内压方面进行研究，用现代先进的仪器设备对骨质增生部位的内压进行测量，结果也未发现异常；还有许多专家对骨质增生的病因进行了各种各样的研究探索，最终都毫无结果。因此骨质增生的病因成为医学界关注的热点。

（二）中医对骨质增生的认识

骨质增生属中医的“痹证”范畴，亦称“骨痹”。《素问·长刺节论》：“病在骨，骨重不可举，骨髓酸痛，寒气至，名曰骨痹。”中医认为本病的发生发展与肝肾亏虚、外伤与劳损、感受风寒湿邪、痰湿内阻、瘀血阻络等有关。肝肾亏虚，中医认为“肾主藏精，主骨生髓”，若肾精充足则机体强健，骨骼外形及内部结构正常，且可耐劳累及一般伤损。而“肝主藏血，主筋束骨利关节”，肝血充足则筋脉流利强劲，静可保护诸骨，充养骨髓；动则约束诸骨，免致过度活动，防止脱位。若肾精亏虚，肝血不足，则骨髓发育异常，更兼筋肉不坚，荣养乏源。久之关节在反复的活动过程中，可渐渐地受到损害而过早过快地出现退变。外伤与劳损，一时性承受超强度的外力，包括扭、挫、撞、跌等，或长时间承受超强度的外力劳损，如特定状态下采取不正确姿式持续紧张地劳作等，都可造成关节的急性或慢性损伤，发生在颈、腰段、脊柱及髋、膝、踝等负重关节较多。当这些外力作用于上述部位时，可引起受力最集中的关节局部发生气血逆乱，严重的导致筋损骨伤、血流不循常道而溢于脉外形成瘀血凝滞，导致关节骨骼结构受损，失去滋养，久之，退行性疾病便会出现。外感风寒湿邪，感受风寒、着凉、久居潮湿之地、冒雨涉水等，外邪乘袭侵犯肌表经络，客于关节、筋骨，可引起气血运行阻滞，经脉阻痹，筋骨失养，渐成骨痹。痰湿内阻，“肥人多痰湿”，故体胖之人易患本病，肥胖之体，多阳虚湿盛，湿聚成痰，随经流注于关节部位；又因体胖之人可加重关节之负重，二者均可造成关节局部血运不畅、筋骨失养，久则成痹。

（三）针刀医学对骨质增生病因病理的认识

过去的研究忽略了“力”在人体内的重大作用，更忽略了“力”在骨质增生发生当中的重大作用。针刀医学从人体力学解剖结构入手，提出了人体内存在一个以骨连接为中心的力学传导系统——人体弓弦力学解剖系统，通过研究人体弓弦力学解剖系统的力学特性，以及关节面软骨细胞和软组织的附着点处在持续长时间的高应力作用下的变化过程，发现一切骨质增生的真正原因是骨关节周围软组织的高应力所造成的，骨质增生是软组织损伤所造成的骨关节力平衡失调。所以提出了骨质增生的根本原因是“骨关节力平衡失调”，是慢性软组织损伤在骨关节的特殊表现形式的新理论。并且研究了人体内不同的异常力学状态（压力、拉力、张力）所造成骨质增生的不同情况，同时证明这些骨质增生的特点都是符合力学规律的（即力的三要素，作用点、方向、大小），这就全面地揭开了骨质增生病因的本质是“骨关节力学平衡失调”所致。这一理论的建立，不仅揭开了骨质增生病因病理学之谜，更重要的是对治疗骨质增生疾病找到了根本的出路，那就是恢复人体内骨关节周围软组织的力学平衡。针刀医学全面系统地阐述了恢复人体内骨关节周围软组织的力学平衡的方法和治疗原则，并且创造了一整套的治疗各种部位骨质增生的具体操作方法，已使数以百万计的骨质增生病患者恢复了健康状态。

二、人体对颈部异常力学状态的调节和适应

（一）人体的异常力学状态表现方式

知道了人体内正常的力学状态对人体生命活动具有重大意义。但是，任何事物都有两面性。当人体内的力学状态发生异常时，“力”对人的生命活动就会产生不良影响，甚至引起严重疾病。人体的异常力学状态表现方式为“力”的作用点、“力”的方向、“力”的大小的改变。

通过人体弓弦力学解剖系统，使我们认识到，人体的力学传导是通过骨连接进行传导的。不管是直接骨连接还是间接骨连接，它们的功能都是进行力的传导。所以，单关节弓弦力学解剖系统就是人体内最小的力学传导系统。后者是一个密闭的力学解剖系统。它同时传导三种力，即压应力、拉应力和张应力。

（二）人体对异常应力的三种自我调节方式

人是有生命的活体，人体内一切组织结构的力学状态都是为生命活动服务的，当这些组织结构的力学状态发生改变时，就会对人的生命活动产生影响甚至破坏，人体就会发挥自己生命的本能，对影响或者破坏生命活动的力学状态进行调整或对抗，使这种影响和破坏的程度尽量的降低或者是消失，只有当这种影响和破坏的程度完全超越了人体自身的调整和对抗能力以外，人体的这种自身调节和对抗的能力才无法发挥作用，这时人体的生命活动必将遭受严重的破坏甚至死亡。

绝大多数情况下，关节的损害都是从软组织开始的，根据人体弓弦力学解剖系统理

论分析，弓弦结合部及弦的行径路线是应力的集中点，是最容易损伤的。临床上也是如此，外力首先损伤软组织，如肌肉、韧带、筋膜、关节囊。造成关节软组织的拉力平衡失调，出现局部软组织损伤出血、水肿、功能障碍，代谢产物堆积等，人体在损伤的同时就会自我修复和自我调节，首先动员体内凝血机制止血，同时在局部产生炎症样改变，最终通过粘连、瘢痕和挛缩形成纤维结缔组织代偿软组织所丧失的力量。如果是轻微损伤，粘连、瘢痕和挛缩的纤维组织就会剧变转变成为正常组织，恢复软组织的拉力平衡。短时间内完全恢复正常。如果损伤重，就会遗留部分粘连、瘢痕和挛缩的组织，软组织的拉力平衡不能恢复，随着病情的发展，在弓弦结合部（软组织在骨骼的附着处）的粘连、瘢痕和挛缩组织逐渐增加，当这些纤维结缔组织达到一定的面积和体积，超过人体自身的代偿和调节能力时，就会牵拉关节两端的骨骼，导致关节间隙变窄；此时就不单单是软组织的问题了，关节间隙的变窄，会使骨骼承受更大的压力，如果人体不对其进行调节，就会引起关节面的破坏，导致关节强直。此时人体动员另一种力学调节方式，即通过分泌大量滑液，达到润滑关节软骨的目的，在临床上，就会表现为关节积液。但大量的滑液又会产生巨大的张力，使周围的软组织承受更大的拉力，粘连、瘢痕和挛缩进一步加重。由于人体的代偿和调节能力是有限的，当超过人体的代偿能力和调节能力，人体就会通过将软组织变硬，甚至骨化来代偿，如果还不能代偿和调节异常应力，就会发生关节强直，以牺牲关节功能的代价来维持人体的生命活动。

综上所述，人体对异常力学损伤有三种调节方式。

第一种，被异常力学状态所影响和破坏的组织结构和生理功能通过自我调节功能进行纠正，使人体的组织结构和生理功能恢复正常，这样既不会造成疾病也不会产生新的病理变化而造成另一种疾病，这是最佳的结果。

第二种，被异常力学状态所影响和破坏的组织结构和生理功能进行对抗性的调节，即用增生、硬化、钙化、骨化和组织重建来对抗被异常力学状态所破坏的组织结构和生理功能，并阻止这种异常力学状态的继续影响和破坏作用，这是在没有纠正异常力学状态的情况下的自身保护性调节。如人们在劳动时，双手握镐柄，时间长了，手掌接触镐柄的部位就会长出老茧，老茧是什么?是角质。这角质就是人体代偿作用的结果，手掌通过角质增生的方式来抵抗摩擦。否则，手掌这些部位表皮就会让镐柄磨破。但是这种调节容易造成新的病理因素，形成新的疾病。如骨质增生、肌肉增生和各种软组织硬化、钙化、骨化都是这种对抗性调节的结果。

第三种，当异常的力学状态对人体的组织结构和生理功能产生影响和较大强度的破坏时，以上两种调节方法已经无效，人体则被迫采取第三种调节方法，即使其适应的调节方法，这种适应性的调节方法中间也有时夹杂着对抗性的调节，这种适应性的调节可以理解为人体的一种无可奈何的选择，因为这种调节只能保持一部分组织结构和生理功能不被破坏，但另一部分组织结构和生理功能将被破坏。

（三）人体对异常力学状态的适应

当异常的力学状态对人体的组织结构和生理功能产生影响或较大强度的破坏时，人体的自我调节功能长时间不能使其纠正时，人体则发挥另一种调节功能，使其逐渐适应，这也是人体避免进一步损伤的一种调节，这种调节可使人体相应的组织器官相对的保留一部分生命活动中必需的功能，这也可以说是人体对异常力学状态所造成的破坏无能力纠正时的一种对策。

比如，钩椎关节骨质增生以及项韧带钙化等，均是人体为了适应这种异常应力，通过钙化和骨化代偿的结果。其根本原因仍在软组织，而并非是骨组织自身出了问题，所以无论是针刀的诊断还是治疗都应该从软组织入手，而不是将增生的骨组织切除。

三、颈部骨质增生的病因

骨质增生或称为骨刺，为临床常见的疾病。对它的发病原因，普遍说法都是退行性变，所谓退行性变就是骨骼老化退变。但是这一理论有好多临床现象无法解释，如许多年轻人踝关节、髋关节、腰椎、颈椎等部位都可能有骨质增生现象，这怎么能是老化退变呢？又如许多患风湿和类风湿关节炎的病人，他们的关节常有骨质增生，这也和老化退变联系不起来。如果把骨质增生或骨刺作为一种疾病，那么有好多中年人骨质增生很严重，但并无临床症状，这也无法解释。

那么骨质增生的根本原因到底是什么呢？通过多年的大量临床观察，并运用生物力学原理对骨性关节炎的病因进行研究，发现临床的腰部骨质增生，大多都与以下几种软组织损伤或者疾病有关：

（一）软组织损伤与骨质增生的关系

1. 关节附近有软组织损伤、软组织挛缩

关节附近有软组织损伤，这种损伤大都是慢性的，或急性损伤后的慢性期。慢性软组织损伤中肌肉、韧带挛缩是常见的一种病理变化。挛缩的肌肉、韧带长期处于紧张状态，长时间的紧张状态，使得它们受到超常拉力的牵拉，引起肌肉或韧带损伤，甚至少量的肌纤维将被拉伤拉断。每块肌肉或韧带在被牵拉状态下，两端的肌腱及其附着点处是应力最集中的地方，所以在肌肉长期被紧张牵拉的过程中，两端的肌腱及其附着点就有可能被拉伤。这时候人体的代偿机制为了加强肌腱和附着点处的强度，避免它们被损伤，就将大量的钙质和磷输送到这儿来，就形成了骨刺或肌肉钙化、骨化。

2. 关节扭伤后遗症

关节扭伤，即中医所说之骨错缝。首先是关节周围软组织（包括肌肉、韧带、筋膜、关节囊）的损伤，如果未得到恰当治疗，必然造成关节内的力平衡失调，进而引起关节错位。

（1）从关节的形态结构可观察到人体任何一个关节都不是平面相连的，关节面都是凹凸不平的，但相对的关节面都很吻合。就像每个人的上下牙齿一样，很少是平面相接触的，大多是长短不齐，厚薄不一、前后倾斜的，但是一咬合的时候，都是很吻合的，如不吻合，就不能咀嚼东西。而且正常情况下，关节所承受的压力仅在很小的范围内变化，分布于关节面每一个单位面积上的压力也相对稳定。

（2）当关节骨错缝后，关节就不那么吻合了，有些地方负重增加，有些地方负重减少，甚至不负重了，然而关节承受的压力并没有变化，甚至还有增大，负重区受力的量就大幅度增加。关节面的每一部分所能承受的最大压力是一个常数，不能承受增加部分的压力。按压强定律公式知道，压力不变，受力面积越小，压强越大。骨错缝以后，关

节内的受力面减少了，压力没有变，受力部分的压强增高了，关节软骨不能承受，必将有大量的软骨细胞被压坏、压死。所以，关节错缝移位不需很大的距离，只要移动0.5mm以上的距离，就足以造成以上的结果。如将任何一个人的下颌骨向任何方向移动0.5mm，上下两组牙齿就不能吻合。关节错缝与这个道理是一样的。

（3）引起关节力平衡失调的原因是关节周围软组织损伤，外力首先损伤软组织，然后引起骨组织的损伤。这里需要说明的是除了巨大的直接暴力快速对人体的损伤可直接导致骨折、脱位外，绝大部分损伤都是从软组织损伤开始的。软组织损伤后，人体通过粘连、瘢痕和挛缩进行代偿和调节，在调节过程中，骨关节周围软组织的粘连和瘢痕就会引起关节的位置发生改变，导致关节错位，如果超过其代偿限度，人体对异常应力有三种自我调节方式，人体会通过硬化、钙化、骨化的方式来代偿异常应力、钙化、骨化在影像学上就表现为骨质增生（骨刺）。Wolff 定律也支持这个观点。Wolff 定律指出，骨骼的生长会受到力学刺激影响而改变其结构。用之则强，废用则弱。

以上从各个方面、各个角度的分析论证，得到如下的结论：扭伤的关节，发生骨质增生或骨刺是“骨关节力平衡失调”引起的。也就是说骨质增生或骨刺发生的根本原因是“力平衡失调”，用这个理论可以圆满解释临床上所有骨质增生（骨刺）这一病理现象。

3. 单独的、较大的一个骨刺生长部位，必定是某一软组织的附着点

一个孤立的骨刺生长部位，必定是某一肌肉和韧带的附着点处。如跟骨骨刺总是位于跟骨结节上跖长韧带和跖腱膜的附着点上，根据上述观点，马上可以认定这一肌肉韧带必然是挛缩变性，处在紧张的牵拉状态。采取治疗措施将肌肉和韧带的紧张牵拉状态一解除，症状即可消失。治愈后，经长时间观察，骨刺也自然变钝，变小。

4. 脊柱骨质增生

发生在颈、胸、腰椎的骨质增生是不是退行性变呢?也不是，仍然是个力学问题。

人体的重量需要骨组织来承担，但力学的传导则必须通过软组织（肌肉、韧带、筋膜、关节囊）来进行。人是一个复杂的力学结构生命体。既是生命，就会随着时间的推移，逐渐衰老。而人体的组织尤其是承担体重的脊柱骨组织与其周围的软组织长期持续受到重力的影响，脊柱周围的软组织会首先产生疲劳性损伤和积累性损伤，人体通过对异常应力的三种自我调节（见第四节），最终也产生骨质增生。而骨质增生的部位也是弦结合部（软组织在骨组织的附着处）。因为根据人体弦力学解剖系统，弓弦结合部是应力的集中部位。

一般来说，由于脊柱骨质增生都没有临床症状。一方面是因为脊柱的关节多，力学传导的方式也相应很多，而骨质增生的过程是一个很漫长的过程，在这个过程中，人已经适应了这种异常的环境。另一方面是因为骨质增生已经代偿了异常的应力，所以没有临床表现。如果超过了人体的代偿和调节能力，就是病态了。它的特点是，骨质增生可以出现在颈、胸、腰段任何脊柱节段。

（二）疾病与骨质增生的关系

类风湿关节炎或风湿性关节炎关节周围常常有骨质增生出现。这两种病，如果得不到正确的治疗，关节周围的软组织就会由于炎性渗出、水肿、坏死，同样导致关节内力学平衡失调，最后引起骨质增生，可见，疾病所引起的骨质增生的原因仍然是“力平衡失调”，而不是关节炎疾病的本身。

（三）骨质增生的病因是骨关节力平衡失调

通过对人体力学解剖结构以及人体对异常应力的调节机制的研究，以及对以上软组织损伤及疾病在临床是所出现骨质增生现象的分析都表明，不管情况千变万化，得出的结论都是一个：“骨关节力平衡失调”是骨质增生的根本原因。搞清了这样一个根本病因，对于从根本上解决这类疾病所采取的治疗措施关系极大。可以根据这个根本病因研究出正确的治疗措施，使这一大类疾病的治疗问题迎刃而解。骨质增生有症状，有症状的称为骨质增生性疾病，是临床上需要积极治疗的范围；而没有症状的就不是骨质增生性疾病，也就没有必要去治疗它。

（四）骨质增生的本质

1. 骨质增生是人体力平衡失调的结果

力有3个要素：大小、方向、作用点。这3个要素缺一都不称之为力，没有无方向的力，没有无作用点的力，也没有无大小及没有“量”的力。力是矢“量”，它不同于一般的“量”，因此，在用F来表示力的时候，都在F的上面加上一个小箭头，即$\vec{F}$，如牛顿第一定律$\vec{F}$=ma，当它表示力的时候，即写成$\vec{F}$=ma。骨质增生是有方向，大小和作用点的。骨质增生的作用点，均发生在弓弦结合部（软组织在骨骼的附着处）。骨质增生的纵轴方向，沿着弦的行径路线生长。骨质增生的大小，根据人体自身的条件（性别、年龄、身高、胖瘦等）不同，所受外力损伤的程度不同，部位不同，骨质增生的大小、形状也是不同的。如鹰嘴形，钳夹形，圆锥形等等各种不同的形状。

2. 骨质增生是人体代偿的产物

骨质增生的本质是骨关节周围软组织的应力异常后，人体通过粘连、瘢痕和挛缩这种代偿方式已不能对抗异常的应力情况下，启动的第二套代偿调节机制。其病理基础是弓弦结合部的软组织的力平衡失调，病理发展过程是硬化→钙化→骨化。

3. 骨质增生不是由于骨骼本身退变或者缺钙的结果，而是慢性软组织损伤在骨关节的特殊表现方式

由此可见，骨质增生（骨赘）是为适应损伤后软组织所产生的异常应力改变而发生的，它既是生理的，又可转为病理的；它既可以使增生部位增加稳定性，但也可能成为对周围神经、血管等重要器官产生刺激和压迫的因素。而当消除骨关节周围软组织的异常高应力时，其临床表现得到缓解或消失。

四、骨质增生病理机制

（一）骨质增生的三个病理阶段

骨质增生形成的过程分为三个阶段：硬化、钙化和骨化。

1. 硬化

当骨关节周围软组织应力异常后，人体通过粘连、瘢痕和挛缩都不能对抗异常应力时，就会通过将软组织的结构变硬对抗这种力，这就是硬化阶段。

2. 钙化

当软组织的硬化仍然抵抗不了这种持续的强大的拉力，人体就将采取进一步的对抗措施，进一步加强软组织的强度，以求不被进一步损伤，就把大量的钙质输送到该软组织应力最集中的地方，使软组织钙化，此处的软组织的强度就进一步加强了，这就是软组织对抗超过正常拉力的钙化阶段。

3. 骨化

当钙化都对抗不了这种日益加强的拉力，人体就会在应力最集中的部位，使已经钙化的软组织骨化。这就是软组织对抗超过正常拉力的骨化阶段，也就是第三阶段。

（二）骨质增生的病理过程

人体在骨关节周围软组织损伤后，首先通过粘连、瘢痕和挛缩对损伤软组织进行自我修复代偿，当异常力学状态已超过人体的代偿限度，无法纠正时，人体就会采取对抗性调节的对策。但是，这种对抗性调节也有三个阶段：第一阶段，当软组织受到超过正常的拉力影响时，人体首先的对抗措施是让受害的软组织本身增生大量的强度大、弹性小的新的肌肉纤维，使该软组织变粗（肌肉）、变窄（筋膜、韧带）、变短（也就是挛缩），使这种超常的拉力不能再继续拉伤该软组织，这就是软组织的硬化阶段；如果这种对抗措施仍然抵抗不了这种持续的强大的拉力，人体就将采取进一步的对抗措施，进一步加强软组织的强度，以求不被进一步损伤，就把大量的钙质输送到该软组织应力最集中的地方，使软组织钙化，此处的软组织的强度就进一步加强了，这就是软组织对抗超过正常拉力的钙化阶段，也就是第二阶段；如果这种对抗措施，仍然对抗不了这种日益加强的超常拉力，人体就要采取更进一步的对抗措施，在应力最集中的部位生成许多新的骨细胞，并调动一切有关因素使骨细胞迅速分裂，使该处软组织骨化。这就是软组织对抗超过正常拉力的骨化阶段，也就是第三阶段。

下面以项韧带骨化为例分析头颈项部骨质增生的病因病理机制。

1. 颈段弓弦力学子系统

颈段关节弓弦力学子系统由静态弓弦力学单元和动态弓弦力学单元及辅助装置组成。颈段关节静态弓弦力学单元以颈椎及枕骨为弓，连结这些骨骼的关节囊、韧带、筋膜为弦。其功能是维持颈项部的正常位置，颈椎的正常生理弯曲。颈段动态弓弦力学单元是在颈段静态弓弦力学单元的基础上加上附着于弓的肌肉组成。完成颈项部的运动功能。软组织在骨的附着处称为弓弦结合部。由于弓和弦的组成材料不一样，所以弓弦结合部是应力集中部位，每个弦（肌肉、韧带、筋膜、关节囊）的行径路线不一样，所以，弦与弦的接触部也是应力集中部位（图 4-1）。

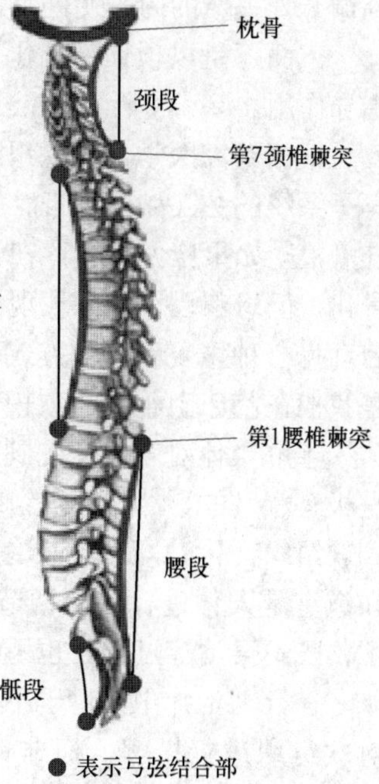

图 4-1　颈段弓弦力学解剖系统示意图

2. 项韧带骨化的病因及病理机制

项韧带骨化，是一个弓弦力学系统弦的应力集中的一个典型例子。项韧带起于寰椎后结节、$C_{2\sim7}$椎棘突，止于枕骨的枕外隆凸，形成一个以寰椎后结节、$C_{2\sim7}$椎棘突和枕骨的枕外隆凸之间的弓弦力学系统，寰椎后结节、$C_{2\sim7}$椎棘突、枕骨的枕外隆凸之间的骨关节为弓，项韧带为弦，项韧带在寰椎后结节、$C_{2\sim7}$椎棘突及枕骨的枕外隆凸的附着处为弓弦结合部。项韧带的功能是维持头颈项部的直立体位，防止头部过度前屈。从上述弓弦力学结构中可以发现，项韧带有7个起点，1个止点，枕外隆凸本应该是应力最集中的部位，也是最容易受损的部位。但由于与枕外隆凸平行的上、下项线之间有多个软组织的止点，有维持头颈项部的直立体位，防止头部过度前屈的功能，枕外隆凸的部分应力分散到这些软组织的止点。在病理情况下，当头部长期过度前屈，就会引起项韧带（弦）的牵拉，引起弦的拉力增加，引起弦的紧张，最终在弦上形成骨质增生，即项韧带钙化，引发临床表现。从力学角度看，项韧带钙化其实就是将一个弓弦力学系统分为2个弓弦力学系统，从而代偿了项韧带（弦）行径路线的拉力异常。

五、颈部骨质增生病因病理学理论对针刀治疗的指导作用

由于目前临床上是以退变理论为指导，认为疼痛是骨质增生本身造成的，所以对骨质增生的治疗主要是针对骨质增生本身的局部治疗。如理疗及药物止痛，开放性手术切除骨刺等，但疗程长，后遗症多，疗效有限。

针刀医学关于骨质增生的病因病理学理论明确了骨质增生的发生发展规律，为针刀治疗奠定了形态病理学基础。针刀治疗就是通过松解相关弓弦结合部的粘连、瘢痕，达到调节骨关节的力平衡的目的。

下面还是以项韧带骨化为例，介绍头颈项部骨质增生病因病理学理论对针刀治疗的指导作用。

根据针刀医学慢性软组织损伤的理论及骨质增生的理论，项韧带骨化是颈段弓弦力学子系统的弦（如项韧带、斜方肌）的劳损，在弓弦结合部及弦的应力集中部位形成粘连瘢痕，如果应力持续存在，人体就会通过颈项痛来警示人体，这时并没有出现钙化或骨化，但患者已有临床表现。如果还不加以重视，随着受损的程度不断严重，人体就会启动另一种修复和调节方式对异常应力集中部位进行代偿。即硬化、钙化、骨化，也就是我们在临床上看到的项韧带钙化。最终导致项韧带的骨化。

了解人体对软组织受到超常拉力时进行对抗调节的三个阶段，对于临床诊断和治疗是极有意义的。当看到软组织硬化时，就知道这是人体进行对抗调节的开始阶段；当看到软组织钙化时，就知道这是人体进行对抗调节的中间阶段；当看到软组织骨化时，就知道这是人体进行对抗调节的最后阶段。这使在治疗时能采取一个恰到好处的治疗方法，既不会治疗过分，也不会治疗不及，既将病治好又不会给人体造成不必要的损伤。

在针刀治疗中，对于不同的阶段，方法也不尽相同，但治疗宗旨是相同的，均是对软组织进行松解，而非针对增生的骨组织，并且松解的部位大同小异，也都是其应力集中点（枕外隆凸、上项线、$C_{2\sim7}$椎棘突、硬结、钙化或骨化点）。不同就在于，病情轻，则针刀松解的部位相对较少、针刀相对较小、手法相对较轻；病情重，则针刀松解的部位相对较多、针刀相对较大、手法相对较重。具体的操作在此不再赘述，总之，

方法均为目的服务，而针刀治疗的目的就是在于松解彻底，恢复力学平衡。

第三节　颈部针刀治疗理论与经筋理论的关系

一、经筋理论概述

《灵枢·经筋》对十二经筋进行了详细的描述。“肌肉解利”是经筋的生理常态，经筋病主要表现为筋急、筋纵和特殊经筋病 3 个方面，其中筋急为病多表现为十二经筋的痹症，以经筋牵掣、拘挛、疼痛、转筋、强直、关节运动障碍为主要特征。一般的观点认为经筋包括神经和肌、腱、腱围结构、筋膜、韧带、关节囊等软组织，筋急为病多为软组织损害。经筋病按病位划分可分为经筋所过局部的经筋本身病候与内脏病候，《灵枢·经筋》首先提及手足六筋病—经筋所过部位支转筋痛的局部病候，其中阴器扭痛、舌卷、耳中鸣痛等亦属于经筋所过的局部病症，此外在手三阴筋病中还出现了胸痛息贲、胁急吐血、伏梁唾血脓等内脏病候。

二、针刀治疗理论与经筋理论的关系

通过对经筋理论的深入探讨以及临床经验的总结，针刀医学提出软组织在人体内占有重要地位，以软组织改变为切入点横向看待疾病的发生和发展并以针刀软组织松解术为手段治疗疾病。针刀医学认为软组织纤维化、增生、肥厚等多种原因可引起软组织的力学发生变化，如长度缩短、相对运动受限、张力增高或者腔隙内压增高等异常改变等，这些异常力学改变能够参与或者导致某些疾病的发病过程。软组织异常力学改变能够对局部和外周产生影响。①对局部的影响：过高的软组织张力或腔隙内压，造成局部组织慢性缺血性损害而引起疼痛。②对外周的影响：这些异常性质改变也能通过影响病变软组织附近的神经、血管、骨关节、特殊器官等参与某些疾病的发病过程。并且通过对病变软组织的微创松解可以解除其对神经、血管、骨关节等组织器官的影响，达到治疗疾病的目的。越来越多的研究显示软组织改变可参与某些疾病的发病过程，例如：纤维化的软组织带来的缺血和牵张刺激使局部神经末梢敏感性增高，是软组织压痛点和痛性结节形成的原因之一；周围神经卡压综合征的重要原因之一就是软组织改变，可通过针刀手术切开减压治疗；牵系学说认为椎动脉型颈椎病的发病机制与椎动脉周围的纤维粘连带有关，由于反复的急慢性损伤形成的颈椎周围软组织粘连，可导致颈椎错位，引起椎动脉扭曲，产生相关的临床症状，也可采取针刀手术松解颈段粘连；髌外侧支持带挛缩可改变髌股关节力线，与髌股关节骨性关节炎关系密切，针刀手术同样可以切开外侧支持带松解手术达到治疗目的。

三、针刀松解部位的选择与“以痛为腧”的关系

《灵枢·经筋》强调“以痛为腧”，即在疼痛点、痛性结节或者条索点进行治疗，收到良好的效果。可见“以痛为腧”是治疗经筋病的基本原则之一，但“以痛为腧”的治疗有效率高，而治愈率低的现象普遍存在，而且由于经筋的解剖定位不清，极大地阻碍

了经筋理论的发展和临床应用。针刀医学在研究经筋理论的基础上，提出了疾病的形成不是一个点的问题，而是通过人体弓弦力学解剖系统在病变部位形成以点成线、以线成面，以面成体的立体网络状的病理构架。痛点治疗只是治疗点之一，更重要的是破坏疾病的病理解剖构架才能治愈疾病。

四、针刀治疗与经筋刺法的关系

1. 针刀治疗与经筋刺法的关系

针刀治疗是采用针刀将病变的软组织切开松解，使病变软组织减张减压或延长长度，破坏疾病的病理构架，解除其对血管、神经、骨关节的影响。针刺治疗经筋病的方法可分为火针治疗、单针多向刺、多针刺 3 类，《灵枢・经筋》反复提到“燔针劫刺，以知为数，以痛为腧”，指出经筋挛急疼痛可用火针治疗。外科手术用的高频电刀就是通过高频电流对组织加热，实现对组织的分离和凝固，从而起到切割和止血的作用。多针刺是在病变局部用多支毫针刺入，一般认为可增强刺激，促使针感放散传导，《灵枢・官针》记载有傍针刺、齐刺、扬刺等刺法，是治疗经筋病的常用手法。一般认为单针多向刺可扩大刺激范围，加强针感，有关刺法为恢刺法、分刺法、合谷刺法等。

针刀与针灸治疗的相同点在于两者都是作用于人体软组织，针刀与针灸治疗的不同点：针灸治疗以得气为主，达到疏经通络的目的，而针刀治疗点是明确的人体解剖结构，针灸是以点的刺激治疗病变，针刀是以短线切割切开、松解病变软组织。在针法和刀法操作方面也不一样，针灸可以以针灸尖为圆心作顺向或者反向的捻转，达到补泻目的。而针刀不行，因为针刀刃的作用是切割，针刀刀法操作必须与重要神经血管走行方向一致，不能随意捻转，否则就可能切断神经血管，造成医疗事故。针灸的合谷刺法通过一个针孔向不同的方向刺入，以得气为有效。针刀提插刀法也可以通过一个针孔向不同方向进行切割，但必须搞清楚刀下的组织结构，是筋膜、肌肉，韧带还是关节囊？根据不同的病变切割不同的解剖组织，才能达到治疗目的。

2. 针刀治疗是对经筋病刺法的发展

针刀治疗是对上述经筋病刺法的发展。首先，针刀治疗将经筋理论中的病变定位从“以痛为腧”的病变点治疗提升到对疾病病理构架治疗的高度上来。其次，针刀治疗将以人体解剖结构为基础，将针灸针刺法中某些模糊的概念进行了解剖学的量化。如《针灸大成・火针》“切忌太深，恐伤经络，太浅不能去病，惟消息取中耳”，何为太浅？何为太深？到达什么层次为适中？与人体的解剖关系是什么？针刀治疗是在人体弓弦力学解剖系统的基础上，对疾病进行准确定位，并确定针刀需要松解的人体解剖结构。根据病情对病变部位的不同软组织如筋膜、韧带、肌肉、关节囊、滑囊等分别进行松解或者切割。这对进一步研究经筋经理论提供了解剖形态学基础。

3. 针刀医学将中医人文医学模式中的抽象部分现代化

比如，中医经过数千年的总结，提出的上病下治，左病右治的治疗方法，为不少病人解决了疾苦。头晕的病人在头颈项部治疗效果不好的情况下，医生在腰骶部进行针刀松解后，症状得到有效缓解，左侧肩痛的病人，当在左侧肩部局部治疗效果欠佳时，医生在右侧肩部进行针刀松解后，左侧肩痛得到有效缓解。中医经筋相交理论早就解释了这种现象。“维筋相交”一词首见于《灵枢·经筋篇》：“足少阳之筋……维筋急，从左之右，右目不开。上过左角、并跷脉而行，左络于右，故伤左角。右足不用，命曰维筋相交。”古人通过伤左边额角之筋，而引起右侧肢体的瘫痪现象出发，发现人体的经筋是左右交叉维系的，从而总结出“维筋相交”的理论学说，这与西医神经交叉理论不谋而合。隋代医家杨上善在所集的《黄帝内经太素》中补充到：“筋既交于左右，故伤左额角右足不用、伤右额角左足不用”。这就更全面地补充说明了经筋是左右交叉的。清代医家张志聪在所著的《灵枢集注》中：“盖维者，一身之纲维，从左之右、右之左，上而下、下而上，左右上下相维，故名维筋相交”，这就阐明了“维筋相交”，不仅左右交叉，而且上下相维，上部有病也可引起下肢瘫痪，下之病也可上冲为患。至于左右交叉取穴的刺法，在《内经》中就有“巨刺”和“缪刺”两种。上病治下，如头痛、眩晕刺足上太冲穴，腰背痛针委中穴；下病治上，如脱肛、阴挺灸百会穴，脘腹疼痛针内关、合谷等穴。又如口眼歪斜，针灸治疗也采取左右交叉取穴。但由于经络是在中医学理论指导下形成的，与人体的解剖结构缺乏内在联系，所以，这些说法不能被现代医学所接受。针刀医学通过分析人体弓弦力学系统后发现，上病下治，左病右治与人体力学解剖结构有必然联系。头晕症状与大脑供血不足有密切关系，椎动脉是提供脑部血供的主要动脉，如果椎动脉扭曲，必然导致大脑供血不足，引发头晕。人体解剖结构显示，椎动脉第 2 段行经颈椎横突孔中，第 3 段行经寰椎的椎动脉沟，当颈椎错位（如颈椎生理曲度变直），必然导致横突的错位，最终引起椎动脉扭曲；但颈椎骨本身是不可能错位的，只有当附着在这些颈椎上面的软组织出现拉力异常，才会牵拉颈椎引起错位。脊柱由颈段、胸段、腰段与骶段四部分组成，为了适应重力以及人体的活动，它在矢状面脊柱是一段曲线，颈、腰屈向前，胸、骶曲向后，脊柱所形成曲线，与附着在脊柱上面竖脊肌有密切关系（竖脊肌起于骶骨，分为三束，分别止于肋骨、横突、枕骨）。根据数学曲率原理，一段曲线中，一个曲度的变化必然由另外两个曲度变化来代偿和调节。换句话说，颈椎生理曲度变直后，胸、腰椎的生理曲度就要变弯。通过针刀医学对人体力学解剖的研究，头晕治疗腰骶部就不难解释了。针刀通过松解腰骶部软组织（竖脊肌等）的粘连和瘢痕，调节了整个竖脊肌的拉力，改善了腰段的生理曲度，从而间接改善了颈段的生理曲度，部分或者全部纠正了椎动脉的扭曲，大脑血供增加，头晕症状缓解或者消失。

第五章

颈椎病的临床表现与诊断

第一节　颈椎病的临床表现

一、神经根型颈椎病的临床表现

1. 症状

此型发病率最高，多数无明显外伤史。大多患者逐渐感到颈部单侧局限性疼痛，颈根部呈电击样向肩、上臂、前臂乃至手指放射，且有麻木感，或以疼痛为主，或以麻木为主。疼痛呈酸痛、灼痛或电击样痛，颈部后伸、咳嗽、甚至增加腹压时疼痛可加重。上肢沉重，酸软无力，持物易坠落。部分患者可有头晕、耳鸣、耳痛、握力减弱及肌肉萎缩，此类患者的颈部常无疼痛感觉。

2. 体征

颈部活动受限、僵硬、颈椎横突尖前侧有放射性压痛，患侧肩胛骨内上部也常有压痛点，部分患者可摸到条索状硬结，受压神经根皮肤节段分布区感觉减退，腱反射异常，肌力减弱。颈 5～6 椎间病变时，刺激颈 6 神经根引起患侧拇指或拇、食指感觉减退，颈 6～7 椎间病变时，则刺激颈 7 神经根而引起食、中指感觉减退。臂丛神经牵拉试验阳性，颈椎间孔挤压试验阳性。

3. 影像学检查

颈椎正侧位、双侧斜位或侧位过伸、过屈位 X 线摄片检查，可显示椎体增生，钩椎关节增生，椎间隙变窄，颈椎生理曲度减小、消失或反弓，轻度滑脱，项韧带钙化和椎间孔变小等改变。CT 或 MRI 可见椎间盘突出、椎管及神经根管狭窄及脊神经受压情况。

4. 鉴别诊断

由于颈椎退变压迫单根或多根神经根，可出现与周围神经嵌压综合征相似的症状，如胸廓出口综合征、肘管综合征、腕管综合征和尺管综合征等。但这些综合征均有局部的骨性和纤维卡压神经的因素，而神经根型颈椎病致压因素为颈椎间盘突出、颈椎钩椎关节增生等，凭借仔细体检和影像学分析以及电生理检查（EMG）可以确定。

二、脊髓型颈椎病的临床表现

1. 症状

脊髓型颈椎病约占颈椎病的10%～15%。临床表现为缓慢进行性双下肢麻木、发冷、疼痛，走路欠灵、双足踩棉花感，足尖不能离地，触觉障碍、束胸感，双手精细动作笨拙，不能用筷进餐，写字颤抖，夹持东西无力，手持物经常掉落。休息时症状缓解，紧张、劳累时加重，时缓时剧，逐步加重。晚期下肢或四肢瘫痪，二便失禁或尿潴留。

2. 体征

颈部活动受限不明显，上肢活动欠灵活，双侧脊髓传导束的感觉与运动障碍，即受压脊髓节段以下感觉障碍，肌张力增高，腱反射亢进，椎体束征阳性。

3. 影像学检查

X线摄片检查，显示颈椎生理曲度改变，病变椎间隙狭窄，椎体后缘唇样骨赘，椎间孔变小。CT 检查，可见颈椎间盘变性，颈椎增生，椎管前后径缩小，脊髓受压等改变。MRI检查，可显示受压节段脊髓有信号改变，脊髓受压呈波浪样压迹。

4. 鉴别诊断

脊髓型颈椎病应与肌萎缩侧索硬化症、脊髓空洞症等疾病作鉴别。

（1）肌萎缩侧索硬化症（amyotrophic lateral sclerosis）　多于40岁左右发病，起病突然，病情进展迅速，常以无力为主要症状，一般无感觉障碍。肌萎缩以手内在肌明显，并由远端向近端发展，出现肩部和颈部肌肉萎缩。EMG 示胸锁乳突肌和舌肌出现自发电位。

（2）脊髓空洞症（syringomyelia）　多于青壮年时期发病。病人脊髓内有空洞形成，白质减少，胶质增生。可出现感觉分离现象，痛觉、温度觉消失，触觉及深感觉存在。因关节神经营养障碍，无疼痛感觉，导致Charcot关节。MRI示脊髓内有脑脊液相同之异常信号区。

三、椎动脉型颈椎病的临床表现

1. 症状

主要症见单侧颈枕部或枕顶部发作性头痛，视力减弱，耳鸣、听力下降，眩晕，可见猝倒发作。

2. 体征

常因头部活动到某一位置时诱发或加重，头颈旋转时引起眩晕发作是本病的最大特点。

3. 影像学检查

椎动脉血流检测及椎动脉造影检查，可协助诊断，辨别椎动脉是否正常、有无压迫、迂曲、变细或阻滞。X线摄片检查，可显示椎关节不稳及钩椎关节侧方增生。

4. 鉴别诊断

此型颈椎病表现复杂，鉴别诊断较为困难。椎动脉型颈椎病应除外眼源性、耳源性眩晕及脑部肿瘤等疾病。颈椎动力位片示颈椎不稳和椎动脉造影或磁共振成像椎动脉造影显示椎动脉狭窄、迂曲或不通等，可作为此型颈椎病诊断的参考。

四、交感神经型颈椎病的临床表现

1. 症状

主要症见头痛或偏头痛，有时伴有恶心、呕吐，颈肩部酸困疼痛，上肢发凉发绀，眼部视物模糊，眼窝胀痛，眼睑无力，瞳孔扩大或缩小，常有耳鸣、听力减退或消失。心前区持续性压迫痛或钻痛，心律不齐，心跳过速，血压升高，头颈及上肢出汗异常。或头昏，眼花，流泪，鼻塞，心动过缓，血压下降及胃肠胀气。

2. 体征

头颈部转动时症状可明显加重，压迫不稳定椎体的棘突可诱发或加重交感神经症状。

3. 影像学检查

X 线平片、CT、MRI 等检查结果可见一定程度的退变，但脊髓、神经结构受压不明显。

4. 鉴别诊断

临床征象复杂，常有神经症的表现，且少有明确诊断的客观依据。应注意与冠状动脉供血不全、神经官能症等疾病作鉴别。

五、韧带关节囊型颈椎病的临床表现

1. 症状

颈项部持续性酸痛或钻痛、酸胀不适，向肩、背部扩散，活动受限，疼痛部位深且不局限，常伴项部僵硬，病程长，反复发作，时轻时重，转头作响。

2. 体征

颈部肌肉紧张，活动受限，棘突间、棘突压痛。

3. 影像学检查

颈椎显示曲度改变，或椎间关节不稳定，出现“双边”“双突”征。

第二节　颈椎病的体格检查

一、一般检查

1. 视诊

（1）颈部皮肤、软组织皮肤有无瘢痕、窦道、囊性脓肿；颈部两侧软组织有无局限性肿胀或隆起。颈部肌肉有无痉挛或短缩。

（2）颈椎的生理前凸是否正常，有无平直或局限性后凸、侧弯、扭转等畸形，如颈椎结核、骨折的患者常出现角状后凸畸形。少数患者颈椎生理前凸加大，如项筋膜炎、吻性棘突等。

（3）颈部有无畸形，颜面是否对称，斜颈患者头部向一侧倾斜，颜面多不对称，一侧胸锁乳突肌明显隆起；头轻度前倾位，姿势牵强，多为“颈椎病”，如系落枕还可以伴有活动受限；颈椎关节紊乱或脱位的患者，下颌偏向一侧，头部不能转动，感觉沉重，需用手扶持头部加以保护；强直性脊柱炎颈椎强直的患者，垂头驼背，头部旋转不灵，视侧方之物困难，必全身随之转动；颈椎结核椎体破坏较重的患者，头部不能自由转动。

2. 触诊

进行颈部切诊时，嘱患者颈部略前屈约 30°，检查者用左手扶住前额固定头部，自枕外隆凸开始向下逐个棘突依次进行触摸，其中 C_2、C_6、C_7 棘突较大，易触摸到，触摸棘突、棘突间隙及两侧肌肉。

（1）检查患者的被动运动，即在患者完全松弛的状态下由检查者双手扶持患者头部做顺时针和逆时针转动，以及向前后、左右屈曲，看其运动是否过度或受限。

（2）检查棘突是否偏歪，压痛是在棘突的中央区还是在两侧，并由轻而重地测定压痛点是位于浅层还是深部，一般浅层压痛多系棘间韧带、棘上韧带或皮下筋膜之疾患。若压痛点在颈椎的横突部位，则表示关节突关节可能有炎症或损伤，如关节突关节紊乱。若在下颈椎棘突旁以及肩胛骨内上角处有压痛，同时向一侧上肢有放射性疼痛，多为颈椎病。在棘间韧带或项肌有压痛，可能为扭伤或落枕。若在锁骨上方，颈外侧三角区有压痛，则说明可能有颈肌筋膜炎。落枕、颈椎病患者，常可在颈项部触摸到肌肉强硬痉挛。对于颈椎后凸畸形的病人，触摸时不宜用力过重。颈椎棘突连线上若触摸到硬结或条索状物，可能为项韧带钙化。

3. 听诊

（1）甲状腺的检查　增殖性甲状腺肿因腺体内血运增加，可在整个甲状腺区听到一相当持续性的杂音，心收缩期加重，但须与偶可在正常颈部血管区听到的收缩期杂音及在锁骨上听到的生理性静脉杂音相鉴别。

（2）颈动脉体瘤及各种可在颈部出现的动脉瘤的检查　颈动脉三角区的颈动脉体瘤除有传导性搏动外，常可在肿块处听到一明显的血管杂音。颈动脉瘤、某些主动脉瘤及锁骨下动脉瘤，在颈动脉行程的肿块所在部位、胸骨上窝、锁骨上窝，除可触得一扩展性搏动肿块及相应的震颤外，还可听到一明显的血管杂音。

（3）咽或颈段食管憩室的检查　可于吞咽时在颈部的相应部位听到气过声。

4. 活动度检查

颈部运动检查时，嘱患者坐位，头正直，固定双肩，使躯干不参与颈椎的运动，然后再做各方向活动。检查时重点观察运动是否自如，有无运动障碍，要排除代偿动作。

（1）旋转运动　嘱患者向一侧转动头部，正常时下颌几乎可以触及同侧肩部，一般为 60°～80°，然后再转向对侧，双侧对比（图 5-1）。

（2）侧屈运动　嘱患者将耳朵向肩部靠近，正常时头部可倾斜 45°（图 5-1）。

（3）屈伸运动　嘱患者头尽量前倾，正常时下颌可以触到胸部，为 35°～45°；查后伸时，嘱患者头尽量后仰，正常时恰好可以看到头顶上的天花板，为 35°～45°（图 5-1）。

对颈椎骨折脱位者，不要做运动检查，防止造成脊髓损伤。

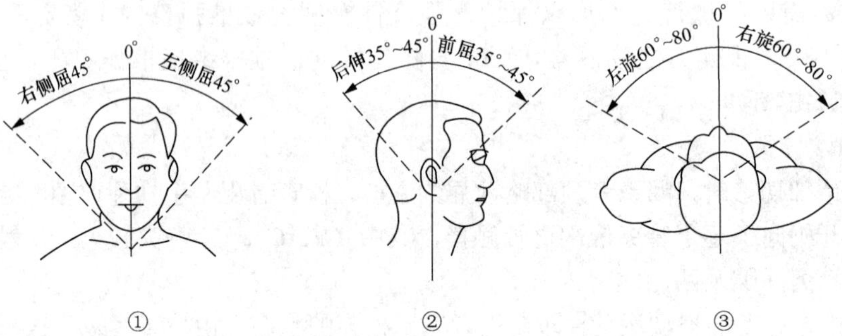

图 5-1 颈椎活动范围

二、特殊检查

1. 椎间孔挤压试验

又称压头试验。患者坐位，检查者双手交叠置于患者头顶，并控制颈椎在不同的角度下（如使头部后伸并向患侧倾斜）进行按压。如出现颈部疼痛或上肢放射痛，即为阳性反应。挤压试验的机制在于使椎间孔缩小，加重对颈神经根的刺激，故出现疼痛或放射痛（图 5-2）。

2. 椎间孔分离试验

患者正坐位，检查者两手分别托住患者下颌和枕部，向上牵拉。如患者能感到颈部和上肢疼痛减轻，即为阳性。分离试验的机制是拉开并扩大狭窄的椎间孔，舒展小关节囊，减轻对神经根的挤压和刺激，使疼痛减轻。

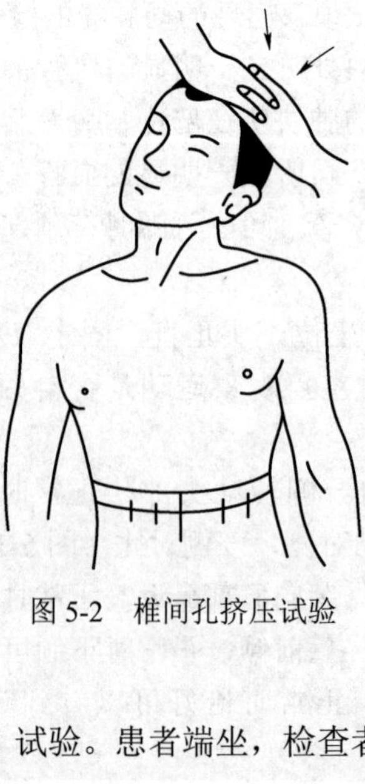

图 5-2 椎间孔挤压试验

3. 头部叩击试验

头部叩击试验又称“铁砧”试验。患者端坐，检查者以一手平置于患者头部，掌心接触头顶。另一手握拳叩击放置于头顶的手背。若患者感到颈部不适、疼痛或向上肢窜痛、酸麻，则为阳性。

4. 捷克林（Jackson）压头试验

当患者头部处于中立位和后伸位时，检查者于头顶部依纵轴方向施加压力，若患肢出现放射性疼痛症状加重者，即为阳性。

5. 肩部下压试验

患者端坐，让其头部偏向健侧。当有神经根粘连时，为了减轻疼痛，患侧肩部会相应抬高。此时检查者握住患肢腕部做纵轴牵引，若患肢有放射痛和麻木加重时，即为阳性。

6. 臂丛神经牵拉试验

患者坐位，头微屈，检查者立于患侧，一手置患侧头部，另一手握患腕做反向牵引，此时牵拉臂丛神经，若患肢出现窜痛麻木，则为阳性，提示臂丛神经受压，临床多见于神经根型颈椎病（图 5-3）。

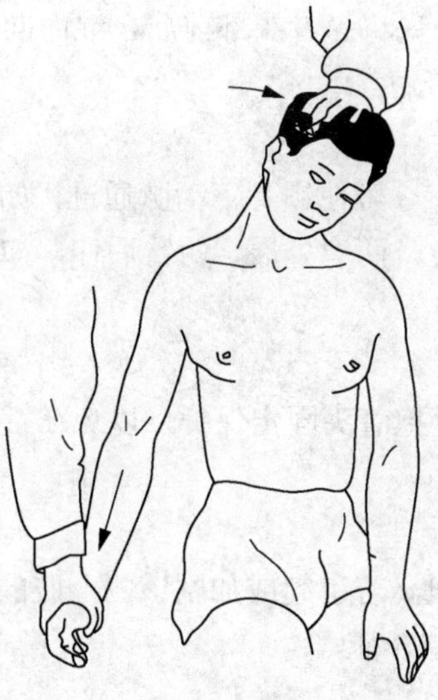

图 5-3　臂丛神经牵拉试验

7. 超外展试验

患者站立或坐位，将患肢被动地从侧方外展高举过肩过头，若桡动脉脉搏减弱或消失，即为阳性。用于检查锁骨下动脉是否被喙突及胸小肌压迫，如有压迫，即为超外展综合征。

8. 沃沙瓦（valsalva）试验

沃沙瓦试验能增加椎管内的压力。如果颈椎管内有占位性病变（如突出的间盘或肿瘤），由于压力增加，患者颈部可能产生疼痛。疼痛也可能放射到上肢，与颈椎病变的神经平面相一致。检查时，让患者屏住呼吸向下用力，好像在大便一样，然后问患者疼痛是否加重，如有疼痛，能否指出准确的部位。

9. 深呼吸试验

深呼吸试验又称安德森（Adson）试验，患者端坐，两手置于膝部，先比较两侧桡动脉搏动力量，然后让患者尽力后伸颈部做深吸气，并将头转向患侧，同时下压肩部，再比较两侧脉搏或血压，若患侧脉搏减弱或消失、疼痛加重，则为阳性，说明锁骨下动脉受到挤压。相反，抬高肩部，头面转向前方，则脉搏恢复，疼痛缓解。主要用于检查有无颈肋和前斜角肌综合征。

10. 直臂抬高试验

患者取坐位或站立位，手臂伸直，检查者站在患者背后，一手扶住患侧肩部，另一手握住患肢腕部向外后上方抬起，以使臂丛神经受到牵拉，若患肢出现放射性疼痛即为阳性，可根据放射痛时的抬高程度来判断颈神经根或臂丛神经受损的轻重。它类似下肢的直腿抬高试验。

11. 转身看物试验

让患者观看自己肩部或身旁某物，若患者不能或不敢猛然转头，或转动全身观看，即为阳性，说明颈椎或颈肌有疾患，如颈椎结核、颈椎强直、“落枕”等。

12. 头前屈旋转试验

也称凡兹或 Fenz 试验。先将患者头部前屈，继而向左右旋转如颈椎出现疼痛，即为阳性，多提示有颈椎骨关节病。

13. 挺胸试验

正常肋锁间隙约一横指宽，可使锁骨下动脉通过，如果肋锁间隙过窄，可使锁骨下动脉受压。检查时，患者坐位，两肩外展，两臂后伸，如桡动脉搏动减弱或消失，即为阳性。

14. 拉斯特征

即 Rust 征，患者常用手抱着头固定保护，以免在行动中加剧颈椎病变部位疼痛。颈椎结核患者此征为阳性。

15. 压肩试验

检查者用力压迫患侧肩部，若引起或加剧该侧上肢的疼痛或麻木感，则表示臂丛神经受压。主要用于检查肋锁综合征。

16. 间歇波动试验

患者双臂平举外展 90°，外旋位，令手指做快速伸屈动作。记录时间并观察上肢位置的改变，如患者于数秒内出现前臂疼痛，上肢因疲倦不适而逐渐下垂，为阳性。如手指伸屈动作持续 1 分钟以上，保持原平举位，仅有轻度不适，为阴性，用于诊断胸廓出口综合征。

17. 霍夫曼征（Hoffmann）

检查时，检查者用左手轻握被检者腕部，以右手食指及中指轻夹病人中指末端指节，并使腕关节略背屈，各手指轻度屈曲。以拇指迅速向下弹刮被检者中指指甲，正常时无反应，如拇指内收，其余手指也呈屈曲动作即为阳性反应。霍夫曼征阳性，属于一种神经病理反射。它代表上肢锥体束征（损伤或病变），常见于脑血管疾病等，也可见于脊髓型颈椎病。

第三节 颈椎病影像诊断

一、颈部影像检查的优选原则

（一）X 线检查的优选原则

X 线检查方法包括普通检查、特殊检查和造影检查，一个合格的临床医生应了解各种检查方法的适应证、禁忌证和优缺点，根据临床初步诊断，选择恰当的检查方案。一般应按“因时因地制宜，先简单后复杂，求准确不滥用”的原则，因此，如果普通检查能达到诊断目的，应首选普通检查，若普通检查发现病变但不能明确诊断时再考虑后续补充检查，如特殊检查和造影检查。有时还需结合其他影像学检查方法，相互验证补充（参见第六章）。对于可能产生严重副反应和有一定危险的检查方法，选择时更应严格掌握适应证与禁忌证，不可视作常规检查加以滥用，以免给患者带来痛苦和损失。

1. 头部 X 线检查的适应证

切线位（异物定位、凹陷骨折、骨性包块等的检查）汤氏位，用于枕骨及顶骨后部、颞骨岩部、枕骨大孔及鞍背床突等的情况。

2. 颈项部 X 线检查的适应证

X 线检查对颈项部疾病有相当好的诊断效果，临床上对一部分颈项部疾病可以根据 X 线表现直接作出诊断，如骨骼畸形、变异、骨折、骨质破坏、骨质疏松、脱位等，一些疾病可以根据 X 线表现，提示某些方面的异常，通过推理作出间接诊断或进一步检查，如颈椎的序列、曲度、椎体及关节的微小错位、椎管的矢状径等。另外，还可以利用 X 线检查对疾病的治疗效果进行评价。

（二）CT 检查的优选原则

CT 图像是真正意义的数字断层图像，不同灰度反映了组织对 X 线的衰减或称吸收程度，X 线的衰减与人体组织密度相关，因此 CT 图像显示的是人体某个断层的组织密度分布图，其图像清晰，密度分辨力明显高于普通 X 线照片，能分辨出普通 X 线无法分辨的密度差异较小的组织，而且无周围解剖结构重叠的干扰，从而可发现较小的病灶，提高了病变的检出率和诊断的准确率，同时也扩大了 X 线的诊断范围；三维 CT 后处理技术还能多方位显示骨关节结构的空间关系，方便临床医生制定治疗方案。

1. 头部 CT 检查的适应证

脑出血、脑梗死、动脉瘤、血管畸形、各种肿瘤、外伤、出血、骨折、先天畸形等。

2. 颈项部 CT 检查的适应证

CT 可以在 X 线的基础上对颈项部疾病作出更精确的诊断，如椎间盘的病变、椎管狭窄、横突孔狭窄、后纵韧带钙化、小关节的增生等。

（三）MRI 检查的优选原则

MRI 图像的构成和对比的基础是组织内部的 T_1、T_2 弛豫时间和质子密度的不同，并以不同灰阶的形式显示为黑白图像。目前常规是采用加权的方法来分别显示这几种因素，即对同时出现的两个或两个以上的因素通过技术处理加强其中某一因素的表达而同时削弱另一因素的表达。在 MRI 中，最常采用的是 T_1 加权和 T_2 加权两种方法。另外，介入两者之间的是质子密度加权，质子密度 WI 上表示的是质子密度因素。水分子的弥散也是一个图像对比构成的因素，在特殊的弥散加权成像序列中，水分子的弥散可形成特殊的弥散 WI（Diffusion-Weighted Imaging 简称 DWI）。各种不同加权因素的图像对比构成，是临床诊断中判断正常或异常的基础。T_1 加权像反映的是组织间 T_1 弛豫的差异，有利于观察解剖结构。T_2 加权像主要反映组织间 T_2 弛豫的差别，对显示病变组织较好。如何获取各种加权因素的 MRI 图像是由 MRI 成像序列决定的，如在 SE 序列中，通过调整重复时间（repetition time，TR）和回波时间（echo time，TE），可获得不同加权的图像。短 TR、短 TE 可获得 T_1 加权像，长 TR、长 TE 可获得 T_2 加权像，长 TR、短 TE 可获得质子加权像。

1. 头部 MRI 检查的适应证

颅脑肿瘤（星形细胞瘤、垂体瘤、脑膜瘤等）；脑血管疾病（脑出血、缺血性脑梗死、蛛网膜下腔出血等）；颅内感染（脑脓肿、脑膜炎、脑结核等）；脑白质病及变性疾病等。

2. 颈项部 MRI 检查的适应证

MRI 可以对颈椎间盘的膨出、突出、脱出，硬膜囊及脊髓的情况，椎管内的情况，椎体骨质及终板的情况，神经根的情况作出明确的定位、定性诊断。

二、颈部 X 线检查

（一）颈部正常 X 线表现

正常颈椎，除寰、枢椎外均有椎体、椎弓根、椎板、横突、上下关节突、关节突峡部和棘突等结构。从正位方向看，颈椎应是一直线，自上而下基本等大，棘突位于中央，横突位于椎体两侧，棘突和横突之间可以显示椎板和椎弓前后面，于椎弓断面上下可见关节突，此外，在正常颈椎侧位 X 线上，可显示非常明显的 4 条弧线，即椎体前缘、椎体后缘、关节突和棘突基底部。寰椎由前、后弓和侧块所构成，前弓的前面有前结节，后内侧面有齿凹，与枢椎齿状突形成关节。侧块位于寰椎两侧，上面椭圆形关节窝与枕骨髁构成枕寰关节，下面圆形、略凹陷关节窝与枢椎构成寰枢外侧关节。寰椎后弓相当于椎弓，其后面有后结节。枢椎椎体向上有一呈圆柱状的齿状突，齿状突前面与寰椎前弓形成关节，后面与寰椎横韧带相接。$C_{3\sim7}$ 排列规则，形状相似。相邻两椎体的后外侧构成钩椎关节即 Lushka 关节。椎间孔于颈椎斜位投照时显示最清楚，呈卵圆形，上下径大于前后径，C_3、C_4 椎间孔稍小，其下方层面椎间孔则略为增大。C_7 颈椎因其棘突长而粗大故又称为隆椎，其棘突通常无分叉。由于隆椎在体表易于触及，因此常被作为计算胸椎棘突的解剖标志（图 5-4～图 5-7）。

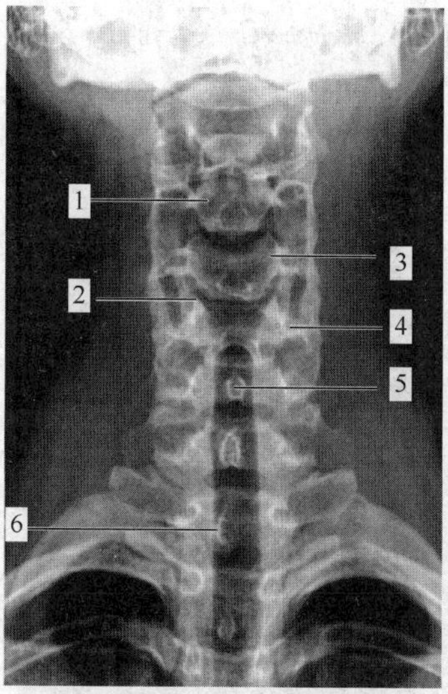

图 5-4　颈椎正位

1. C_3 椎体；2. 钩椎关节；3. 上关节突；4. 横突；5. 棘突；6. T_1 椎体

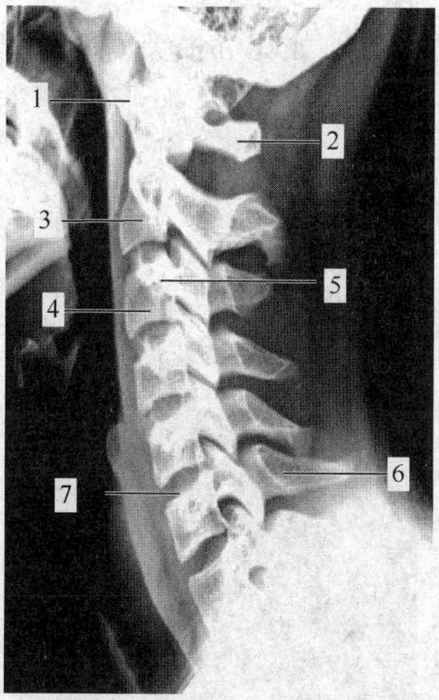

图 5-5　颈椎侧位

1. 寰椎前弓；2. 后弓；3. 枢椎；4. C_3 椎体；5. 横突；6. 棘突；7. $C_{5\sim6}$ 椎间盘

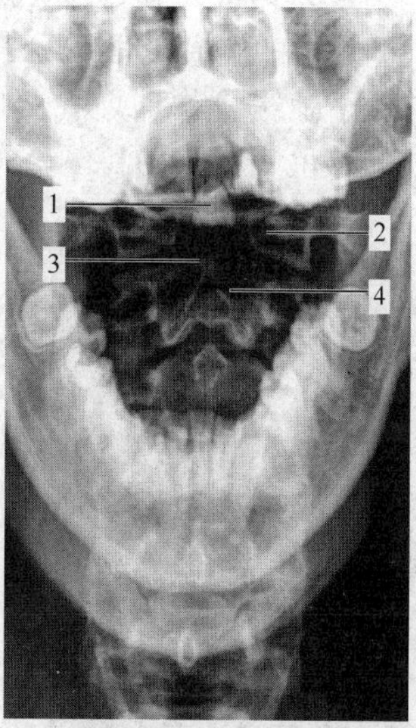

图 5-6　颈椎张口位

1. 枢椎齿状突；2. 寰椎侧块；3. 寰枢关节间隙；4. C_2 椎体

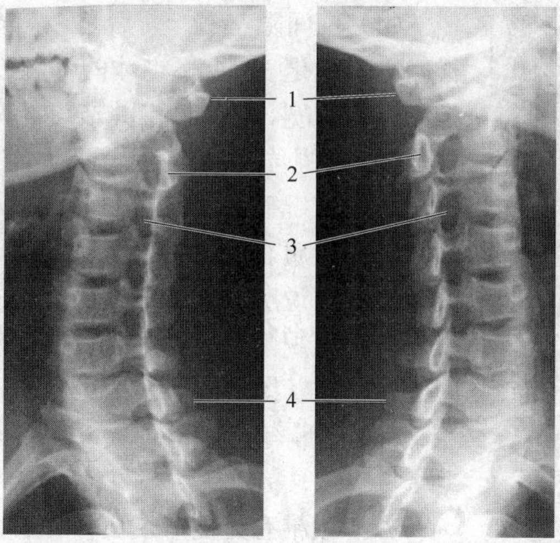

图 5-7　颈椎双斜位

1. 寰椎后弓；2. C_2 椎弓板；3. $C_{3、4}$ 椎间孔；4. C_7 棘突

（二）颈部异常 X 线表现

1. 颈项部正位片的阅片内容

（1）棘突连线是否是一条直线　如有偏歪，提示钩椎关节有旋转移位，但还必须查看横突有无变短，如同一椎体棘突偏离中线，横突又变短，才可认为该椎体有旋转

移位（图 5-8）。

（2）钩椎关节是否双侧对称（图 5-9）。

（3）两侧横突间距离是否等宽　如相邻横突间的距离变长，说明该横突间肌肉和韧带处于弛缓状态，或另一侧相对应的小肌肉、小韧带挛缩。同时说明该相邻椎体有侧方旋转移位（图 5-10）。

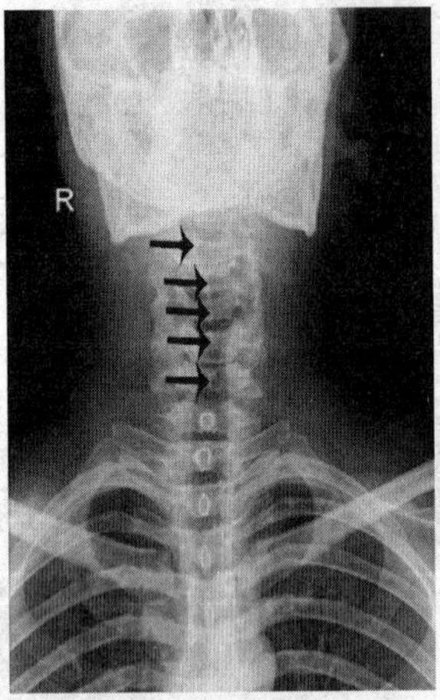

图 5-8　颈椎正位

箭头示棘突连线偏歪

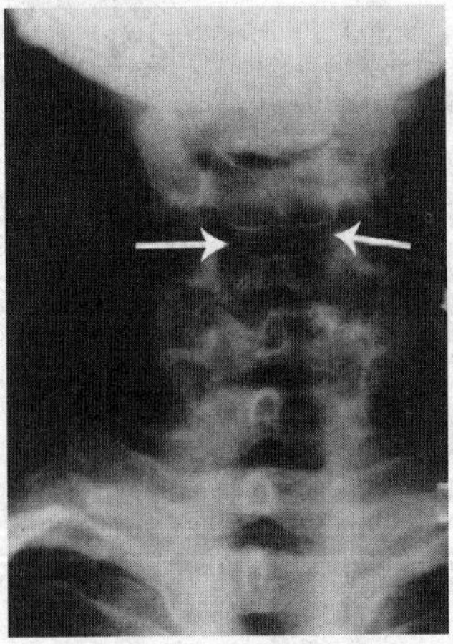

图 5-9　颈椎正位

箭头示 C_3～C_4 双侧 Luschka 关节不对称，间隙左窄右宽，有矢状轴旋转

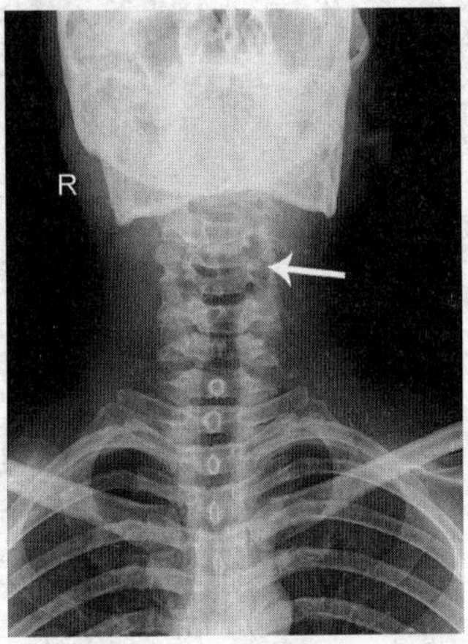

图 5-10　颈椎正位

颈椎椎体双侧横突间距明显不对称；左侧数个钩椎关节间隙变窄

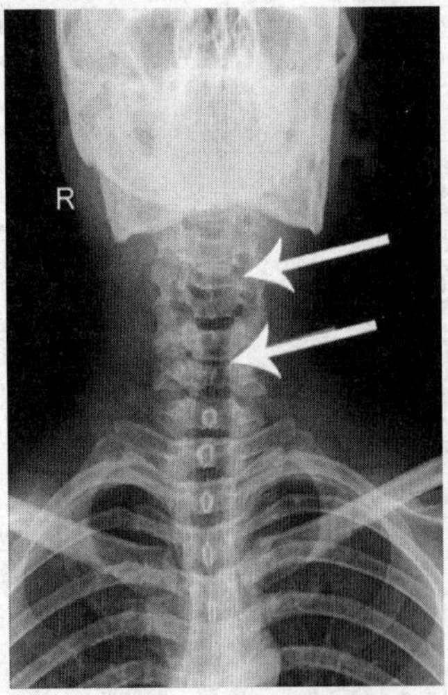

图 5-11　颈椎正位

箭头示钩椎关节间隙明显不对称，椎间隙变窄

（4）椎间隙左右、前后是否等宽　椎间隙变窄，说明椎间盘突出退变、上下椎体的仰旋或俯旋移位、侧方移位；椎间隙特别宽，说明钩椎关节可能有前后方移位和侧方移位。可参照侧位片椎体前上、下角连线曲张情况和椎体上、下角连线情况确诊（图 5-11）。

（5）骨质有无增生改变　韧带、肌肉、关节囊的附着区增生，则说明该软组织处于长期的挛缩状态，此部位如果没有软组织附着而是某骨关节面的部位，说明该处长时间应力较高（图 5-12）。

（6）韧带有无钙化表现　主要是横突间韧带钙化（图 5-13）。

（7）颈椎有无侧弯改变　如有侧弯说明中斜角肌和前斜角肌在 C_1、C_2、C_3 同侧横突附着之肌束挛缩或痉挛（图 5-14）。

2. 颈项部侧位片的阅片内容

（1）生理曲度　消失、变直或反张，说明颈椎的前纵韧带挛缩，后纵韧带张力很大，如长时间得不到纠正，必导致后纵韧带骨化；在生理曲度消失或反张的情况下，如果发现椎体后下角和下位椎体的后上角错位，在整个椎体上、下角的连线前方者说明该椎体

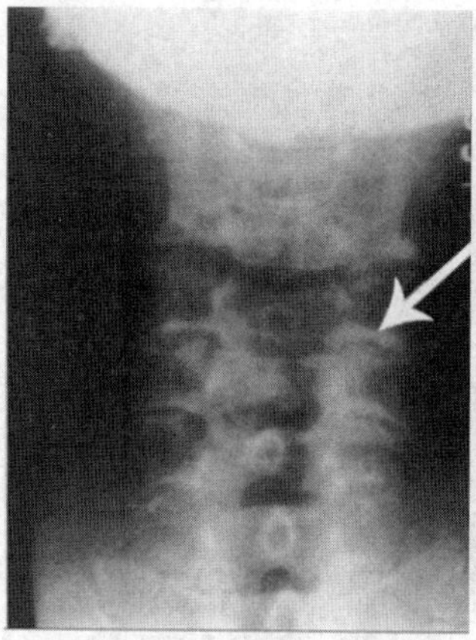

图 5-12　颈椎正位
箭头示椎体边缘增生，小关节面硬化

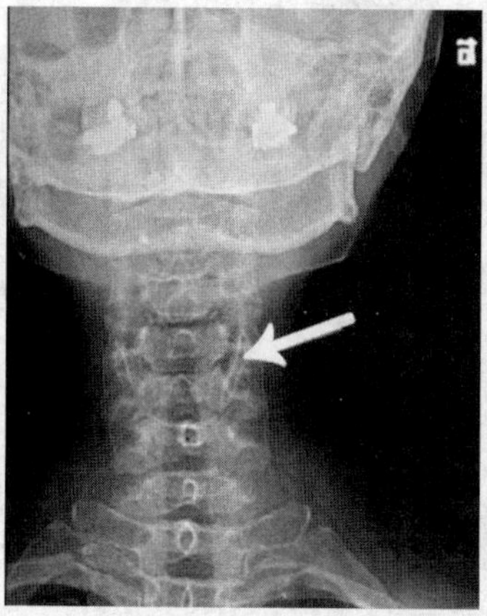

图 5-13　颈椎正位
箭头示横突间韧带钙化

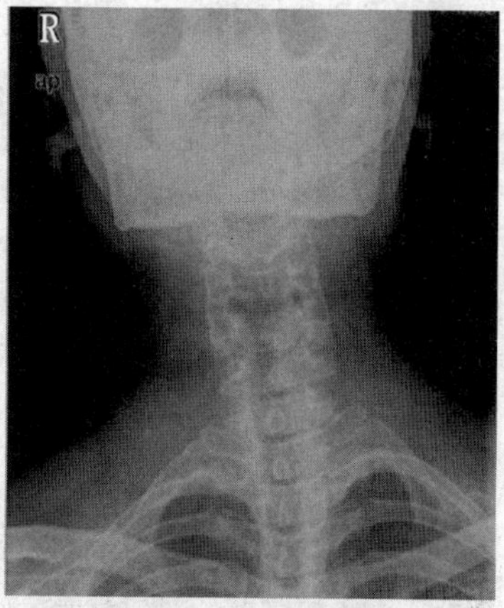

图 5-14　颈椎正位
此影像显示颈椎侧弯

前移位，后方者说明该椎体后移位。椎体间水平位移（Horizontal displace ment，HD）大于等于 3.5mm，即可认为颈椎不稳（图 5-15）。

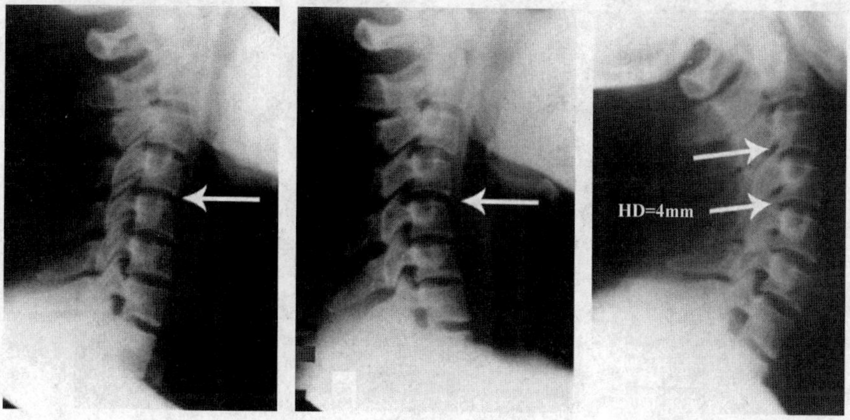

A　　B　　C

图 5-15　颈椎侧位
图 A：示颈椎生理曲度变直；图 B：示颈椎反弓；图 C：示颈椎生理曲度加大

（2）颈椎棘突间的距离　如果某两个棘突间的距离相当靠近，或者已靠到一起（即所谓吻性棘突），除了少数情况是先天畸形之外，大多数是上位椎体的仰旋移位，或下位椎体俯旋移位（图 5-16）。

（3）前后缘弧线　椎体前缘的连线一般是一个弧线，如果某个椎体前缘在弧线的后侧，说明该椎体向后方移位，如果某个椎体前缘在弧线的前方，说明该椎体向前方移位。如果整个颈椎的生理曲度消失，变直或反张则另当别论（图 5-17）。

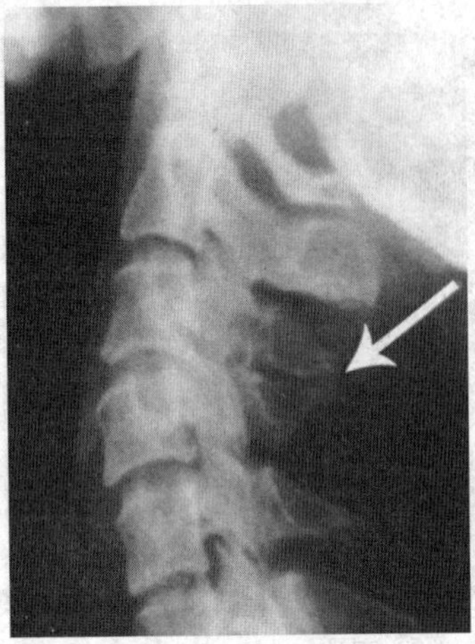

图 5-16　颈椎侧位

箭头示吻性棘突

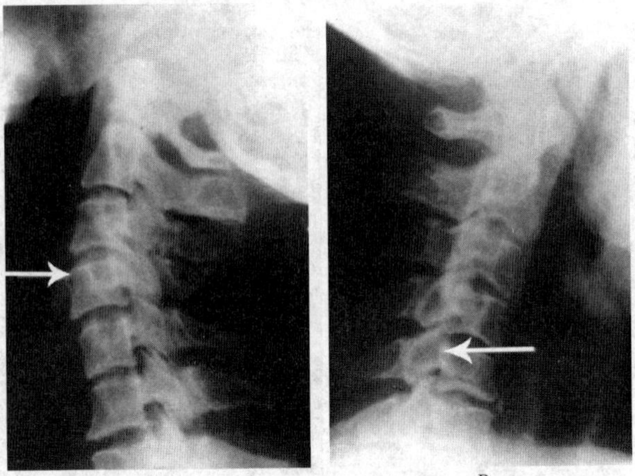

A　B

图 5-17　颈椎侧位

图 A：箭头示椎体前移位；图 B：箭头示椎体后移位

（4）韧带是否有钙化　主要是颈项韧带钙化、后纵韧带钙化（图 5-18）。

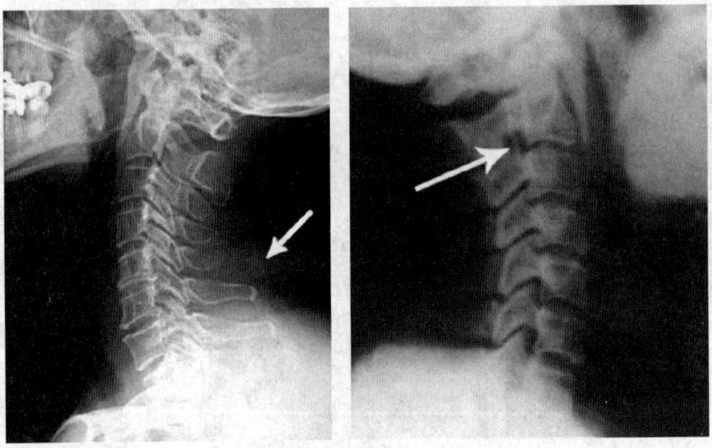

A　B

图 5-18　颈椎侧位

图 A：箭头示项韧带钙化；图 B：箭头后纵韧带钙化

（5）后关节突间隙有无变化　在 C_2～C_6 之间，如果后关节突间隙变大，就是在下位椎体关节突的上缘出现一近于三角形的黑暗区，说明该关节突关节半脱位（图 5-19）。

（6）是否有骨质增生或骨赘生成（图 5-20）。

（7）环椎前弓与齿状突间隙是否正常　正常 AO 间距成人小于 4mm，X 线侧位未见骨折征象，根据 AO 间距增大诊断为横韧带损伤伴前脱位（图 5-21）。

（8）小关节间隙　颈椎的小关节间隙在侧位片上显示都是一条斜向后下方的线，如果出现双道线，说明颈椎后关节错位（图 5-22）。

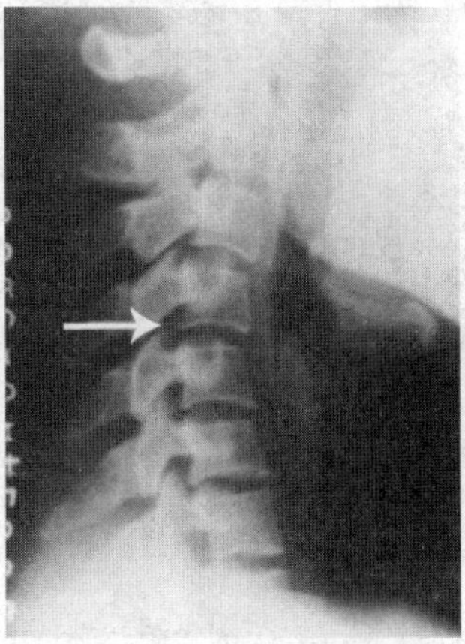

图 5-19　颈椎侧位

箭头示关节突关节半脱位

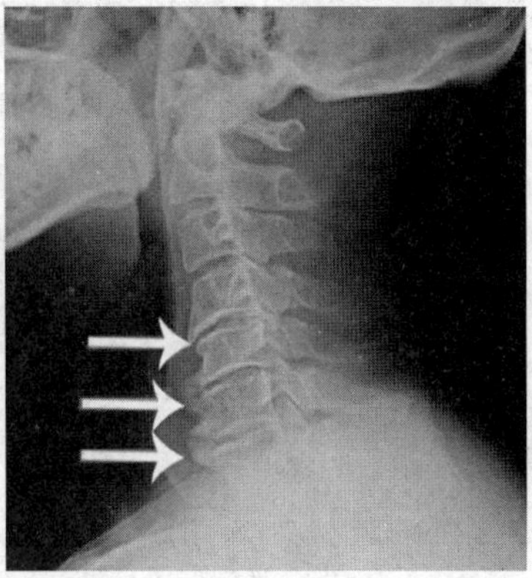

图 5-20　颈椎侧位

箭头示骨赘生成

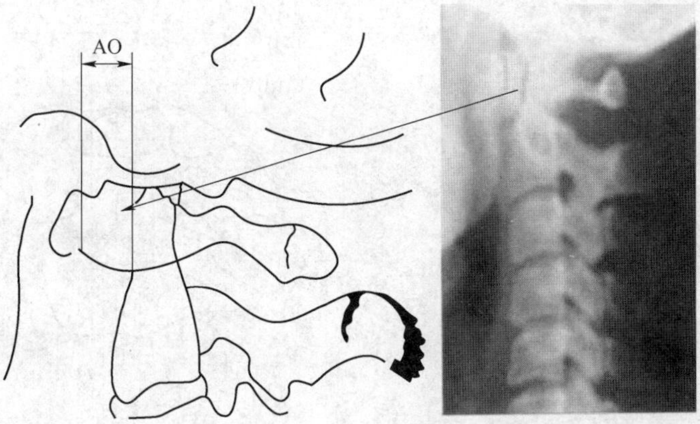

图 5-21　颈椎侧位

箭头示 AO 间距增大

（9）寰椎有无偏斜移位　侧位片上显示寰椎双线影，即“O”形影，说明寰椎偏斜移位（图 5-23）。

（10）椎体骨质结构有无改变（图 5-24）。

（11）颈椎椎管矢状径改变　椎体矢状径是椎体前缘中点至椎体后缘连线的垂直线，其数据视椎节不同而异，正常人在 C_4～C_7 段为 18～22mm；椎管矢状径为椎体后缘中点到椎板连线中点的最短距离，正常人 C_4～C_7 段为 15～18mm，而 C_1～C_3 段明显为宽，为 16～22mm。判定椎管狭窄与否可采用绝对值法，即小于 10mm 者为绝对狭窄，10.1～12mm 者为相对狭窄，12.1～14mm 为临界椎管，大于 14mm 属正常范围。由于人体身材之差异和 X 线片放大系数不一，故亦可采取比值法，公式如下：$\frac{\text{颈椎椎管矢径（mm）}}{\text{颈椎椎体矢径（mm）}}=$ 椎管比值（Pavlov 比值），两者正常之比值应在 0.75 以上，低于 0.75 者则为椎管狭窄（图 5-25）。

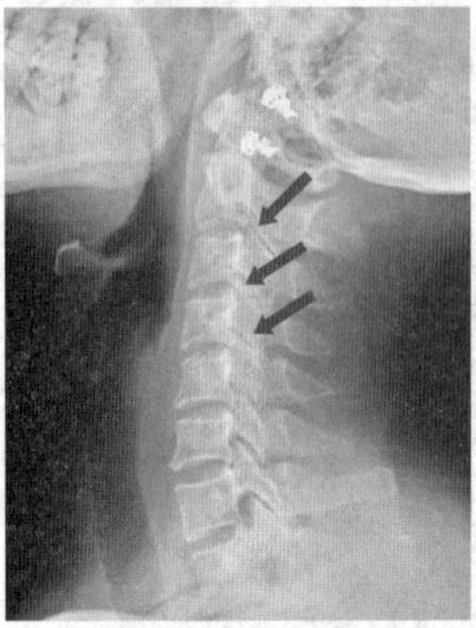

图 5-22　颈椎侧位

箭头示双突双边征

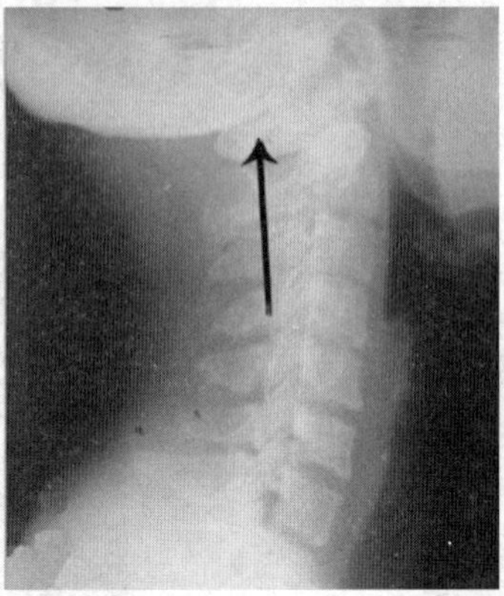

图 5-23　颈椎侧位

箭头示寰椎双线影，"O" 形影

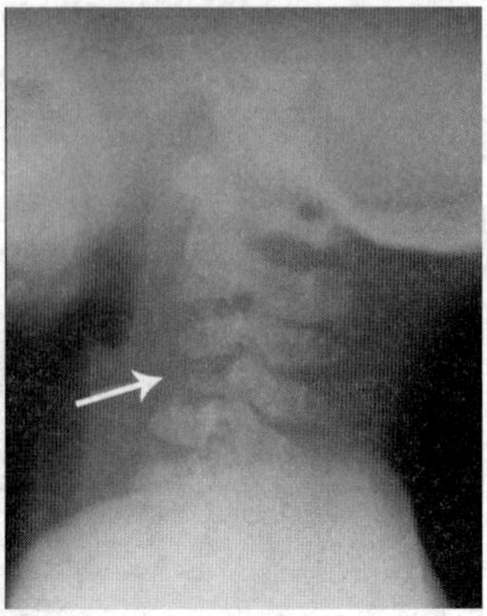

图 5-24　颈椎侧位

箭头示颈椎结核所致的骨质破坏

3. 颈项部张口位片的阅片内容（图 5-26）

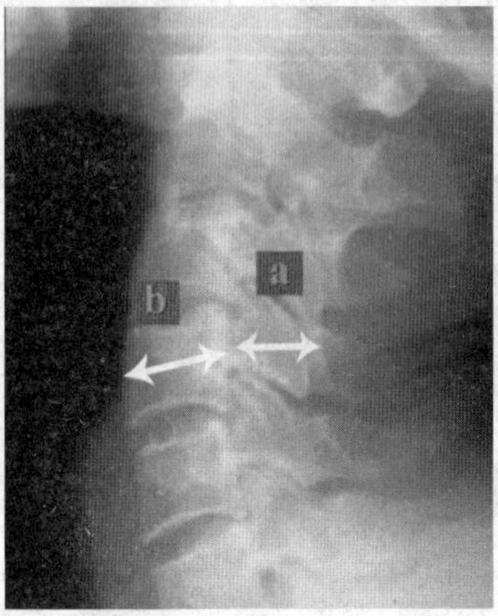

图 5-25　颈椎侧位

Pavlov 比值＜0.75，Pavlov 比值=a/b

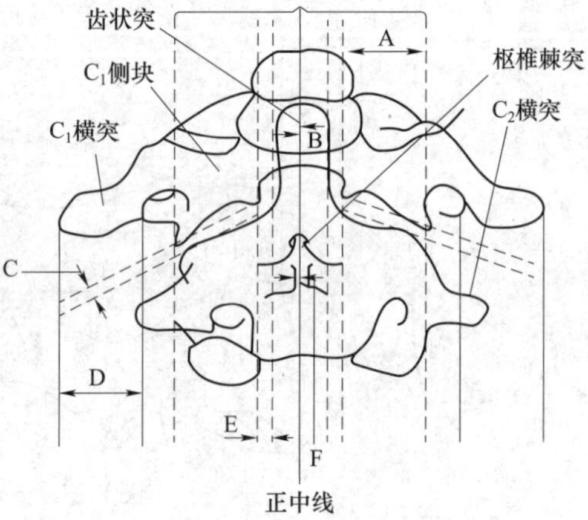

图 5-26　颈椎张口位示意图

1. C_3 椎体；2. 钩椎关节；3. 上关节突；4. 横突；5. 棘突；6. T_1 椎体

（1）寰枢关节间隙是否对称（图 5-27）。

（2）寰齿关节间隙是否对称（图 5-28）。

（3）枢椎棘突是否偏歪（图 5-29）。

4. 颈项部双斜位片的阅片内容

椎间孔　如果某侧某一椎间孔变小，说明该侧小关节错位，如椎间孔内缘参差不齐，也说明小关节错位；如某侧某一椎间孔变扁，说明相邻两个椎体有侧方旋转移位，一般上位椎体向同侧旋，下位椎体向对侧旋；如果某一个椎间孔特别的大，说明椎体向同侧后外方移位，在 C_1 和 C_2 之间不存在此种情况（图 5-30）。

5. 颈椎过伸、过屈位片的阅片内容（图 5–31）

寰枕间距：寰椎的后弓和枕骨距离特别靠近，再摄颈椎的前屈位，寰椎的后弓和枕骨距离仍然较近（＜6mm），说明寰枕筋膜挛缩。

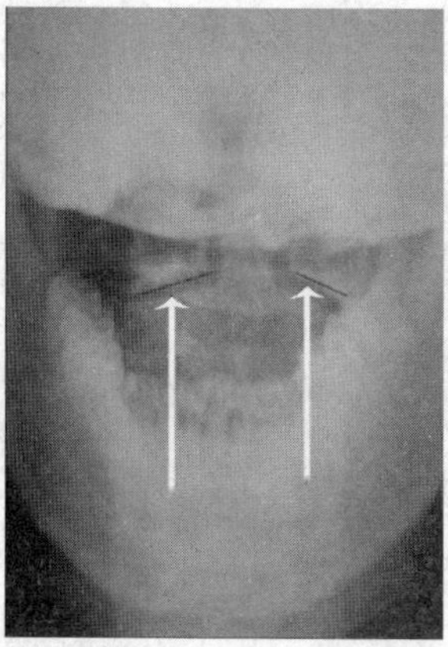

图 5-27　颈椎张口位
箭头示双侧寰枢关节不对称

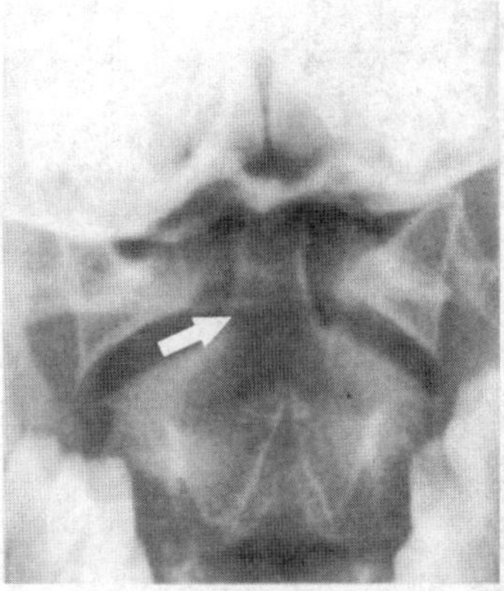

图 5-28　颈椎张口位
箭头示寰齿间隙不对称，齿突右切迹消失提示齿突骨折

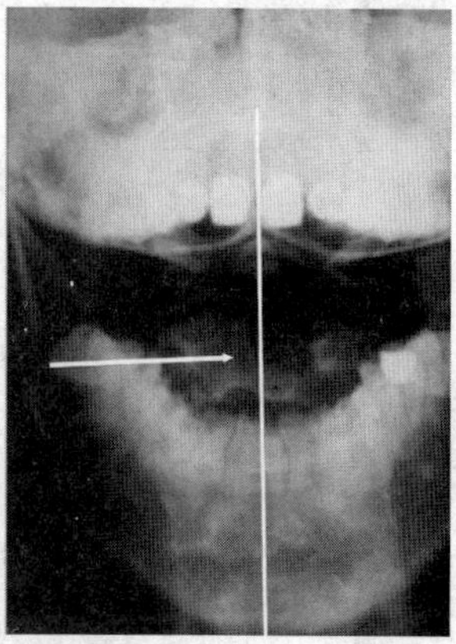

图 5-29　颈椎张口位
箭头示枢椎棘突偏歪

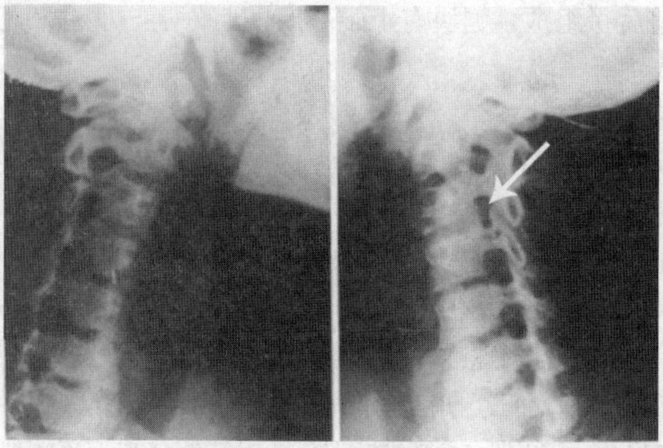

图 5-30　颈椎双斜位
箭头示 C_3～C_4 右侧椎间孔变小

三、颈部 CT 检查

1969 年 Hounsfield 成功设计出计算机体层摄影（computed tomography，CT）装置，Ambrose 将它应用于临床，并于 1972 年在英国放射学会学术会议上发表，1973 年在英国放射学杂志报道。1979 年 Hounsfield 因此获 Nobel 生理学和医学奖。CT 装置的成功设计及应用于临床是医学影像学史上的一个重要的里程碑，它开创了数字化成像之先河，并解决了普通 X 线成像时组织结构相互重叠之弊端。

（一）颈项部正常 CT 表现

颈椎 CT 图像分别用骨窗观察颈椎骨质，软组织窗观察椎间盘及周围软组织结构：

椎间盘在 CT 图像上表现为与相邻椎体形状、大小一致，密度均匀的软组织影，CT 值为 80～120Hu。CT 不能区分髓核与纤维环。椎间盘在颈段近似圆形，后缘多平直或稍后凸。

椎体前为前纵韧带，椎体后为后纵韧带，椎板内侧为黄韧带。

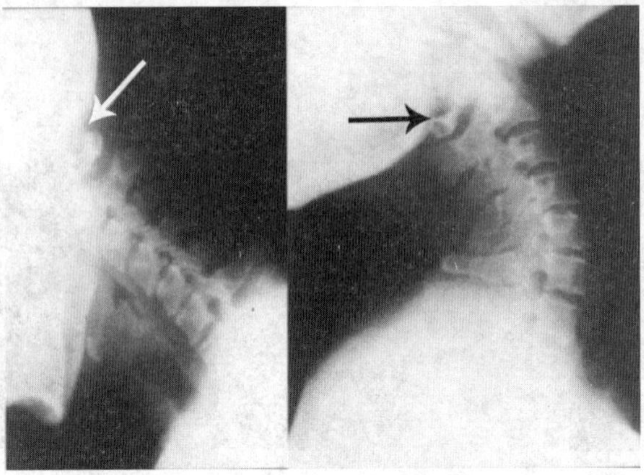

图 5-31　颈椎过伸过屈位

箭头示过伸位及过屈位均显示寰枕间隙狭窄

1. 寰椎

由两个侧块和前后弓组成，侧块有上下关节凹，分别与枕髁和枢椎上关节突形成关节。横突短小，有横突孔，左右各一，椎动脉走行其中。

2. 枢椎

枢椎椎体的齿状突前与寰椎前弓后缘、后与寰椎横韧带形成寰枢正中关节（图 5-32），枢椎横突小，内有横突孔。

3. 第 3～7 颈椎

形态相似，椎体为椭圆形，横径大于前后径，高约 15mm。C_3～C_7 颈椎体有钩突，由椎体后外侧向上突入相邻一个椎体后外侧缘的浅凹中，钩突构成椎间孔的一部分。椎弓根短，与椎板形成的椎管为三角形（图 5-33，图 5-34）。横突短，横突孔除第 7 颈椎因其发育不良或缺如外均可见到。上下关节突对相邻椎体关节突构成关节突关节。第 7 颈椎棘突较长，其他均短小。

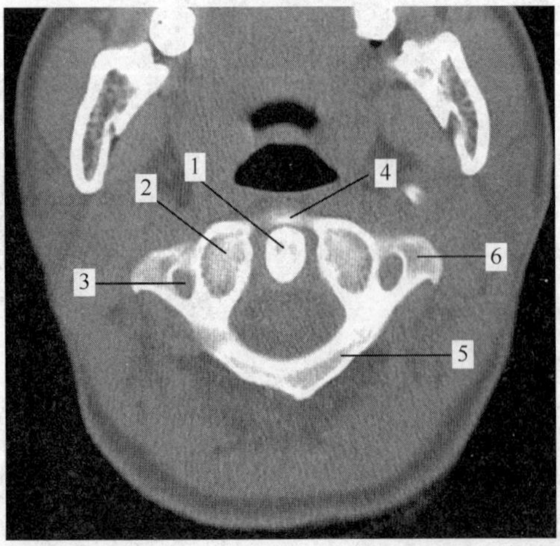

图 5-32　正常颈椎 CT 轴位骨窗（寰枢关节层面）

1. 枢椎齿状突；2. 寰椎侧块；3. 横突孔；4. 寰椎前弓；5. 寰椎后弓；6. 横突

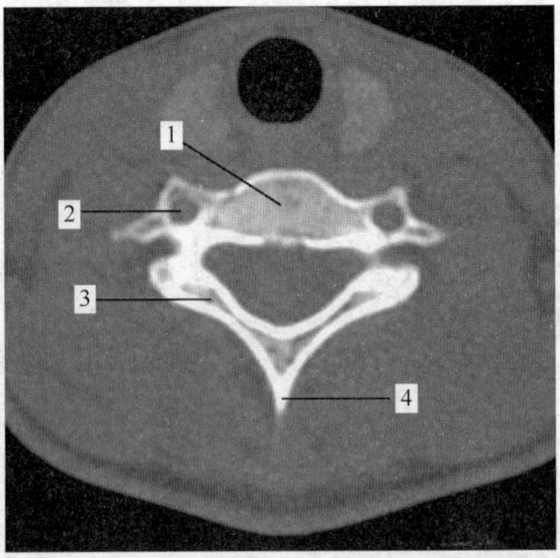

图 5-33　正常颈椎 CT 轴位骨窗（椎体中部层面）

1. 椎体；2. 横突孔；3. 椎板；4. 棘突

4. 椎间盘由髓核和纤维环组成

椎间盘高度不一，颈椎的椎间盘高为3～5mm，椎间盘在CT图像上表现为与相邻椎体形状、大小一致，密度均匀的软组织影，CT值为80～120Hu。CT不能区分髓核与纤维环（图5-35）。椎间盘在颈段近似圆形，后缘多平直或稍后凸。

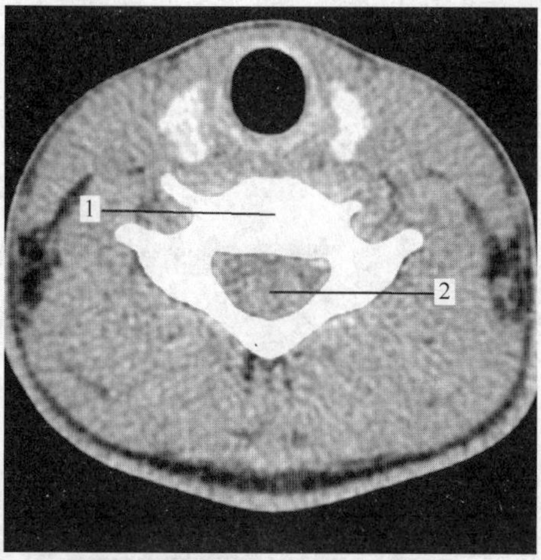

图5-34　正常颈椎CT轴位软组织窗（终板层面）

1. 椎体；2. 颈髓

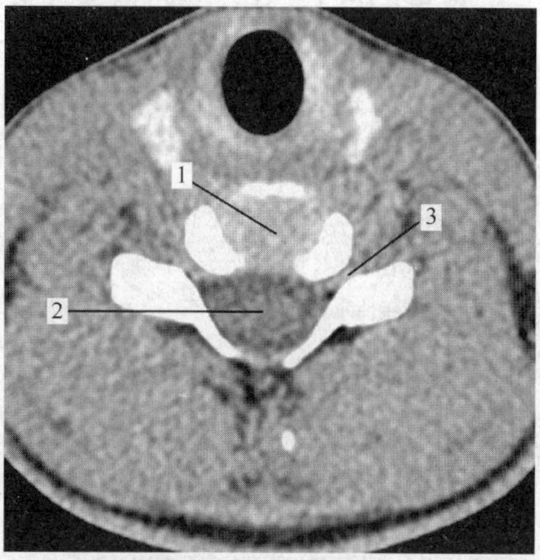

图5-35　正常颈椎CT轴位软组织窗（椎间盘层面）

1. 椎间盘；2. 颈髓；3. 椎间孔

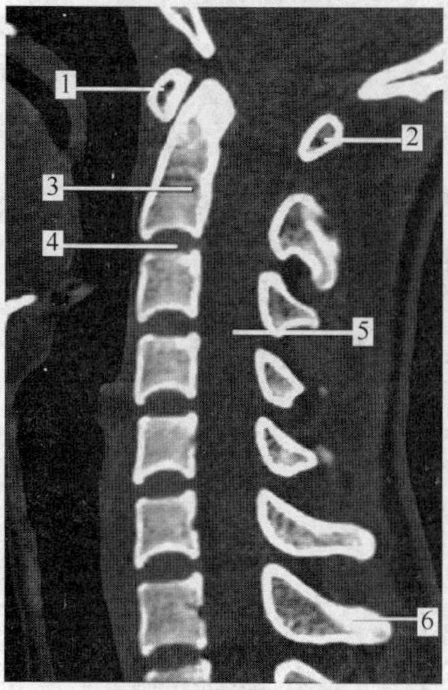

图5-36　正常颈椎CT
（MPR正中矢状位）

1. 寰椎前弓；2. 寰椎后弓；3. 枢椎；4. $C_{2\sim3}$椎间盘；5. 颈髓；6. 棘突

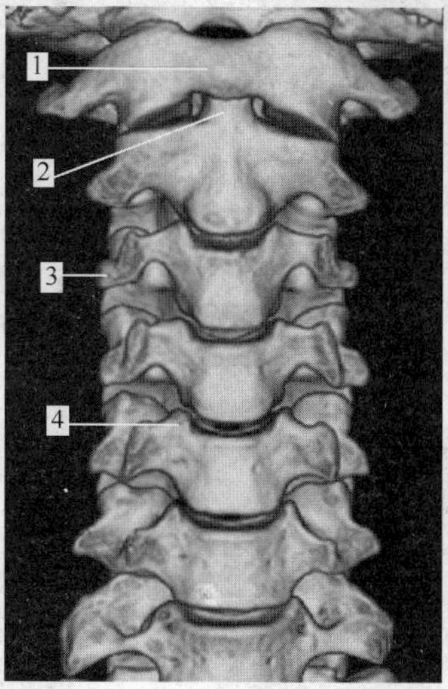

图5-37　正常颈椎VR图像

1. 寰椎；2. 枢椎齿状突；3. 横突；4. 钩突

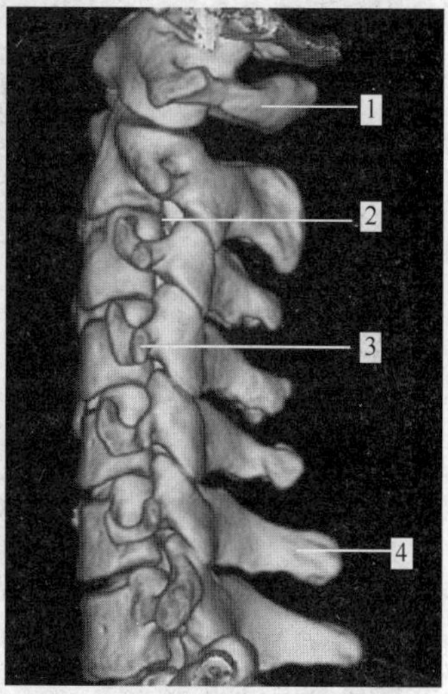

图5-38　正常颈椎VR图像

1. 寰椎后弓；2. 椎间孔；3. 横突；4. 棘突

5. 关节突关节

C_3～C_7颈椎相邻椎弓之间的上、下关节突构成关节突关节。上关节突在下关节突的前内或前外，关节面在颈段近于水平，关节突关节一般两侧对称，由颈椎向胸、腰椎逐渐增大。正常关节突光滑，皮质厚度一致，两侧关节面大致相同，关节间隙宽度为2～4mm。

6. 椎间孔

可分为两个部分：①上部最大，含神经根，前为椎体，上为椎弓根，后为椎板和关节突；②下部最小，在下椎弓根上，前为钩突，后为关节突。

7. 硬脊膜外间隙

位于硬脊膜外、骨性椎管内，含有丰富的脂肪以及神经、淋巴、血管和结缔组织等，椎管内韧带位于硬脊膜外间隙；椎体前为前纵韧带，椎体后为后纵韧带，椎板内侧为黄韧带。

8. 螺旋 CT 检查可以借助后处理工作站进行多平面重组

如二维图像（MPR）、三维图像（VR）等显示颈椎椎体形态、椎体曲度、骨质密度、关节突关节间隙及骨性椎管的大小等（图 5-36～图 5-38）。

（二）颈项部异常 CT 表现

1. 椎体骨质唇样增生

椎体后缘骨质增生比前缘增生更为重要（图 5-39～图 5-41）。

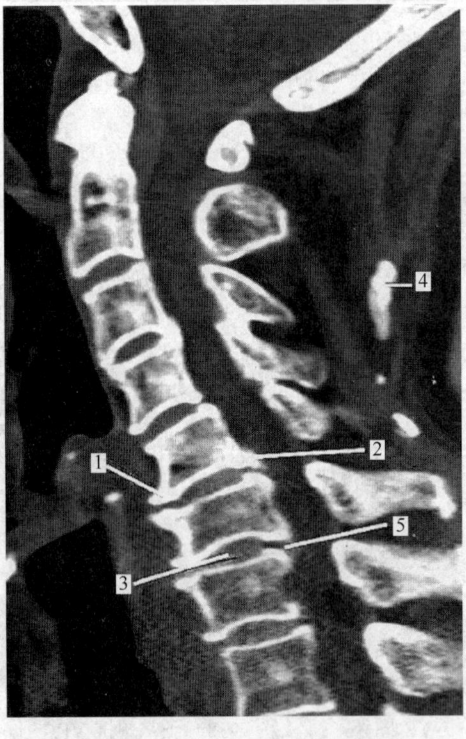

图 5-39　颈椎病 CT（MPR 正中矢状位）

1. 椎体前下角骨质增生；2. 椎体后下角骨质增生；3. 椎间隙狭窄；4. 项韧带钙化；5. 椎间盘后凸

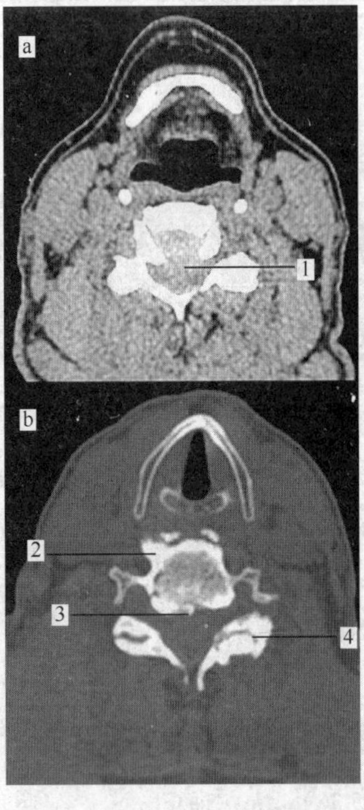

图 5-40　颈椎病 CT 轴位

（a：椎间盘层面；b：骨体中部层面）

1. 椎间盘后凸压迫硬膜囊；2. 椎体边缘增生；3. 后纵韧带钙化；4. 关节突关节骨质增生硬化

2. 钩突骨质增生

钩突出现骨赘、骨唇等（图 5-42，图 5-43）。

3. 颈椎间盘病变

椎间盘膨出、突出、脱出，硬膜囊受压致椎管狭窄，侧隐窝狭窄可压迫神经根（图 5-44，图 5-45）。

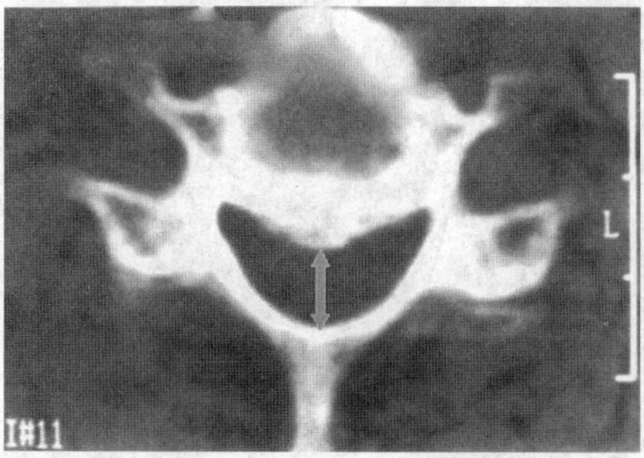

图 5-41　颈椎 CT 平扫（骨窗）
箭头示椎体后壁增生，椎管前后径狭窄

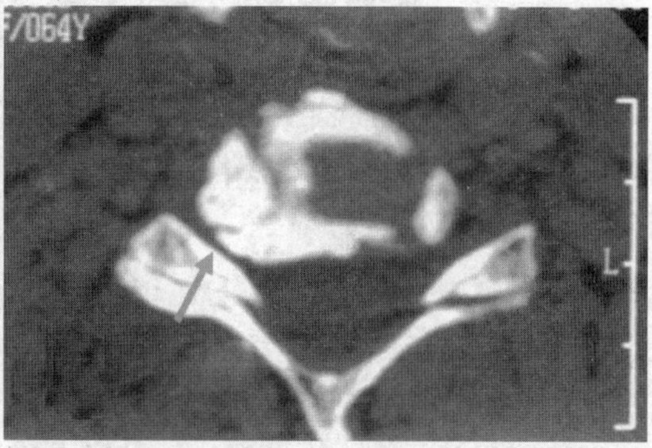

图 5-42　颈椎病 CT 平扫（骨窗）
箭头示右侧钩突侧后壁骨质增生、肥厚，椎间孔前后径狭窄

4. 颈椎韧带增厚并钙化

黄韧带以颈段最薄，向下逐渐增厚，黄韧带的正常厚度 2～3mm，如厚度超过 3mm，应考虑黄韧带肥厚；前纵韧带及后纵韧带亦可见钙化（图 5-44，图 5-46）。

5. 椎间孔狭窄

椎体边缘增生，横突孔狭窄（图 5-47）。

6. Schmorl 结节

椎体上下缘凹陷性骨缺损、边缘硬化。

7. 椎间盘真空征

椎间盘区不规则透亮气体影。

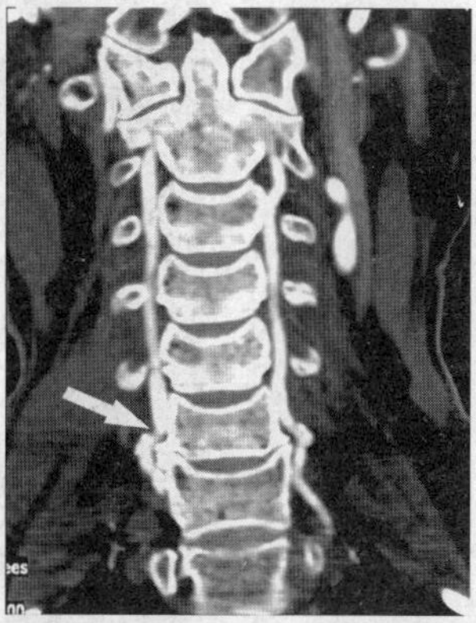

图 5-43　颈椎 CT（多平面重组图像）
箭头示钩突骨质增生，压迫椎动脉

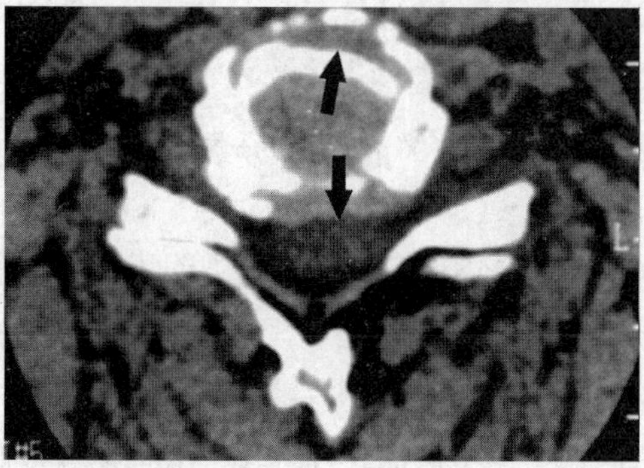

图 5-44　颈椎 CT 平扫（椎间盘层面）
箭头示前纵韧带钙化，椎间盘膨出，硬膜囊受压

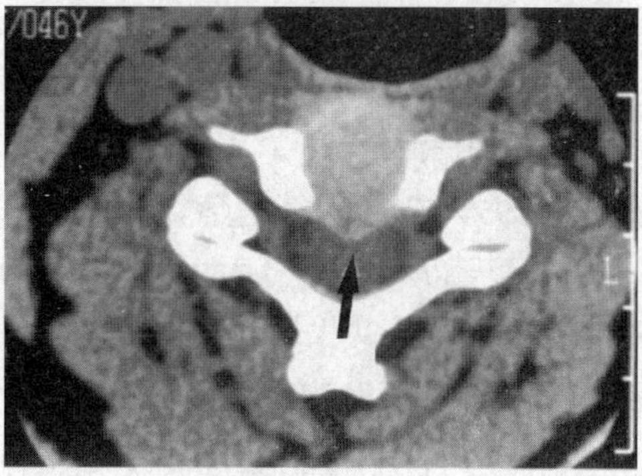

图 5-45　颈椎 CT 平扫（椎间盘层面）
箭头示颈椎间盘中央型后突，硬膜囊受压变形

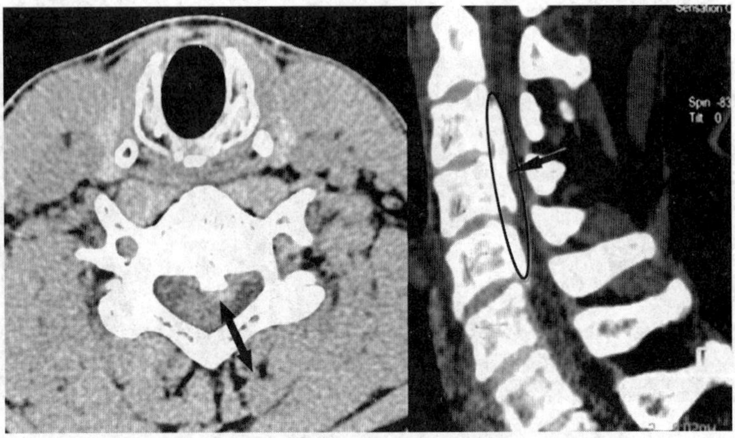

图 5-46　颈椎 CT 平扫及矢状位（骨窗）

箭头示后纵韧带钙化

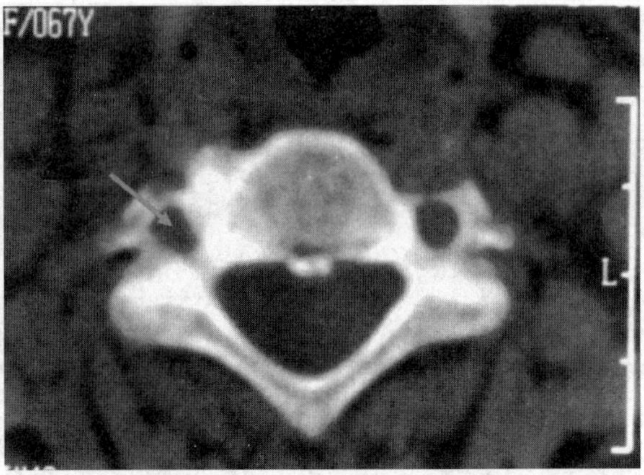

图 5-47　颈椎 CT 平扫（骨窗）

箭头示椎体右缘增生，横突孔狭窄

四、颈部 MRI 检查

核磁共振现象最早是由美国物理学家 Bloch 和 Purcell 于 1946 年发现和证实，并因此获得 1954 年诺贝尔物理学奖。1973 年美国的保罗 · C · 劳特伯（Paul C Lauterbur）发明了磁共振成像技术（magnetic resonance imaging，MRI），1976 年英国的皮特 · 曼斯菲尔德（Peter Mansfield）首次成功地对活体进行了 MRI 成像。

（一）颈部正常 MRI 表现

椎体在 T_1WI 上高信号，信号高于骨皮质而低于皮下脂肪，在 T_2WI 上呈中等至低信号，稍高于骨皮质，在部分翻转梯度回波上呈低信号。正常椎体内信号比较均匀。椎间盘 MRI 表现在 T_1WI 上呈低信号，髓核 T_1WI 上呈低信号，T_2WI 上呈高信号，纤维

环 T_1 及 T_2WI 上均呈低信号，在椎间盘的后缘与相贴的后纵韧带在信号上不能区分。黄韧带位于椎管后方，附着于相邻椎板的前下和后上，两侧在后方中线融合（图 5-48～图 5-51）。

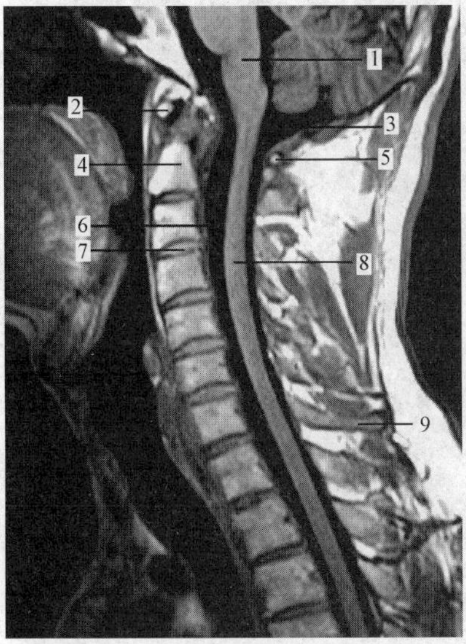

图 5-48　正常颈椎矢状位 T_1WI

1. 延髓；2 寰椎前弓；3. 小脑延髓池；4. 枢椎椎体；5. 后弓；6. 蛛网膜下腔；7. 椎间盘；8. 颈髓；9. 棘突

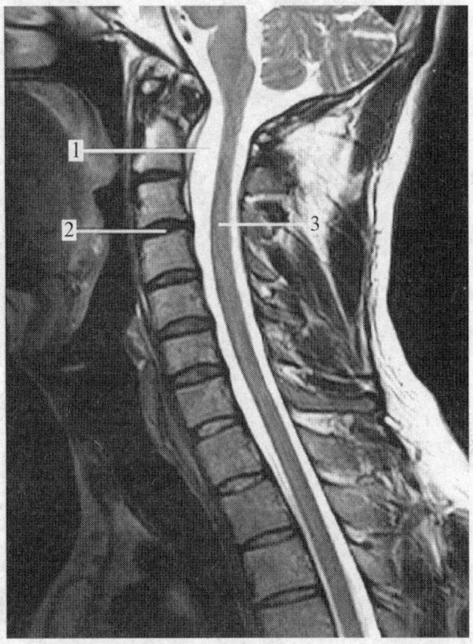

图 5-49　正常颈椎矢状位 T_2WI

1. 蛛网膜下腔；2. 椎间盘；3. 颈髓

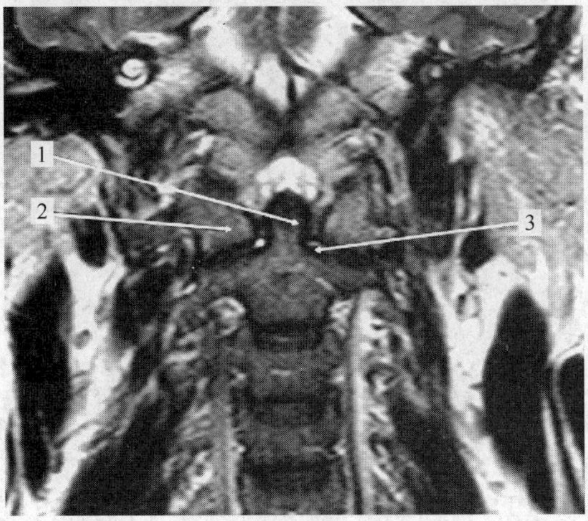

图 5-50　正常寰枢关节冠状位 T_2WI

1. 枢椎齿状突；2. 寰椎侧块；3. 寰枢关节间隙

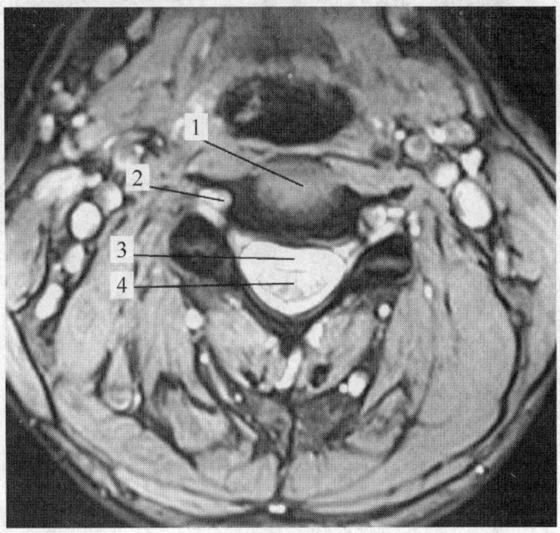

图 5-51　正常颈椎间盘横轴位 T_2WI

1. 椎间盘；2. 横突孔；3. 蛛网膜下腔；4. 颈髓

（二）颈项部异常 MRI 表现

1. 颈椎生理弧度变直或后突成角。
2. 椎体骨质增生，出现骨赘、骨唇等（图 5-52）。
3. 颈椎间盘膨出、突出、脱出，硬膜囊受压致椎管狭窄或侧隐窝狭窄压迫神经根（图

5-52～图 5-57）。

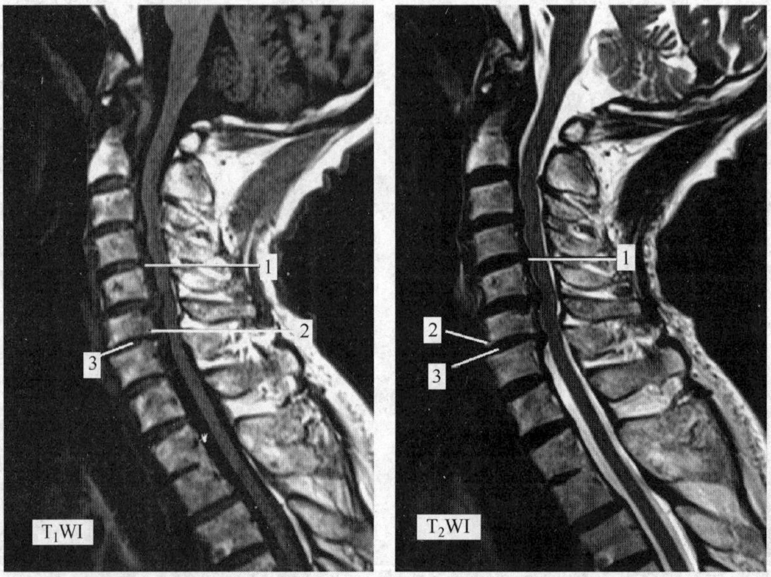

图 5-52　颈椎病 MRI（左上：矢状位 T_1WI；右上：矢状位 T_2WI）

1. 椎间盘后突压迫硬膜囊；2. 椎体骨质增生；3. 椎间隙狭窄

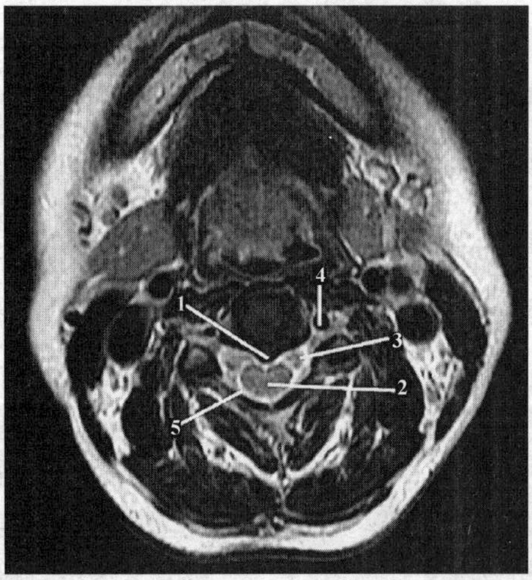

图 5-53　颈椎病轴位 T_2WI

1. 椎间盘后突压迫硬膜囊；2. 颈髓受压；3. 神经根；4. 椎动脉；5. 硬膜囊外脂肪

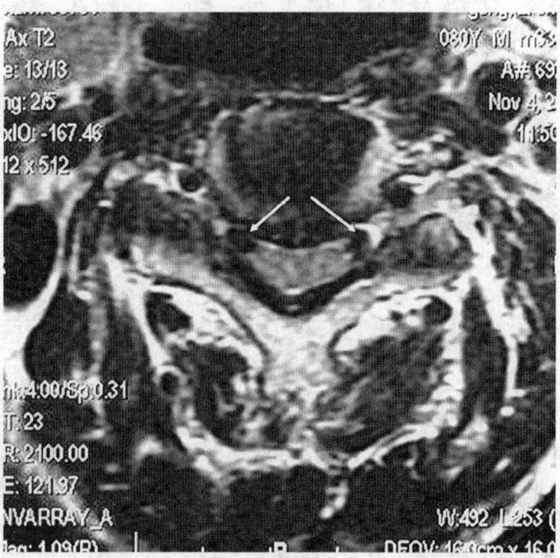

图 5-54　神经根型颈椎病 MRI（轴位 T_2WI）

箭头示双侧神经根受压

4. 颈椎黄韧带增厚并钙化。

5. 椎体终板变性分三型：Ⅰ型，T_1WI 低信号，T_2WI 高信号，病理为终板的缺损，裂隙以及血管化的纤维组织；Ⅱ型，T_1WI 高信号，T_2WI 稍高信号，病理为骨髓的脂肪替代；Ⅲ型，T_1WI，T_2WI 均为低信号，病理为硬化、骨化（图 5-58）。

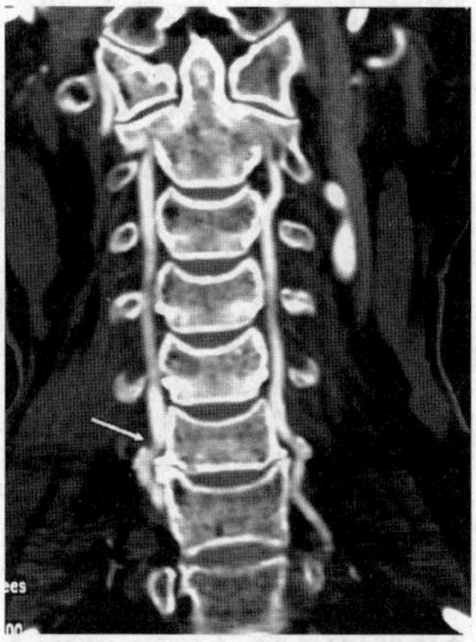

图 5-55　椎动脉型颈椎病 CT（多平面重组图像）

箭头示钩突骨质增生，压迫椎动脉

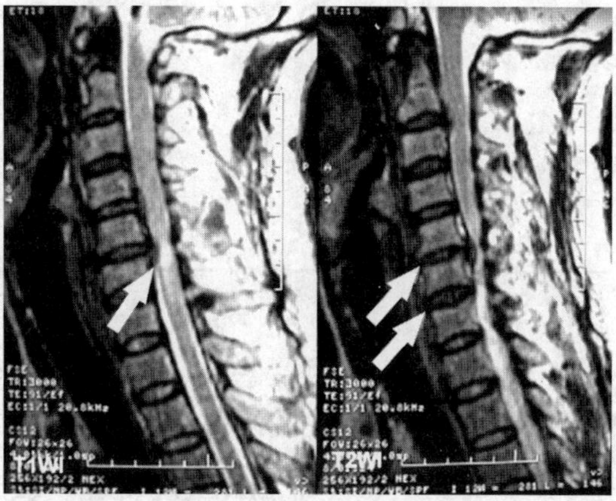

图 5-56　颈椎 MRI（矢状位 T_1WI、T_2WI）

箭头示：1. 脊髓水肿；2. 椎间盘变性

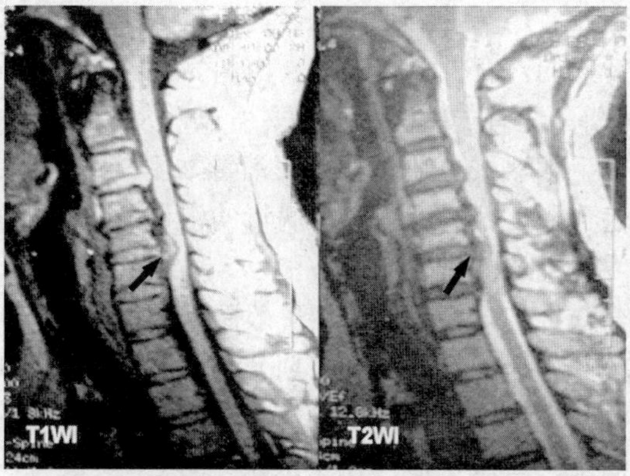

图 5-57　颈椎 MRI（矢状位 T_1WI、T_2WI）

箭头示颈椎间盘突出，椎管狭窄

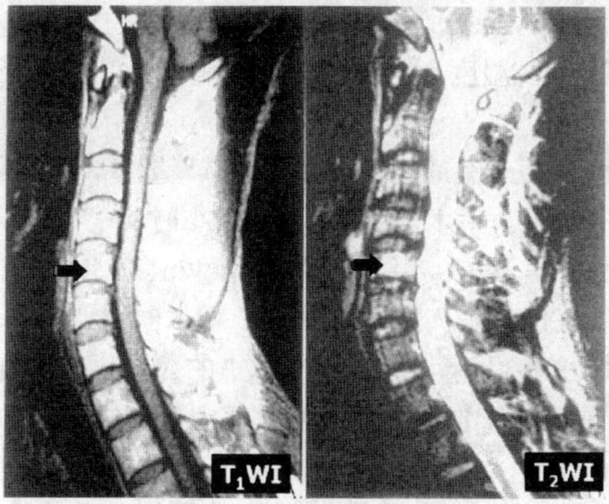

图 5-58　颈椎 MRI（矢状位 T_1WI、T_2WI）

箭头示 C_5 椎体血管瘤

第六章

针刀操作技术

第一节 针刀手术室的设置

针刀是一种闭合性手术，与普通手术一样，必须在无菌手术室进行，国家对手术室有严格的规定。但由于针刀是一个新生事物，由于投入少，疗效好，所以几乎所有专业的临床医生都有学习针刀的，有外科、骨科、内科、儿科、中医科、针灸科、推拿按摩科、神经内科、皮肤科等，还有一些医技人员。所以，大家对针刀手术的无菌观念不强，学习针刀的医生对针刀手术器械也缺乏严格的消毒，仅在消毒液中做短时间的浸泡，即重复使用，这样难以达到杀灭肝炎、HIV 等病毒的消毒效果，极容易造成伤口感染，也容易染上肝炎和 HIV 等经血液传播的疾病。

有条件的医院应建立针刀专用手术室，一般医院要开展针刀，也必须有单独的针刀手术间。手术室基本条件包括：手术区域应划分为非限制区、半限制区和限制区，区域间标志明确，手术室用房及设施要求必须符合有关规定。为了防止手术室空间存在的飞沫和尘埃所带有的致病菌，应尽可能净化手术室空气。

1. 空间消毒法

（1）紫外线消毒法　多用悬吊紫外线灯管（电压 220V，波长 253.7mm，功率 30W），距离 1m 处，强度大于 $70\mu W/cm^2$，每立方米空间用量大于 115W，照射时间大于 30 分钟。室温宜在 20℃～35℃，湿度小于 60%。需有消毒效果监测记录。

（2）化学气体熏蒸法

①乳酸熏蒸法　每 $100m^2$ 空间用乳酸 12ml 加等量水，放入治疗碗内，加热后所产生的气体能杀灭空气中细菌。手术间要封闭 4～6 小时。

②福尔马林（甲醛）熏蒸法　用 40%甲醛 $4ml/m^3$ 加水 $2ml/m^3$ 与高锰酸钾 $2g/m^3$ 混合，通过化学反应产生气体能杀灭空气中细菌。手术间封闭 12～24 小时。

除了定期空间消毒法外，尽量限制进入手术室的人员数；手术室的工作人员必须按规定更换着装和戴口罩；患者的衣物不得带入手术室；用湿法清除室内墙地和物品的尘埃等。

2. 手术管理制度

（1）严格手术审批制度　正确掌握手术指征，大型针刀手术由中级职称以上医师决定。

（2）术前完善各项常规检查　如血常规检查、尿常规检查、凝血功能检查，对中老年人应做心电图、肝肾功能检查等。

（3）手术室常用急救药品　如中枢神经兴奋剂、强心剂、升压药、镇静药、止血药、阿托品、地塞米松、氨茶碱、静脉注射液、碳酸氢钠等。

（4）手术室基本器械配置　应配有麻醉机、呼吸机、万能手术床、无影灯、气管插管、人工呼吸设备等。

第二节　针刀手术的无菌操作

1. 手术环境：建立针刀治疗室，室内紫外线空气消毒 60 分钟，治疗台上的床单要经常换洗、消毒，每日工作结束时，彻底洗刷地面，清洁大扫除 1 次。

2. 手术用品消毒：推荐使用一次性针刀，若用铁柄针刀、骨科锤、纱布、外固定器、穿刺针等需高压蒸气消毒。

3. 医生、护士术前必须洗手。用普通肥皂先洗 1 遍，再用洗手刷沾肥皂水交替刷洗双手，特别注意指甲缘、甲沟和指蹼。继以清水冲洗。

4. 术野皮肤充分消毒，选好治疗点，用记号笔在皮肤上做一记号。然后用 2%碘酒棉球在记号上按压一下使记号不致脱落，以记号为中心开始逐渐向周围 5cm 以上涂擦，不可由周围再返回中心。待碘酒干后用 75%酒精脱碘 2 次。若用 0.75%碘伏消毒皮肤可不用酒精脱碘。之后，覆盖无菌小洞巾，使进针点正对洞巾的洞口中央。

5. 手术时医生、护士应穿干净的白大衣、戴帽子和口罩，医生要戴无菌手套。若做中大型针刀手术，如关节强直的纠正、股骨头缺血性坏死、骨折畸形愈合的折骨术，则要求医生、护士均穿无菌手术衣，戴无菌手套，患者术后常规服用抗生素 3 天预防感染。

6. 术中护士递送针刀等手术用具时，均应严格按照无菌操作规程进行。不可在手术人员的背后传递针刀及其他用具。

7. 一支针刀只能在一个治疗点使用，不可在多个治疗点进行治疗，以防不同部位交叉感染。连续给不同患者做针刀治疗时，应更换无菌手套。

8. 参观针刀操作的人员不可太靠近术者或站得太高，也不可随意在室内走动，以减少污染的机会。

9. 术毕，迅速用创可贴覆盖针孔，若同一部位有多个针孔，可用无菌纱布覆盖、包扎。嘱患者 3 天内不可在施术部位擦洗。3 天后，可除去包扎。

第三节　常用针刀刀具

一、Ⅰ型针刀

Ⅰ型针刀（图 6-1）根据其尺寸不同分为四种型号，分别记作Ⅰ型 1 号、Ⅰ型 2 号、Ⅰ型 3 号、Ⅰ型 4 号。

1. Ⅰ型 1 号针刀

全长 15cm，针刀柄长 2cm，针刀体长 12cm，刀刃长 1cm，针刀柄为一长方形或扁平葫芦形，针刀体为圆柱形，直径 1mm，刀刃为齐平口，末端扁平带刃，刀口线为 1mm，同时要使刀口线和刀柄在同一平面内，只有在同一平面内才能在刀刃刺入肌肉后，从刀柄的方向辨别刀口线在体内的方向。

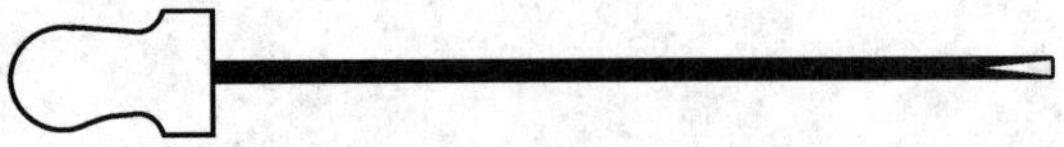

图 6-1 Ⅰ型针刀示意图

2. Ⅰ型 2 号针刀

结构模型和Ⅰ型 1 号同，只是针刀体长度比Ⅰ型 1 号短 3cm，即针刀体长度为 9cm，刀刃长 1cm。

3. Ⅰ型 3 号针刀

结构模型和Ⅰ型 1 号同，只是针刀体长度比Ⅰ型 1 号短 5cm，即针刀体长度为 7cm，刀刃长 1cm。

4. Ⅰ型 4 号针刀

结构模型和Ⅰ型 1 号同，只是针刀体长度比Ⅰ型 1 号短 8cm，即针刀体长度为 4cm，刀刃长 1cm。

Ⅰ型针刀适应于治疗各种软组织损伤和骨关节损伤，接通电生理线路，以及其他杂病的治疗。

二、Ⅱ型针刀

Ⅱ型针刀（图 6-2）全长 12.5cm，针刀柄长 2.5cm，针刀体长 9cm，刀刃长 1cm，针刀柄为一梯形葫芦状，针刀体为圆柱形，直径 3mm，刀刃为楔形，末端扁平带刃，末端刀口线 1mm，刀口线和刀柄在同一平面内，刀口为齐平口。

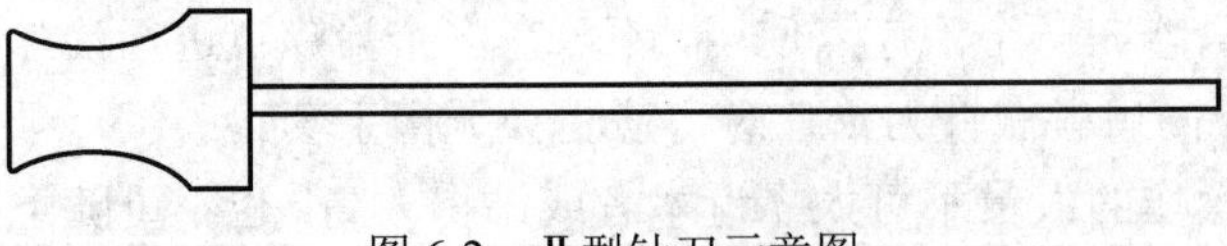

图 6-2 Ⅱ型针刀示意图

Ⅱ型针刀适用于深层大范围软组织松解治疗。

三、注射针刀

注射针刀（图 6-3）根据其长短分为两种。

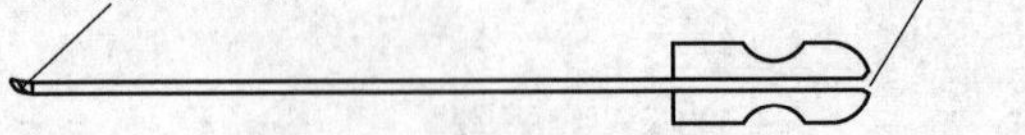

图 6-3 注射针刀示意图

1. 长型注射针刀

全长 10cm，针刀柄长 2cm，针刀体长 7cm，刀刃长 1cm，针刀柄为一扁平葫芦形，针刀体为圆柱形，直径 2mm，刀刃为锲形，末端扁平带刃，刀口线为 1mm，刀口为斜口。同时要使刀口线和刀柄在同一平面内，只有在同一平面内才能在刀刃刺入肌肉后，从刀柄的方向辨别刀口线在体内的方向。针刀柄、体、头均为中空设计，针刀柄端有一注射器接口，可接注射器。

2. 短型注射针刀

全长7cm，针刀柄长2cm，针刀体长4cm，刀刃长1cm，其他结构与长型注射针刀相同。

注射针刀用于针刀松解同时注射麻醉药物、封闭药物及神经营养药物等。

四、芒针刀

芒针刀（图6-4）根据其尺寸不同分为3种型号，分别记作1号、2号、3号。

1. 芒针刀1号

全长10cm，针刀柄长2cm，针刀体长7cm，刀刃长1cm，针刀柄为一扁平葫芦形，针刀体为圆柱形，直径0.5mm，刀刃为锲形，末端扁平带刃，刀口线为0.4mm，刀口为齐平口，同时要使刀口线和刀柄在同一平面内，只有在同一平面内才能在刀刃刺入肌肉后，从刀柄的方向辨别刀口线在体内的方向。

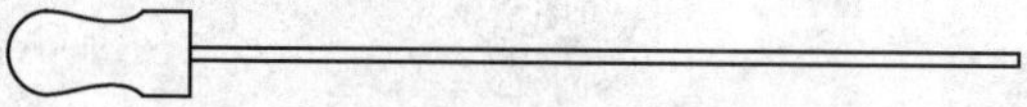

图6-4　芒针刀示意图

2. 芒针刀2号

结构模型和芒针刀1号同，只是针刀体长度比芒针刀1号短3cm，即针刀体长度为4cm。

3. 芒针刀3号

结构模型和芒针刀1号同，只是针刀体长度比芒针刀1号短5cm，即针刀体长度为2cm。

芒针刀适用于眼角膜和其他黏膜表面的治疗，以及因电生理线路紊乱或短路引起的各种疾病的治疗。

第四节　患者的体位选择与术前麻醉

一、患者的体位选择

1. 俯卧低头位（图6–5）

患者俯卧，胸部置软枕，头部突出于床缘，尽量收紧下颌，低头。此体位适用于颈项部位的针刀治疗。

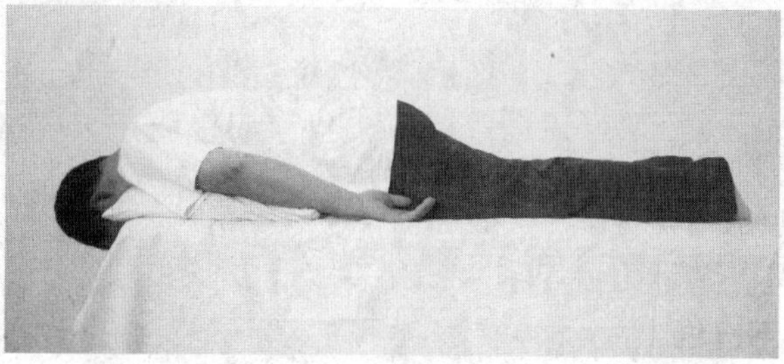

图6-5　俯卧低头位

2. 俯卧位（图 6–6）

患者俯卧在治疗床上，腹部置软枕。此体位适用于身体背面脊柱区域的针刀治疗。

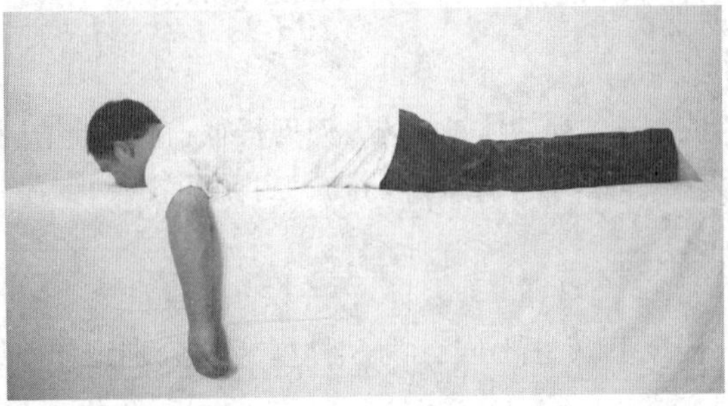

图 6-6　俯卧位

3. 仰卧位（图 6–7）

患者平卧于治疗床上，项部加软枕，头后仰。此体位适用于胸腹部及四肢前侧的针刀治疗。

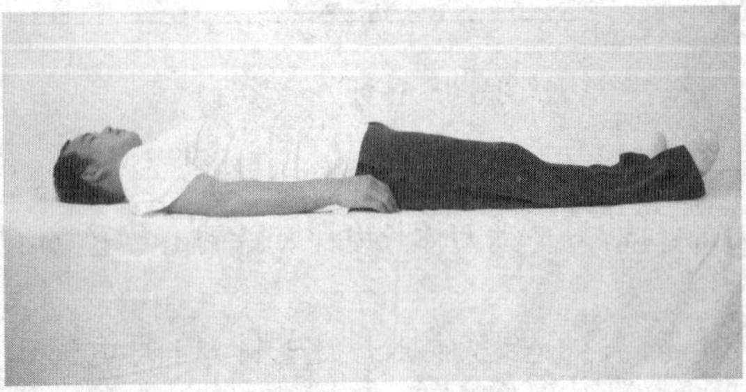

图 6-7　仰卧位

4. 侧卧位（图 6–8）

患者侧卧于治疗床上，下肢屈曲 90°。此体位适用于身体侧面的针刀治疗。

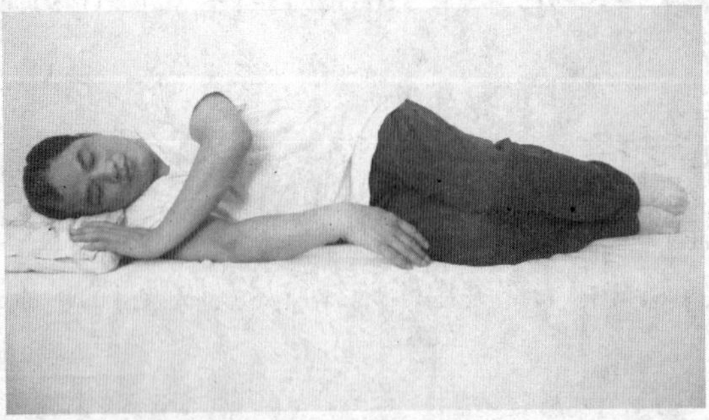

图 6-8　侧卧位

5. 坐位（图 6–9）

患者端坐于治疗床前，将患侧上肢屈曲 90° 放于治疗床上，并将前臂下置软枕。此体位适用于上肢前外侧的针刀治疗。

6. 颈项部牵引下座位

患者坐在颈椎牵引椅上，在颈椎牵引下进行针刀松解（图 6-10）。该体位适用于需要多方位整体针刀松解的严重颈椎病患者。

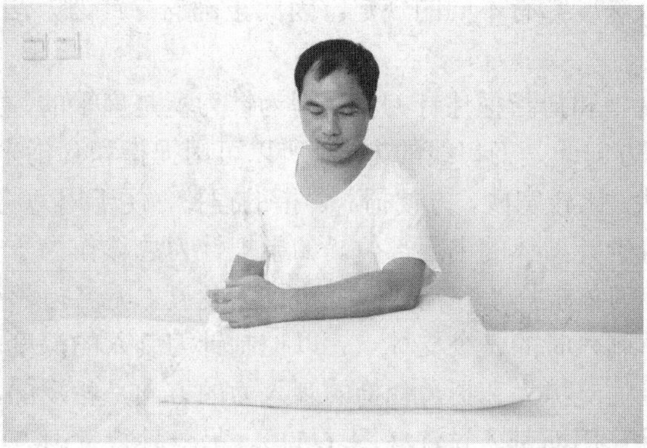

图 6-9　坐位

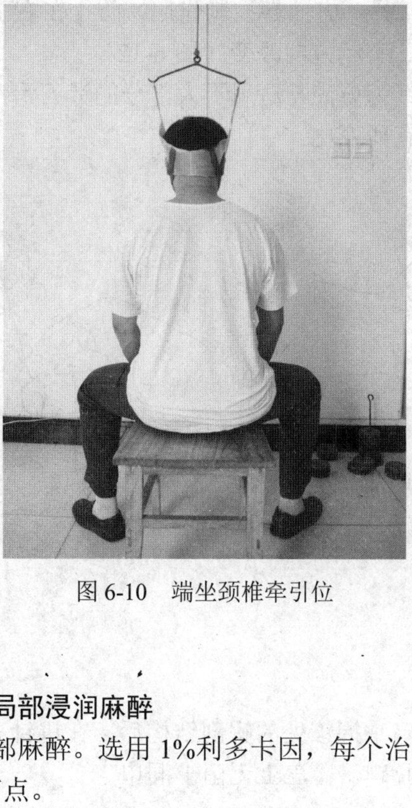

图 6-10　端坐颈椎牵引位

（二）术前麻醉

头颈项部疾病多采用局部浸润麻醉

由针刀手术者完成局部麻醉。选用 1%利多卡因，每个治疗点采用退出式局麻 1ml，每次治疗不超过 10 个治疗点。

第五节　常用针刀刀法

一、持针刀姿势

正确的持针刀方法是针刀操作准确的重要保证。针刀不同于一般的针灸针和手术刀，针刀是一种闭合性的手术器械，在人体内可以根据治疗要求随时转动方向，而且对各种疾病的治疗刺入深度都有不同的规定。因此正确的持针刀方法要求能够掌握方向，并控制刺入的深度。

以医者的右手食指和拇指捏住针刀柄，因为针刀柄是扁平的，并且和针刀刃在同一个平面内，针刀柄的方向即是刀口线的方向，所以可用拇指和食指来控制刀口线的方向。针刀柄扁平呈葫芦状，比较宽阔，方便拇、食指的捏持，便于用力将针刀刺入相应深度。中指托住针刀体，置于针刀体的中上部位。如果把针刀总体作为一个杠杆，中指就是杠杆的支点，便于使针刀体根据治疗需要改变进针刀角度。无名指和小指置于施术部位的皮肤上，作为针刀体刺入时的一个支撑点，以控制针刀刺入的深度。在针刀刺入皮肤的瞬间，无名指和小指的支撑力和拇、食指的刺入力的方向是相反的，以防止针刀在刺入皮肤的瞬间，因惯性作用而刺入过深（图 6-11）。另一种持针刀方法是在刺入较深部位时使用长型号针刀，其基本持针刀方法和前者相同，只是要用左手拇、食指捏紧针刀体下部。一方面起扶持作用，另一方面起控制作用，防止在右手刺入针刀时，由于针刀体过长而发生针刀体弓形变，引起方向改变（图 6-12）。

以上两种是常用的持针刀方法，适用于大部分的针刀治疗。治疗特殊部位时，根据具体情况持针刀方法也应有所变化。

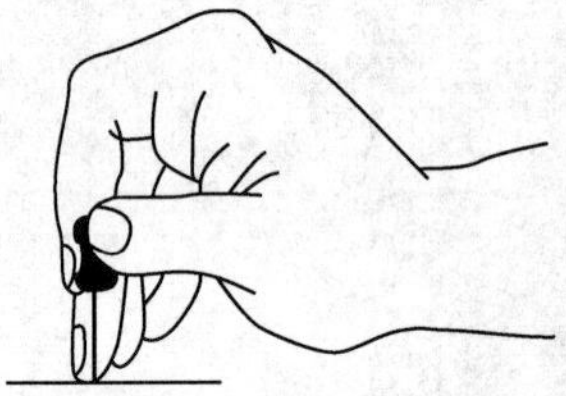

图 6-11　单手持针刀法

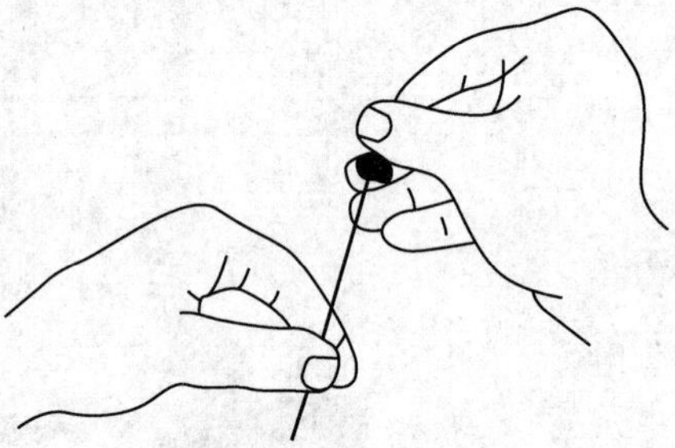

图 6-12　夹持进针刀法

二、进针刀方法

（一）进针刀方法

1. 定点

在确定病变部位和准确掌握该处的解剖结构后，在进针刀部位用记号笔做一标记，局部碘酒消毒后再用酒精脱碘，覆盖上无菌小洞巾。

2. 定向

使刀口线与重要血管、神经及肌腱走行方向平行，将刀刃压在进针刀点上。

3. 加压分离

持针刀手的拇、食指捏住针刀柄，其余 3 指托住针刀体，稍加压力不使刀刃刺破皮肤，使进针刀点处形成一个线形凹陷，将浅层神经和血管分离在刀刃两侧。

4. 刺入

继续加压，刺破皮肤，到达病灶部位（图 6-13）。

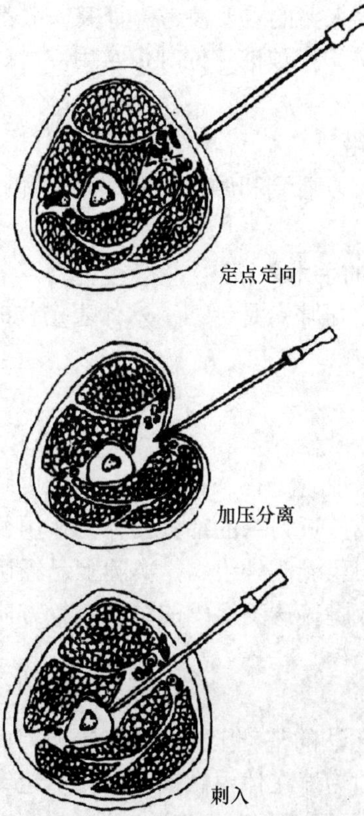

图 6-13　进针刀四步规程

所谓四步规程，就是针刀进针时，必须遵循的 4 个步骤，每一步都有丰富的内容。定点就是定进针刀点，定点的正确与否，直接关系到治疗效果。定点是基于对病因病理的精确诊断，对进针部位解剖结构立体的微观掌握。定向是在精确掌握进针刀部位的解剖结构前提下，采取各种手术入路确保手术安全进行，有效地避开神经、血管和重要脏器。加压分离，是在浅层部位有效避开神经、血管的一种方法。在前 3 步的基础上，才能开始第 4 步的刺入。刺入时，以拇、食指捏住针刀柄，其余 3 指作支撑，压在进针刀点附近的皮肤上，防止刀锋刺入过深，而损伤深部重要神经、血管和脏器，或者深度超过病灶，损伤健康组织。

（二）常用针刀手术入路

1. 针刀入皮法

按照针刀四步进针规程，当定好点，将刀口线放好以后（刀口线和施术部位的神经、血管或肌肉纤维的走行方向平行），给刀锋加一适当压力，不使刺破皮肤，使体表形成一线形凹陷，这时刀锋下的神经、血管都被推挤在刀刃两侧，再刺入皮肤进入体内，借肌肉皮肤的弹性，肌肉和皮肤膨隆起来，线形凹陷消失，浅层的神经、血管也随之膨隆在针体两侧，这一方法可有效地避开浅层的神经、血管，将针刀刺入体内。

2. 按骨性标志的手术入路

骨性标志是在人体体表都可以触知的骨性突起，依据这些骨性突起，除了可以给部分病变组织定位外，也是手术入路的重要参考。骨突一般都是肌肉和韧带的起止点，也是慢性软组织损伤的好发部位。在颈椎定位时，常用 C_2 棘突部和 C_7 棘突部作为颈椎序列的定位标志。

3. 按肌性标志的手术入路

肌性标志是在人体体表可以看到和触知的肌肉轮廓和行径路线，是针刀手术体表定位的常用标志之一。

4. 以局部病变点为标志的手术入路

病变局部的条索、硬结、压痛点是针刀手术体表定位的参考标志。

三、常用针刀刀法

1. 纵行疏通法

针刀刀口线与重要神经、血管走行一致，针刀体以皮肤为圆心，刀刃端在体内做纵向的弧形运动。主要以刀刃及接近刀锋的部分刀体为作用部位。其运动距离以厘米为单位，范围根据病情而定，进刀至剥离处组织，实际上已经切开了粘连等病变组织，如果疏通阻力过大，可以沿着肌或腱等病变组织的纤维走行方向切开，则可顺利进行纵行疏通（图 6-14）。

2. 横行剥离法

横行剥离法是在纵行疏通法的基础上进行的，针刀刀口线与重要神经、血管走行一致，针刀体以皮肤为圆心，刀刃端在体内做横向的弧形运动。横行剥离使粘连、瘢痕等组织在纵向松解的基础上进一步加大其松解度，其运动距离以厘米为单位，范围根据病情而定（图 6-15）。

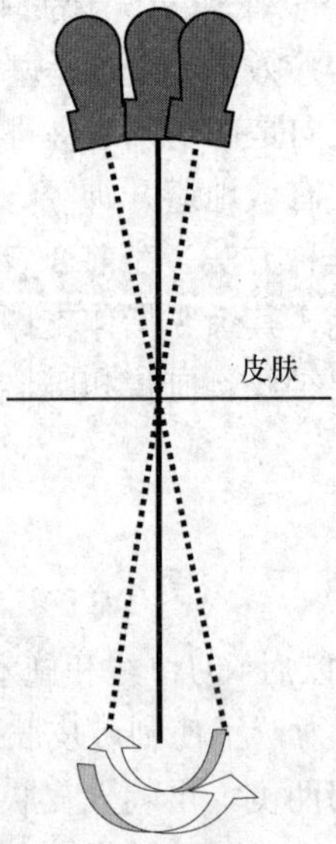

图 6-14　针刀纵行疏通法示意图

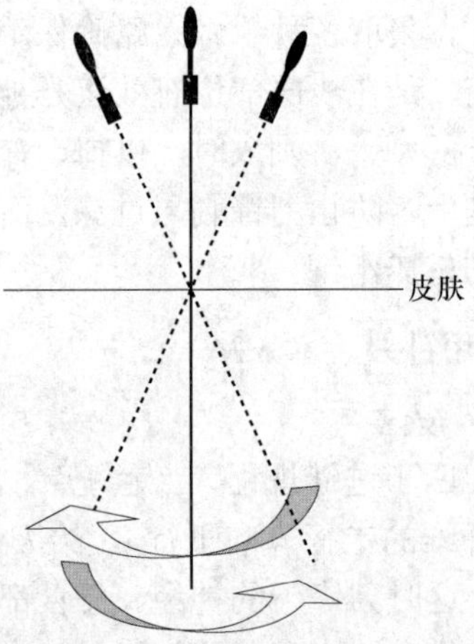

图 6-15　针刀横行剥离法示意图

纵行疏通法与横行剥离法是针刀手术操作的最基本和最常用的刀法。临床上常将纵行疏通法与横行剥离法相结合使用，简称纵疏横剥法，纵疏横剥 1 次为 1 刀。

3. 提插切割法

刀刃到达病变部位以后，切开第 1 刀，然后针刀上提 0.5cm，再向下插入，切开第 2 刀，如此提插 3 刀为宜（图 6-16）。适用于粘连面大、粘连重的病变。如切开棘间韧带，挛缩的肌腱、韧带、关节囊等。

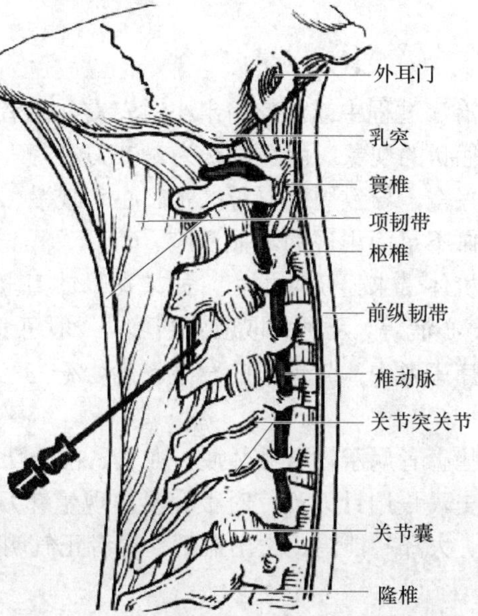

图 6-16　侧面观颈椎棘间韧带针刀松解术

4. 骨面铲剥法

针刀到达骨面，刀刃沿骨面或骨嵴将粘连的肌肉、韧带从骨面上铲开，当感觉针刀下有松动感时为宜。此法适用于骨质表面或者骨质边缘的软组织（肌肉起止点、韧带及筋膜的骨附着点）病变。如颈椎横突前后结节点，颞骨乳突点，枕骨上、下项线点等的松解。

5. 通透剥离法

针刀刺破囊壁，经过囊内，刺破对侧囊壁。此法适用于腱鞘囊肿、滑囊积液、肩峰下滑囊炎、髌下脂肪垫损伤等疾病。

第六节　针刀术常规处理及意外处理

一、针刀术后常规处理

1. 全身情况的观察

头颈项部针刀手术，尤其是颈椎病针刀手术后绝对卧床 1～2 小时，防止针刀口出血，其间注意观察病人生命体征变化，如出现异常，随时通知医生及时处理。

2. 预防针刀治疗部位感染

针刀术后立即用无菌敷料或创可贴覆盖针刀治疗部位，术后 3 天内施术部位保持清洁、干燥，防止局部感染，72 小时后去除无菌敷料或创可贴。

3. 术后用药

常规服用抗生素 3 日预防感染。

二、针刀术意外情况的处理

（一）晕针刀

晕针刀是指在针刀治疗过程中或治疗后半小时左右，患者出现头昏、心慌、恶心、肢冷汗出、意识淡漠等症状的现象。西医学认为晕针刀多为“晕厥”现象，是由于针刀的强烈刺激使迷走神经兴奋，导致周围血管扩张、心率减慢、血压下降，从而引起脑部短暂的（或一过性）供血不足而出现的缺血反应。

晕针刀本身不会给机体带来器质性损害，如果在晕针刀出现早期（患者反应迟钝，表情呆滞或头晕、恶心、心慌等）及时采取应对措施，一般可避免发生严重晕针刀现象。据统计，在接受针刀治疗患者中，晕针刀的发生率为 1%～3%，男女之比约为 1:1.9。

1. 发生原因

（1）体质因素　有些患者属于过敏性体质，血管、神经功能不稳定，多有晕厥史或肌肉注射后的类似晕针史，采用针刀治疗时很容易出现晕针刀现象。

在饥饿、过度疲劳、大汗、泄泻、大出血后，患者正气明显不足，此时接受针刀治疗亦容易导致晕针刀。

（2）精神因素　恐惧、精神过于紧张是不可忽视的原因。特别是对针刀不了解，怕针的患者。对针刀治疗过程中出现的正常针感（酸、胀、痛）和发出的响声，如针刀在骨面剥离的“嚓嚓”声，切割硬结的“咯吱、咯吱”声，切割筋膜的“嘣、嘣”声往往使患者情绪紧张加剧。

（3）体位因素　正坐位、俯坐位、仰靠坐位、颈椎牵引状态下坐位针刀治疗时，晕针刀发生率较高。卧位治疗时晕针刀发生率低。

（4）刺激部位　在肩背部、四肢末端部位治疗时，针刀剥离刺激量大，针感强，易出现晕针刀。

（5）环境因素　严冬酷暑，天气变化、气压明显降低时，针刀治疗易致晕针刀。

2. 临床表现

（1）轻度晕针刀　轻微头痛、头晕、上腹及全身不适、胸闷、泛恶、精神倦怠、打呵欠、站起时有些摇晃或有短暂意识丧失。

（2）重度晕针刀　突然昏厥或摔倒，面色苍白，大汗淋漓，四肢厥冷，口唇乌紫，双目上视，大小便失禁，脉细微。

（3）通过正确处理，患者精神渐渐恢复，可觉周身乏力，甚至有虚脱感，头部不适，反应迟钝，口干，轻微恶心。

3. 处理方法

（1）立即停止治疗，将针刀一并迅速拔出，用无菌敷料或创可贴覆盖针刀施术部位。

（2）让患者平卧，头部放低，松开衣带，注意保暖。

（3）轻者给予温开水送服，静卧片刻即可恢复。

（4）重者，在上述处理的基础上，选取水沟、合谷、内关等穴点刺或指压。

（5）如果上述处理仍不能使患者苏醒，可考虑吸氧或做人工呼吸、静脉推注50%葡萄糖10ml或采取其他急救措施。

4. 预防

（1）对于初次接受针刀治疗和精神紧张者，应先做好解释工作。

（2）患者选择舒适持久的体位，尽量采取卧位。

（3）针刀治疗时，要密切注意患者的整体情况，如有晕针刀征兆，立即停止针刀治疗。

（二）断针刀

在针刀手术操作过程中，针刀突然折断没入皮下或深部组织里，是较常见的针刀意外之一。

1. 发生原因

（1）针具质量不好，韧性较差。

（2）针刀反复多次使用，在应力集中处也易发生疲劳性断裂。针刀操作中借用杠杆原理，以中指或环指做支点，手指接触针刀处是针体受力最大的部位，也是用力过猛容易造成弯针的部位，所以也是断针刀易发部位，而此处多露在皮肤之外。

（3）长期使用消毒液造成针身有腐蚀锈损，或因长期放置而发生氧化反应，致使针体生锈，或术后不及时清洁刀具，针体上附有血迹而发生锈蚀，操作前又疏于检查。

（4）患者精神过于紧张，肌肉强烈收缩，或针刀松解时针感过于强烈。患者不能耐受而突然大幅度改变体位。

（5）发生滞针刀。针刀插入骨间隙，刺入较硬较大的变性软组织中，治疗部位肌肉紧张痉挛时，仍强行大幅度摆动针体或猛拔强抽。

2. 临床现象

针刀体折断，残端留在患者体内，或部分针刀体露在皮肤外面，或全部残端陷没在皮肤、肌肉之内。

3. 处理方法

（1）术者应沉着，安抚患者不要恐惧，一定保持原有体位，防止针刀体残端向肌肉深层陷入。

（2）若皮肤外尚露有针刀体残端，可用镊子钳出。

（3）若残端与皮肤相平或稍低，但仍能看到残端时，可用押手拇、食两指在针刀旁按压皮肤，使之下陷，以使残端露出皮肤，再用镊子将针刀拔出。

（4）针刀残端完全没入皮肤下面，若残端下面是坚硬的骨面，可从针刀孔两侧用力下压，借骨面做底将残端顶出皮肤。或残端下面是软组织，可用手指将该部捏住将残端向上托出。

（5）若断针刀部分很短，埋入人体深部，在体表无法触及，应采用外科手术方法取出。手术宜就地进行，不宜搬动移位。必要时，可借助X线照射定位。

4. 预防

（1）术前要认真检查针刀有无锈蚀、裂纹，钢性和韧性是否合格，不合格者须剔除。

（2）在做针刀操作时，患者不可随意改变体位。

（3）针刀刺入人体深部或骨关节内，应避免用力过猛；针刀体在体内弯曲时，不可强行拔出针刀。

（4）医者应常练指力，熟练掌握针刀操作技巧，做到操作手法稳、准、轻、巧。

（三）出血

针刀刺入体内寻找病变部位，切割、剥离病变组织，而细小的毛细血管无处不在，出血是不可避免的。但刺破大血管或较大血管引起大出血或造成深部血肿的现象屡见不鲜，不能不引起临床工作者的高度重视。

1. 发生原因

（1）对施术部位血管分布情况了解不够，或对血管分布情况的个体差异估计不足而盲目下刀。

（2）在血管比较丰富的地方施术不按四步进针规程操作，也不考虑患者感受，强行操作，一味追求快。

（3）血管本身病变，如动脉硬化使血管壁弹性下降，壁内因附着粥样硬化物而致肌层受到破坏，管壁变脆，受到突然的刺激容易破裂。

（4）血液本身病变，如有些患者血小板减少，凝血时间延长，血管破裂后，出血不宜停止。凝血功能障碍（如缺少凝血因子）的患者，一旦出血，常规止血方法难以遏制。

（5）某些肌肉丰厚处，深部血管刺破后不易发现，针刀术后又行手法治疗或在针孔处再行拔罐，造成血肿或较大量出血。

2. 临床表现

（1）表浅血管损伤　针刀起出，针孔迅速涌出色泽鲜红的血液，多为刺中浅部较小动脉血管。若是刺中浅部小静脉血管，针孔溢出的血多是紫红色且发黑、发暗。有的血液不流出针孔而瘀积在皮下形成青色瘀斑，或局部肿胀，活动时疼痛。

（2）肌层血管损伤　针刀治疗刺伤四肢深层的血管后多造成血肿。损伤较严重，血管较大者，则出血量也会较大，使血肿非常明显，致局部神经、组织受压而引起症状，可表现局部疼痛、麻木，活动受限。

（3）椎管内血管损伤　针刀松解黄韧带时，如果用力过猛或刺入过深可刺破椎管内动脉，易在椎管内形成血肿压迫脊髓。因压迫部位不同而表现不同的脊髓节段压迫症状，严重者可致截瘫。若在颈椎上段损伤，可影响脑干血供，而出现生命危险。

3. 处理方法

（1）表浅血管出血　用消毒干棉球压迫止血。手足、头面、后枕部等小血管丰富处，针刀松解后，无论出血与否，都应常规按压针孔 1 分钟。若少量出血导致皮下青紫瘀斑者，可不必特殊处理，一般可自行消退。

（2）较深部位血肿　局部肿胀疼痛明显或仍继续加重，可先做局部冷敷止血或肌注止血敏。24 小时后，局部热敷、理疗、按摩，外擦活血化瘀药物等以加速瘀血的消退和吸收。

（3）椎管内出血较多不易止血者，需立即进行外科手术。若出现休克，则先做抗休克治疗。

4. 预防

（1）熟练掌握治疗局部精细、立体的解剖知识，弄清周围血管运行的确切位置及体表投影。

（2）严格按照四步进针规程操作，施术过程中密切观察患者反应。认真体会针下感觉，若针下有弹性阻力感，患者有身体抖动、避让反应，并诉针下刺痛，应将针刀稍提起，略改变一下进针方向再刺入。

（3）术前应耐心询问病情，了解患者出凝血情况。若是女性，应询问是否在月经期，平素月经量是否较多。有无血小板减少症、血友病等，必要时，先做出凝血时间检验。

（4）术中操作切忌粗暴，应中病则止。若手术部位在骨面，松解时针刀刀刃应避免离开骨面，更不可大幅度提插。值得说明的是针刀松解部位少量的渗血有利于病变组织修复，它既可以营养被松解的病变组织，又可以调节治疗部位生理化学的平衡，同时还可改善局部血液循环状态等。

（四）针刀引起创伤性气胸

针刀引起创伤性气胸是指针具刺穿了胸腔且伤及肺组织，气体积聚于胸腔，从而造成气胸，出现呼吸困难等现象。

1. 发生原因

主要是针刀刺入胸部、背部和锁骨附近的穴位过深，针具刺穿了胸腔且伤及肺组织，气体积聚于胸腔而造成气胸。

2. 临床表现

患者突感胸闷、胸痛、气短、心悸，严重者呼吸困难、发绀、冷汗、烦躁、恐惧，到一定程度会发生血压下降、休克等危急现象。查体见患侧肋间隙变宽，胸廓饱满，叩诊鼓音，听诊肺呼吸音减弱或消失，气管可向健侧移位。如气窜至皮下，患侧胸部、颈项部可出现握雪音，X 线胸部透视可见肺组织被压缩现象。

3. 处理方法

一旦发生气胸，应立即出针刀，采取半卧位休息，要求患者心情平静，切勿恐惧而反转体位。一般漏气量少者，可自然吸收。同时要密切观察，随时对症处理，如给予镇咳消炎药物，以防止肺组织因咳嗽扩大创孔，加重漏气和感染。对严重病例如发现呼吸困难、发绀、休克等现象需组织抢救，如胸腔排气、少量慢速输氧、抗休克等。

4. 预防

针刀治疗时，术者必须思想集中，选好适当体位，注意选穴，根据患者体型肥瘦，掌握进针深度，施行手法的幅度不宜过大。对于胸部、背部的施术部位，最好平刺或斜刺，且不宜太深，以免造成气胸。

第七章

颈椎病的针刀整体松解治疗

依据针刀医学关于人体弓弦力学系统及疾病病理构架的网眼理论，颈椎病是由于颈段的弓弦力学系统受损后，颈项部的软组织形成粘连瘢痕和挛缩，病情进一步发展引起颈段骨关节的移位，卡压神经血管，引发临床表现。应用针刀整体松解颈段软组织的粘连瘢痕挛缩，调节颈段的力学平衡，消除软组织对神经血管的卡压。

治疗原则：针刀整体松解枕部、项部软组织的粘连、瘢痕组织，恢复颈段软组织的力学平衡。

1. 第 1 次采用“T”形针刀整体松解术

“T”形针刀整体松解术，这种术式包括了枕部及颈后侧主要软组织损伤的松解，包括项韧带部分起点及止点的松解，同时松解头夹肌起点、斜方肌起点、部分椎枕肌起点与止点、颈夹肌起点以及项韧带。各松解点的排列与英文字母 T 相似，故称之为“T”形针刀整体松解术。

（1）体位　俯卧低头位。

（2）体表定位（图 7-1，图 7-2）

①横线为 5 个点，中点为枕外隆凸，在上项线上距离后正中线向两侧分别旁 2.5cm 定两点，在上项线上距离后正中线向两侧分别旁开 5cm 定两点。

②竖线为 6 个点，分别为 C_2～C_7 棘突顶点。将选定的治疗点用记号笔标明。

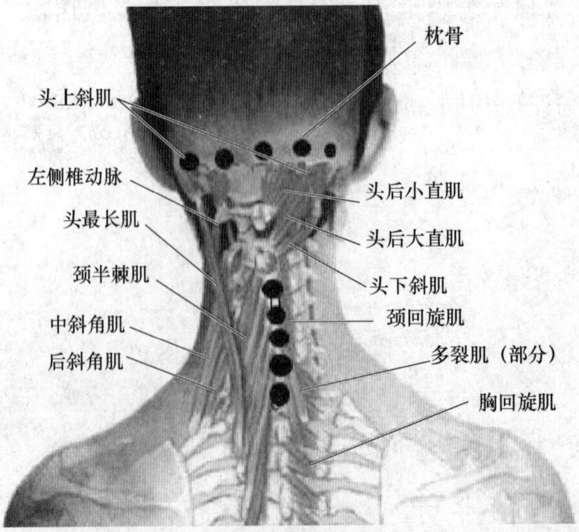

图 7-1　“T”形针刀松解术定点示意图

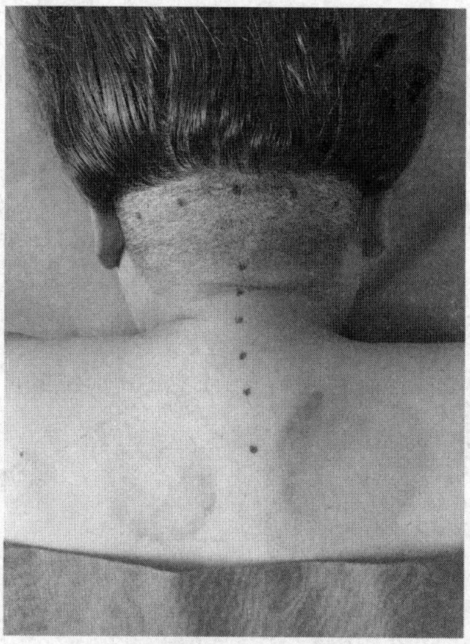

图 7-2 “T”形针刀松解术体表定点示意图

（3）消毒　在施术部位，用活力碘消毒 2 遍，然后铺无菌洞巾，使治疗点正对洞巾中间。

（4）麻醉　用 1%利多卡因局部浸润麻醉，每个治疗点注药 1ml。

（5）刀具　使用Ⅰ型 4 号直形针刀。

（6）针刀操作（图 7-3～图 7-5）

①第 1 支针刀在枕外隆凸定点，刀口线与人体纵轴一致，针刀体向脚侧倾斜 45°，与枕骨垂直，针刀经皮肤、皮下组织、项筋膜达枕骨骨面后，纵疏横剥 3 刀，然后调转刀口线 90°，向下铲剥 3 刀，范围 0.5cm。然后提针刀于皮下组织，向左右呈 45° 角贴枕骨向下铲剥 3 刀，范围 0.5cm，以松解斜方肌起点和头半棘肌止点。

②第 2、3 支针刀在上项线上枕外隆凸左右各 2.5cm 处定点。以左侧为例加以介绍，刀口线与人体纵轴一致，针刀体向脚侧倾斜 45°，与枕骨垂直，针刀经皮肤、皮下组织、项筋膜达枕骨骨面后，纵疏横剥 3 刀，然后调转刀口线 90°，向下铲剥 3 刀，范围 0.5cm。右侧第 3 支针刀操作与左侧相同。

③第 4、5 支针刀在上项线上枕外隆凸左右各 5cm 处定点，刀口线与人体纵轴一致，针刀体向脚侧倾斜 45°，与枕骨垂直，针刀经皮肤、皮下组织、项筋膜达枕骨骨面后，纵疏横剥 3 刀，然后调转刀口线 90°，向下铲剥 3 刀，范围 0.5cm。右侧第 5 支针刀操作与左侧相同。

④“T”字形竖线即 C_2～C_7 棘突顶点。以第 6 支针刀松解 C_2 棘突顶点加以介绍，刀口线与人体纵轴一致，针刀体向头侧倾斜 45°，与棘突呈 60°，针刀经皮肤、皮下组织、项筋膜达 C_2 棘突顶点骨面后，纵疏横剥 3 刀，然后将针刀体逐渐向脚侧倾斜与 C_2 棘突走行方向一致，调转刀口线 90°，沿棘突上缘向内切 2 刀，范围 0.5cm，以切开棘间韧带。第 7～11 支针刀操作方法与第 6 支针刀操作方法相同。

术毕，拔出针刀，局部压迫止血 3 分钟后，创可贴覆盖针眼。

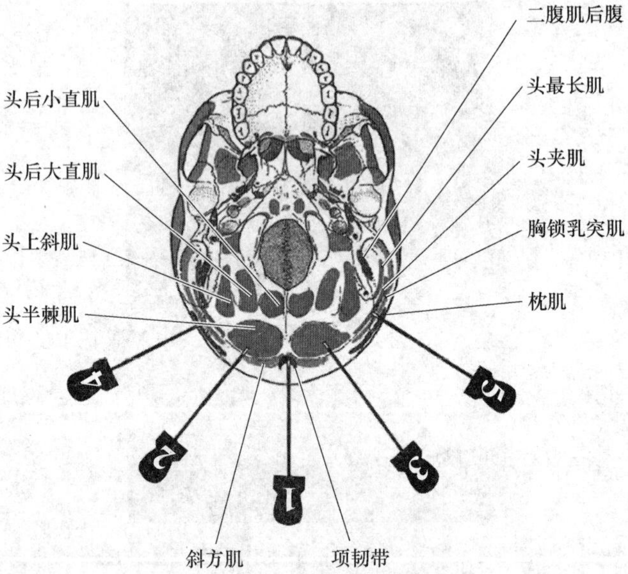

图 7-3 “T”形横线针刀松解示意图

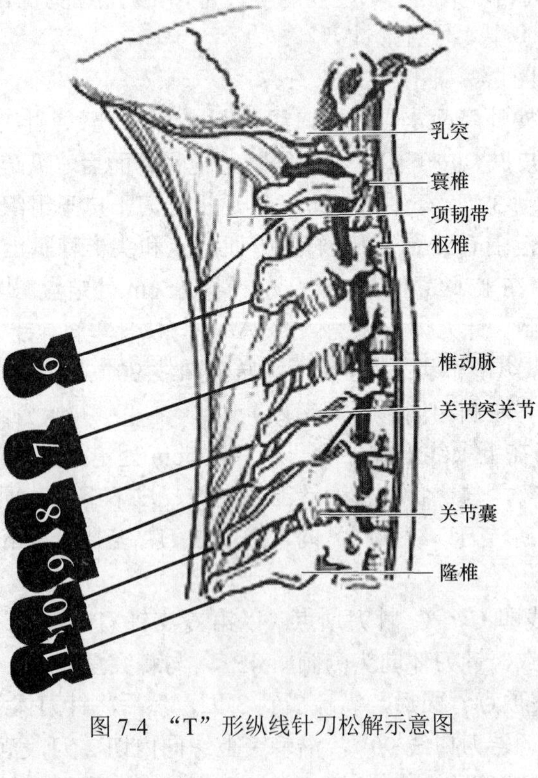

图 7-4 “T”形纵线针刀松解示意图

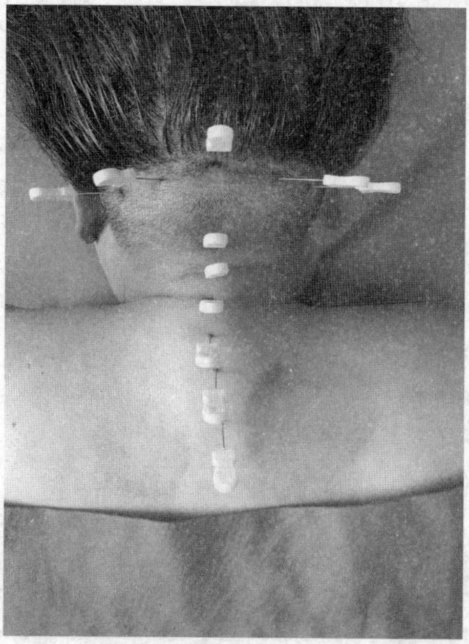

图 7-5 “T”形针刀治疗

（7）注意事项　初学针刀的医生，不宜做颈椎针刀松解，因为颈项部神经血管多，结构复杂，由于对解剖关系不熟悉，勉强做针刀造成的严重并发症和后遗症在临床上时有发生。熟悉颈项部的局部解剖，牢记神经、血管走行方向，针刀操作均在骨面上进行，针刀手术的安全性才有保证。

（8）针刀术后手法治疗　针刀术后，嘱患者俯卧位，一助手牵拉肩部，术者正对头项，右肘关节屈曲并托住患者下颌，左手前臂尺侧压在病人枕骨上，随颈项部的活动施按揉法。用力不能过大，以免造成新的损伤。最后，提拿两侧肩部，并搓患者肩至前臂反复 3 次。

2. 第 2 次针刀松解病变颈椎及上、下相邻关节突关节囊及关节突韧带

（1）体位　俯卧低头位。

（2）体表定位　根据颈椎正侧位 X 线片确定病变颈椎，在病变颈椎及上、下颈椎关节突部及横突后结节实施针刀松解。如 C_4～C_5 钩椎关节移位，针刀松解 C_3～C_4、C_4～C_5、C_5～C_6 关节突韧带。从颈椎棘突顶点向两侧分别旁开 2cm，作为左右关节突关节囊及韧带体表定位点，共 6 个治疗点。将选定的治疗点用记号笔标明（图 7-6，图 7-7）。

（3）消毒　在施术部位，用活力碘消毒 2 遍，然后铺无菌洞巾，使治疗点正对洞巾中间。

（4）麻醉　用 1%利多卡因局部浸润麻醉，每个治疗点注药 1ml。

（5）刀具　使用Ⅰ型 4 号直形针刀。

（6）针刀操作（图 7-8，图 7-9）

①第 1 支针刀松解病变颈椎左侧上、下关节突关节囊韧带　从病变颈椎关节突关节体表定位点进针刀，刀口线与人体纵轴一致，针刀体先向头侧倾斜 45°，与颈椎棘突呈 60°，针刀经皮肤、皮下组织、筋膜肌肉直达关节突骨面，然后将针刀体逐渐向脚侧倾

斜，与颈椎棘突走行方向一致，在骨面上稍移位，寻找到落空感时，即为关节囊韧带，提插刀法切 3 刀，范围 0.5cm。

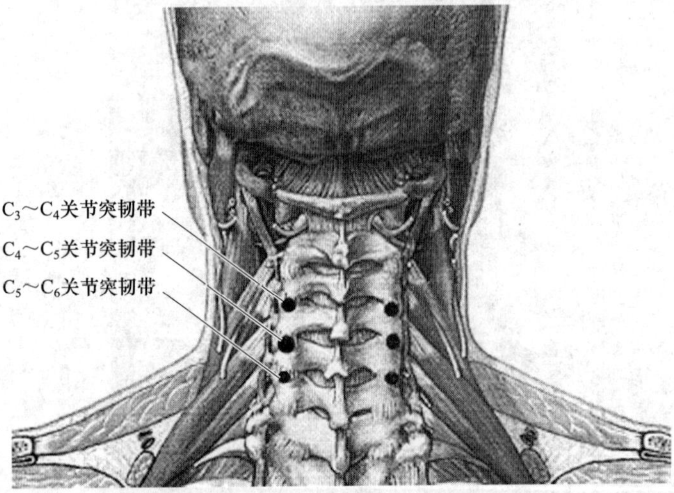

图 7-6　关节突韧带针刀松解术定点示意图

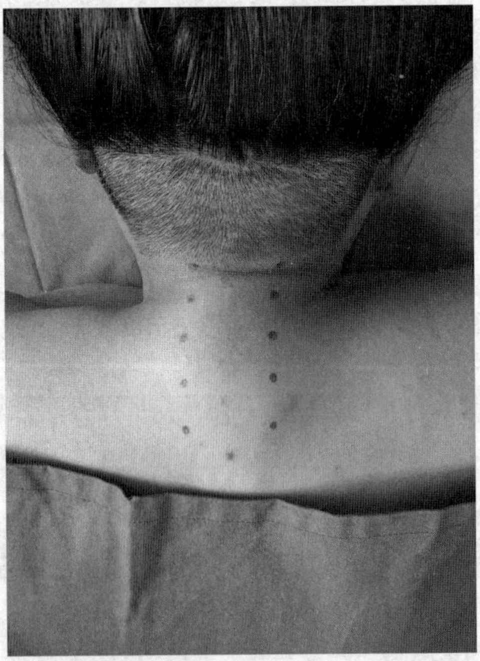

图 7-7　关节突韧带针刀松解术体表定点示意图

②其他 5 支针刀的操作方法　与第 1 支针刀操作方法相同。

术毕，拔出针刀，局部压迫止血 3 分钟后，创可贴覆盖针眼。

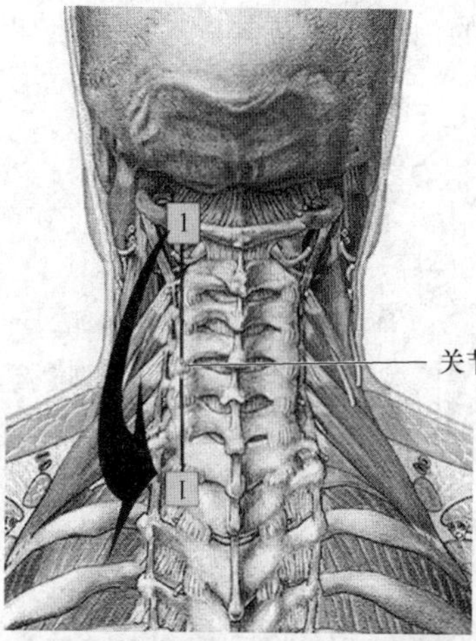

图 7-8　关节突关节针刀松解术示意图

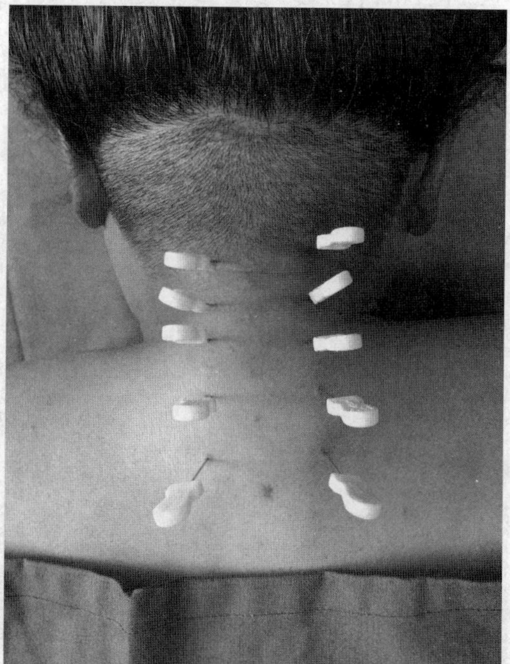

图 7-9　关节突韧带针刀治疗

（7）注意事项　初学针刀的医生，不宜做颈椎针刀松解，因为颈项部神经血管多，结构复杂，由于对解剖关系不熟悉，勉强做针刀造成的严重并发症和后遗症在临床上时有发生。熟悉颈项部的局部解剖，牢记神经、血管走行方向，针刀操作均在骨面上进行，针刀手术的安全性才有保证。

3. 第 3 次针刀松解两侧颈椎横突后结节及结节间沟软组织附着处的粘连

（1）体位　仰卧位，做左侧横突松解时，头偏向右侧，做右侧横突松解时，头偏向左侧。

（2）体表定位　颞骨乳突与锁骨连线上。从乳突斜下 2cm 为寰椎横突，然后每间隔

5cm 为下一位颈椎横突。将选定的治疗点用记号笔标明（图 7-10，图 7-11）。

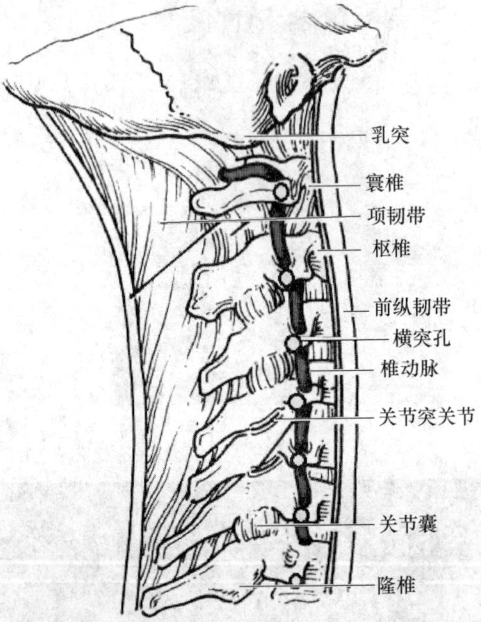

图 7-10　横突后结节针刀松解术定点示意图

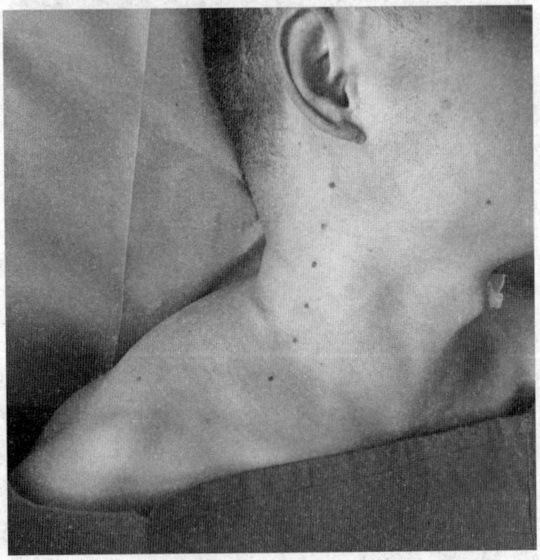

图 7-11　横突后结节针刀松解术体表定位示意图

（3）消毒　在施术部位，用活力碘消毒 2 遍，然后铺无菌洞巾，使治疗点正对洞巾中间。

（4）麻醉　用 1%利多卡因局部浸润麻醉，每个治疗点注药 1ml。

（5）刀具　使用 I 型 4 号直形针刀。

（6）针刀操作（图 7-12～图 7-14）

①第 1 支针刀松解右侧寰椎横突处组织的粘连和瘢痕　刀口线与人体纵轴一致，从

左侧寰椎横突体表定位处进针刀。针刀经过皮肤、皮下组织、筋膜、肌层达寰椎横突骨面，然后沿骨面调转刀口线 90°，分别沿横突上下缘骨面铲剥 3 刀，范围 0.5cm。

②第 2 支针刀松解右侧枢椎横突处组织的粘连和瘢痕　刀口线与人体纵轴一致，从右侧枢椎横突体表定位处进针刀。针刀经过皮肤、皮下组织、筋膜、肌层达枢椎横突结节间沟，贴骨面向前、后铲剥 3 刀，范围 0.5cm。

③第 3～7 支针刀松解右侧第 3～7 颈椎横突处的软组织粘连和瘢痕　针刀操作方法与第 2 支针刀相同。左侧颈椎横突松解方法与左侧相同。

术毕，拔出针刀，局部压迫止血 3 分钟后，创可贴覆盖针眼。

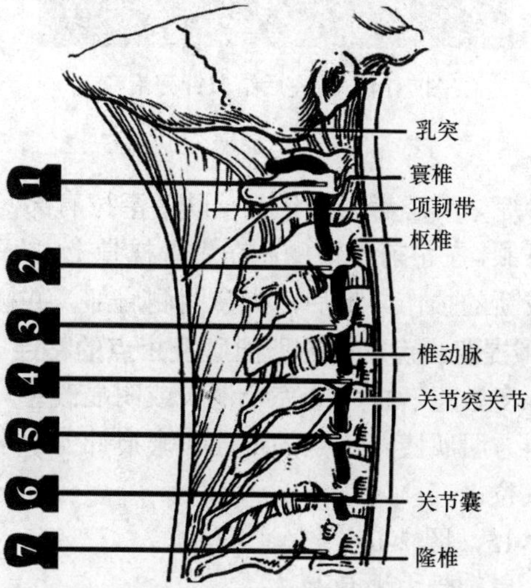

图 7-12　横突后结节针刀松解术示意图（1）

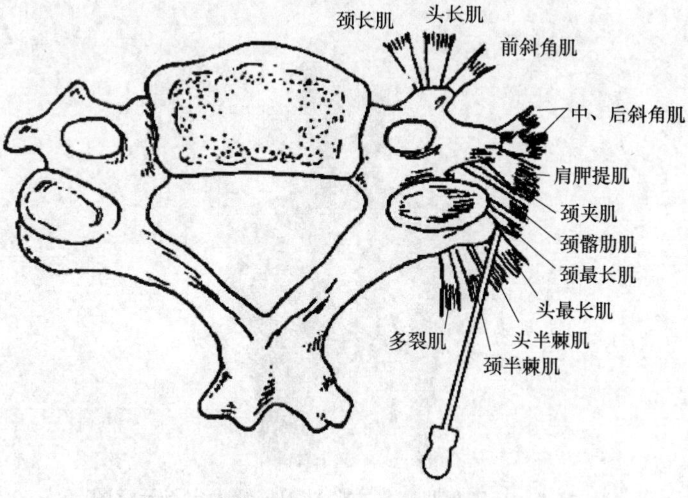

图 7-13　横突后结节针刀松解示意图（2）

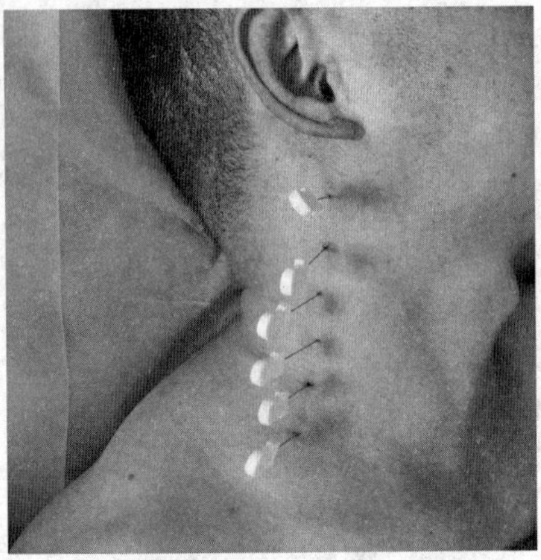

图 7-14　横突后结节针刀治疗

（7）注意事项　同上。

（8）针刀术后手法治疗　嘱患者俯卧位，一助手牵拉肩部，术者正对患者头项，右肘关节屈曲并托住患者下颌，左手前臂尺侧压在患者枕骨上，随颈项部的活动施按揉法。用力不能过大，以免造成新的损伤。最后，提拿两侧肩部，并搓患者肩至前臂 3 次。

4. 针刀松解两侧肩胛提肌止点、斜方肌肌腹及止点的粘连

经过三次整体松解，多数患者症状会完全消失或明显改善，若还遗留颈肩部症状，行两侧肩胛提肌止点、斜方肌肌腹及止点的粘连和瘢痕针刀手术治疗（以左侧为例）。

（1）体位　俯卧低头位。

（2）体表定位（图 7-15，图 7-16）

①肩胛提肌止点——肩胛骨内上角。

②斜方肌肌腹压痛点。

③斜方肌肩胛冈，肩峰止点。将选定的治疗点用记号笔标明。

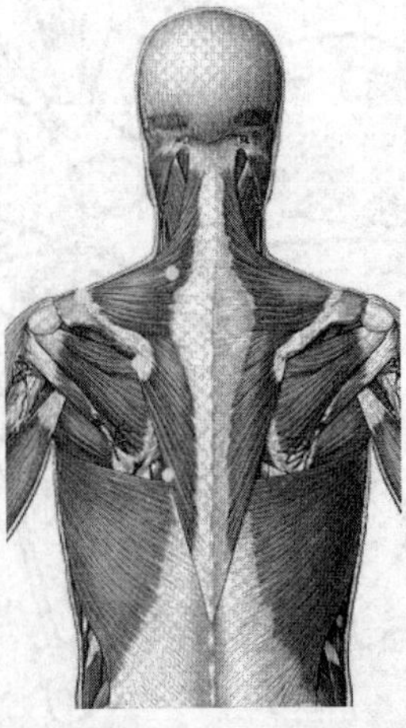

图 7-15　肩胛提肌、斜方肌针刀松解术定点示意图

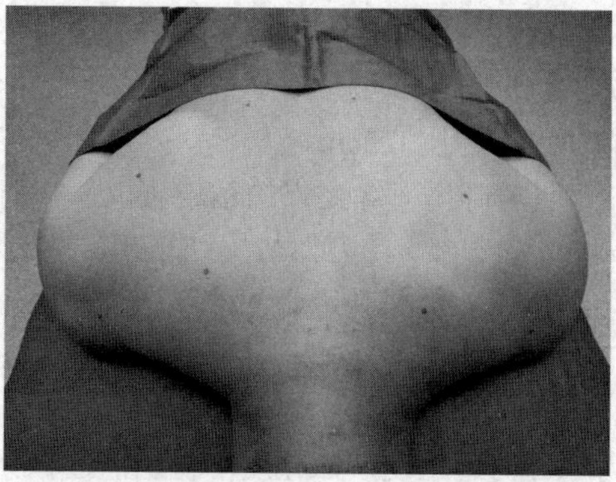

图 7-16　肩胛提肌、斜方肌针刀松解术体表定点示意图

（3）消毒　在施术部位，用活力碘消毒 2 遍，然后铺无菌洞巾，使治疗点正对洞巾中间。

（4）麻醉　用 1%利多卡因局部浸润麻醉，每个治疗点注药 1ml。

（5）刀具　使用Ⅰ型 4 号直形针刀。

（6）针刀操作（图 7-17，图 7-18）

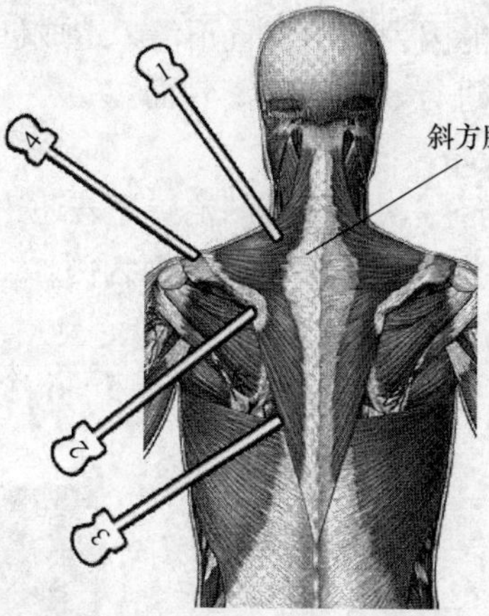

图 7-17　肩胛提肌、斜方肌针刀松解术示意图

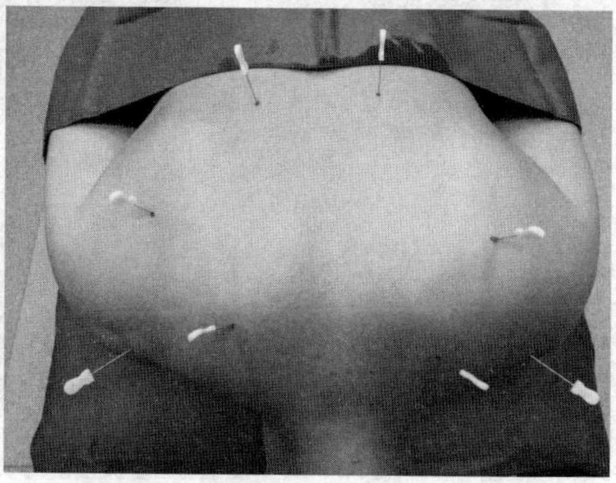

图 7-18　肩胛提肌、斜方肌针刀治疗

①第 1 支针刀松解左侧肩胛提肌止点　刀口线方向与脊柱纵轴平行，针刀体和颈项部皮肤垂直，针刀经皮肤、皮下组织、筋膜肌肉达肩胛骨内上角骨面，调转刀口线 90°，向肩胛骨内上角边缘铲剥 3 刀，范围 0.5cm。

②第 2 支针刀松解斜方肌肩胛冈下缘止点的粘连瘢痕　在肩胛冈下缘寻找压痛点定位，刀口线与斜方肌肌纤维方向一致，针刀体与皮肤垂直，按针刀四步进针规程进针刀，针刀刺入皮肤，经皮下组织，达肩胛冈下缘骨面，纵疏横剥 2～3 刀，范围 1cm。

③第 3 支针刀松解下斜方肌肌腹的粘连　在下斜方肌肌腹处寻找压痛点定位，在压痛点最明显处选择 2～3 点，刀口线与斜方肌肌纤维方向一致，针刀体与皮肤垂直，按针刀四步进针规程进针刀，针刀刺入皮肤，经皮下组织，达肌腹中，纵疏横剥 1～3 刀，范围 1cm。上斜方肌肌腹的粘连同松解同下斜方肌肌腹。

④第 4 支针刀松解斜方肌肩峰止点的粘连　在肩峰处寻找压痛点定位，刀口线与斜方肌肌纤维方向一致，针刀体与皮肤垂直，按针刀四步进针规程进针刀，针刀刺入皮肤，经皮下组织，达肩峰骨面，纵疏横剥 2～3 刀，范围 1cm。

术毕，拔出针刀，局部压迫止血 3 分钟后，创可贴覆盖针眼。

（7）注意事项　对肥胖患者，确定肩胛骨内上角困难时，让患者上下活动肩关节，医生用拇指先摸到肩胛冈，然后向上寻找到肩胛骨的内上角。如不能确定解剖位置，不能盲目做针刀松解，否则，可能因为解剖位置不清，造成创伤性气胸等严重后果。针刀操作时，铲剥一定要在骨面上进行，不能脱离骨面。

5. 针刀调节上肢电生理线路

神经根型颈椎病患者，若经三次整体松解治疗，若还遗留部分上肢症状，行针刀松解患侧上肢的电生理线路。操作方法如下，以右侧为例。

（1）体位　坐位。

（2）体表定位　从肩关节到手部的冠状面上选 5～6 个点，将选定的治疗点用记号笔标明（图 7-19，图 7-20）。

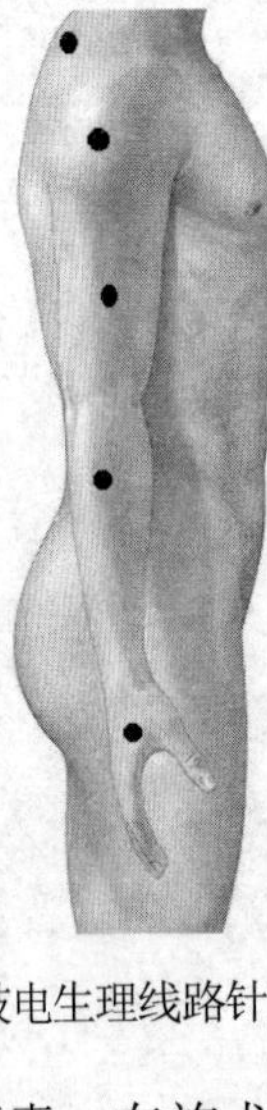

图 7-19　上肢电生理线路针刀松解术定点示意图

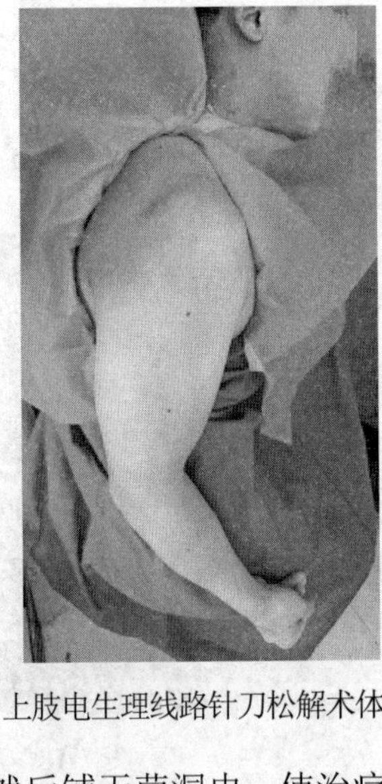

图 7-20　上肢电生理线路针刀松解术体表定点示意图

（3）消毒　在施术部位，用活力碘消毒 2 遍，然后铺无菌洞巾，使治疗点正对洞巾中间。

（4）麻醉　用1%利多卡因局部浸润麻醉，每个治疗点注药1ml。

（5）刀具　使用Ⅰ型4号直形针刀。

（6）针刀操作（图7-21，图7-22）

①第1支针刀松解斜方肌中束　寻找斜方肌中束的压痛点或（和）硬结点，术者刺手持针刀，刀口线与斜方肌肌纤维方向一致，针刀经皮肤、皮下组织、筋膜，达斜方肌中束，纵疏横剥2～3刀，如有硬结，应切开。

②第2支针刀调节三角肌部的电生理线路　在三角肌中部定点，术者刺手持针刀，刀口线与人体纵轴一致，针刀体与皮肤成90°角，针刀经皮肤、皮下组织，直达肱骨骨面，快速纵疏横剥2～3刀。范围不超过2cm。

③第3支针刀松解肱二头肌与肱三头肌之间的粘连、瘢痕、挛缩和堵塞，同时调节肌肉的电生理线路　在上臂中点冠状面上定位，刀口线与人体纵轴一致，针刀体与皮肤成90°角，针刀经皮肤、皮下组织、经肱二头肌后缘，直达肱骨骨面，纵疏横剥2～3刀，范围不超过2cm。

④第4支针刀调节前臂外侧肌肉之间的电生理线路　在前臂上1/3点的冠状面上定位，刀口线与人体纵轴一致，针刀体与皮肤成90°角，针刀经皮肤、皮下组织，经桡侧伸腕长肌的前缘，直达桡骨骨面，快速纵疏横剥2～3刀，范围不超过1cm。

⑤第5支针刀调节合谷穴的电生理线路　在合谷穴定位，术者刺手持针刀，刀口线与人体纵轴一致，针刀体与皮肤成90°角，针刀经皮肤、皮下组织，当患者有酸、麻、胀感时，快速纵疏横剥2～3刀，范围不超过1cm。

⑥左侧上肢的针刀调节电生理线路　操作方法与右侧相同。

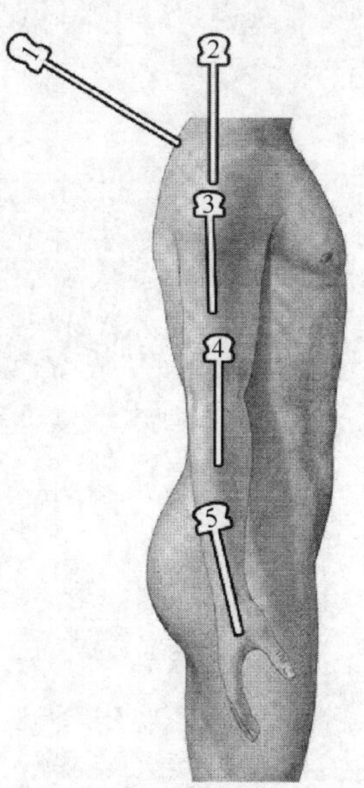

图7-21　上肢电生理线路针刀松解术示意图

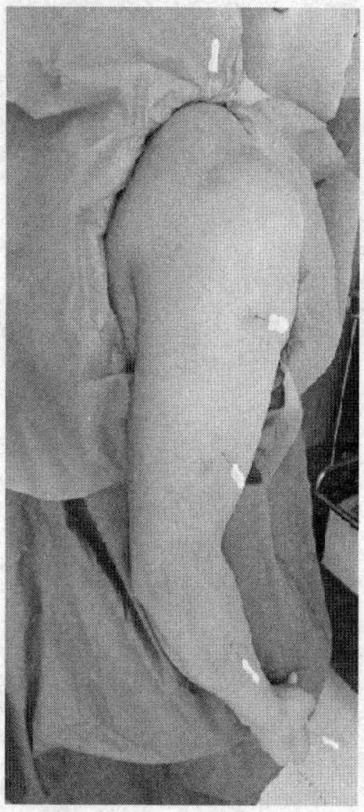

图7-22　上肢电生理线路针刀治疗

（7）针刀术后手法治疗　手法治疗针刀术毕，做肩关节环绕、前屈、后伸及肘关节伸屈活动数次。

脊髓型颈椎病患者，若经三次整体松解治疗，残留部分症状，根据病情，行胸椎和腰椎的针刀整体松解治疗（详见《专科专病针刀整体松解治疗与康复丛书》之《脊柱侧弯针刀整体松解治疗与康复》《腰椎间盘突出症针刀整体松解治疗与康复》），使脊柱的动态平衡得到恢复。

第八章

颈椎病针刀术后康复治疗与护理

第一节　颈椎病术后康复治疗

（一）目的

针刀整体松解术后康复治疗的目的是进一步调节颈项部弓弦力学系统的力平衡，促进局部血液循环，加速局部的新陈代谢，有利于损伤组织的早期修复。

（二）原则

颈椎病行针刀术后48～72小时可选用下列疗法进行康复治疗。

（三）方法

1. 毫针法

处方：风池、肩井、天柱、肩髃、外关、曲池、颈夹脊。

操作：患者正坐，上肢屈肘。常规消毒后，用1.5寸30号毫针进针，施以泻法，得气留针20分钟。

2. 电针法

处方：天柱、曲垣。头痛者加风池，手臂发麻者加扶突。

操作：天柱取2寸毫针，针尖向下方斜刺，使针感传至肩部；曲垣用1.5寸毫针，针尖向肩胛冈侧端斜刺，使针感向周围扩散；针风池时，针尖向鼻尖方向刺入，使针感传至前额；刺扶突时，针尖向臂丛方向，当针感传至手指。接电针仪，用连续波，以患者能耐受为度，留针20分钟，隔日治疗1次。

3. 温针法

处方：主穴：天柱、百劳、大杼、大椎、相应颈夹脊穴。合并肩周炎者加肩三针、肩井，头晕、头痛者加风池、四神聪，放射性上肢麻痛、握物无力者加天宗、曲池、三阳络。

操作：用2寸毫针针刺各穴，得气后在针尾置上1.5cm艾条，用火点燃，施灸。隔日治疗1次，6次为1疗程。

4. 穴位注射法

处方：肩中俞、颈项部夹脊。头痛、头昏者配风池、百会、太阳；恶心、呕吐者配风池、内关、丰隆；肩胛、上臂、肘臂疼痛者配肩外俞、天宗、肩贞、臑俞、曲池；上肢及手指麻木者配肩贞、曲池、外关、合谷、后溪；下肢麻木、行走困难者加环跳、阳陵泉、委中、昆仑。

操作：用注射器抽取当归注射液、骨宁注射液、麝香注射液各等量，注入所选穴位，每穴注入 1ml，隔日注射 1 次。

5. 耳压法

处方：脑、颈椎、枕、颈、神门、肝、肾。肩背酸困者加锁骨、肩关节；手指麻木者加腕、指。

操作：用王不留行籽，以小块胶布贴于上述耳穴，每穴按压 1 分钟，每日按压 3～4 次，3 日贴 1 次。

6. 拔罐法

处方：颈项部阿是穴。

操作：患者坐位，采用闪火法拔罐，留罐 5~10 分钟，每日 1 次，6 次为 1 个疗程。

7. 推拿疗法

处方一：颈项部病变局部、臂臑、曲池、手三里、内关、合谷。

操作：患者取坐位，医者嘱患者放松，并放松患者颈项部肌肉，令其以双手抱住其后枕部，挺胸，然后医者双手从患者腋下穿过往上扶在患者双腕背部，患者头略向后仰，医者用力上提颈椎，一般可听到小关节响声。有些患者也可辅以传统斜扳手法，即医者一手托住患者下颌，一手托住后枕部，头略后仰，下颌部向一侧略上旋，当医者觉得颈椎小关节已锁住，轻轻用力向同侧旋转 10°，一般可听到小关节响声，左右两侧各做 1 次。最后用拿法放松颈部肌肉，搓肩关节，并按压其臂、曲池、手三里、内关、合谷穴。

处方二：风池、天柱、风府、哑门、大椎、肩井。

操作：让患者端坐于治疗凳上，施术者先用一手按扶于患者头顶固定，用另一手与其余四指相对着力，反复捏揉颈部两侧肌肉，对其风池穴、天柱穴进行重点捏揉，反复 3～5 遍。用拇指端着力，反复点揉风府穴、哑门穴及大椎穴等。再用双手着力，反复捏揉两侧颈肩部，并拿揉两肩井穴。然后一手按于头顶，另一手托住下颌，双手协同用力，反复扳转头颈部数次后，用寸劲扳转颈椎，双手交换位置，再以同样方法向对侧扳转。扳转手法应慎重，不可用力过猛，更不能勉强用力扳拧，以免发生意外。最后用放松手法捏揉颈肩部。

8. 中药内服法

处方一：黄芪 20g，葛根 10g，桂枝 12g，当归 15g，丹参 15g，川芎 10g，半夏 10g，茯苓 10g，三七 5g，桃仁 10g，红花 10g，天麻 10g，柏子仁 10g，五味子 10g。

操作：文火煎煮中药 2 次，共取计的 600ml，分 3 次服完，早晚各 1 次，15 日为 1 个疗程。

处方二：枸杞子 9g，桂枝 3g，白芍 9g，党参 9g，红花 5g，威灵仙 12g，生地 9g，刘寄奴 12g，鸡血藤 9g，熟地 9g，全当归 9g，肉苁蓉 5g，续断 9g，陈皮 5g。

操作：文火煎煮中药 2 次，共取汁约 600ml，每日 1 剂，分 3 次服，15 天为 1 个疗程，服药 2 个疗程。

9. 中药外治法

处方一：桃仁 20g，红花 15g，羌独活各 10g，桂枝 15g，川芎 15g，当归 15g，制川乌 10g，防风 10g，威灵仙 30g。

操作：将药共研细末，加醋拌湿后装入布袋中，放锅内蒸 15 分钟，待放温后热敷颈肩部，每日 2 次，每次 1 小时，1 剂药用 1 日，15 日为 1 个疗程。

处方二：葛根 40g，透骨草 30g，桑枝 20g，制草乌 15g，桂枝 15g，威灵仙 30g，鸡血藤 30g，川芎 20g，细辛 6g，乳香 20g，没药 150g，桃仁 150g，红花 20g，赤芍 20g，当归 30g。

操作：将药物装入纱布袋中，加水 2000ml 煎煮，取汁 1000ml 作为熏蒸药液。暴露颈部皮肤，使熏蒸药汽正对颈部皮肤处，每次 30 分钟，治疗日时控制熏蒸温度，防止皮肤灼伤。10 日为 1 个疗程，1 个疗程更换 1 次药物。

10. 中药离子导入法

处方：黄芪 100g，桑枝 60g，丹参 90g，透骨草 30g，细辛 9g。

操作：上述药物温火煎煮 2 次，每次 30 分钟，共浓缩成 1000ml，用 3 层纱布过滤备用。采用直流感应电疗机，治疗时将 10cm×10cm 的 3 层纱布浸透药液，用铅板正极放在患者增生部上，负极放在患侧对应部位上。输出置于感应电流位置 8~12mA，定时 30 分钟，每日 1 次，10 次为 1 个疗程，疗程间间隔 7 日。

11. 药膳疗法

处方一：五加皮 200g，当归 150g，川牛膝 120g，红花 50g，白酒 200ml。

操作：将上述 4 药浸入白酒中，1 个月后饮用。每日 3 次，每次适量。适用于神经根型颈椎病引起的风湿痹痛、四肢拘挛。

处方二：牛膝 10g，蹄筋 100g，鸡肉 600g，火腿 50g，蘑菇 25g，胡椒、酒、姜、葱、盐、味精各适量。

操作：蹄筋加适量水，上笼蒸约 4 小时，待蹄筋酥软时取出，再用冷水浸泡 2 小时，剥去外层筋膜，洗净，切成长节。牛膝洗净后切成斜片，火腿洗净后切成丝，鸡肉洗净后切成小方块。取蒸碗将蹄筋、鸡肉放入，再放牛膝片、火腿丝、蘑菇丝、姜片、葱段、胡椒粉、酒、盐、味精调料，上笼蒸 3～4 小时，待蹄筋酥烂后即可出笼，佐餐服食。适用于脊髓型颈椎病肝肾不足引起的腰腿酸痛软弱无力者。

处方三：丁香 5g，生姜 30g，白糖 50g。

操作：将白糖放入砂锅内，加水少许，用小火煮化，再加入丁香和生姜，继续煎熬至挑起不粘手为度。将糖倒入一搪瓷盆内，冷却后将其切成数块，随意食用。适用于椎动脉型颈椎病引起的颈项冷痛。

12. 现代物理疗法

（1）直流电离子导入疗法

处方：患处局部。

操作：作用极置于颈后部，非作用极置于患侧上肢或腰部，每次 20 分钟，每天 1 次，10 次为 1 疗程。

（2）低频调制中频电疗

处方：患处。

操作：按不同病情选择处方，如止痛处方、调节神经功能处方、促进血液循环处方。颈后并置或颈后、患侧上肢斜对置，每次治疗 20 分钟，每天 1 次，10 次为 1 疗程。

（3）微波疗法

处方：颈项部。

操作：微波辐射电极置于颈项部照射，微热量，每次 15 分钟，每天 1 次，10 次为 1 疗程。

（4）磁疗法

处方：颈项部和（或）患侧上肢。

操作：脉冲电磁疗，每次 20 分钟，每天 1 次，10 次为 1 疗程。

（5）红外线疗法

处方：颈项部。

操作：各种红外线仪器均可，颈后照射，每次 20 分钟，每天 1 次，10 次为 1 疗程。

（6）超短波疗法

操作：患者取侧卧位，将 5cm×10cm 两电极板分别置于患部前后，用小沙袋固定。每次 30 分钟，患者感觉微热即可，每日 1 次，15 日为 1 个疗程。

13. 康复锻炼法

颈项对抗式：10 秒×3 组，每日 1 次×60 日。

伸项式：10 秒×10 组，每日 1 次×60 日。

缩项式：10 秒×10 组，每日 1 次×60 日。

搓腰式：10 分钟×2 组，每日 1 次×60 日。

搓脚心：10 分钟×2 组，每日 1 次×60 日。

第二节　颈椎病针刀术后护理

一、生活起居护理

患者多由于长时间低头，前纵韧带长期向前皱曲，后侧韧带及其他软组织因牵拉而造成劳损，或就会使某一椎体滑向前方，而劳损的软组织又无力使其复位。生活工作中，要防止低头时间过长，或头部的旋转动作不能过快。防止突然受到一个从颈后方向前方的力，而加重病情。因脑部供血不足，出现眩晕、视力障碍，头胀痛时注意卧床休息。居室要阳光充足，空气要新鲜流通，做到起居有常。

二、饮食护理

1. 予高蛋白、高维生素、低脂饮食，食品种类应多样化，如骨汤、蔬菜、水果等。合理调配，多吃蔬菜、水果，预防便秘。手术后期，可给予适当的药膳，在骨肉汤中加入党参、怀山药、枸杞子各 2～3g，以增食欲。食用一些健脾胃的食物，如生姜、乌梅、麦芽、陈皮、葱蒜等。注意食物的色、香、味。以增进患者食欲，补充营养，恢复健康。

2. 做到饮食有节，按时定量，不过饥过饱，不暴饮暴食，少量多餐，如《素问・生气通天论）说："因而饱食，筋脉横解"，饱食对身体健康不利。

3. 钙的补充：每日应摄入 2g 以上，同时补充维生素 D，如鱼类、肉类、乳类。中医食疗以补肾化瘀为主，平时用黄精、党参、熟地、黄芪、首乌、枸杞、龟板、鳖甲等与肉类熬汤服用。

三、情志护理

由于该病的病程长，较重者可伴有颈神经根受到刺激，颈上神经节受牵拉，枕大及枕小神经受牵拉等临床症状，移位严重可从后侧压迫脊髓，预后不好，患者会产生恐惧、焦虑、担忧的情绪。对健康的恢复极为不利。向患者做必要的病情解释，介绍治疗成功病例，保持情志调畅，增强战胜疾病的信心。应与患者进行相关健康咨询，并告知其家属应关心体贴患者，消除不良因素的刺激。

四、对症处理及护理

1. 在与患者的交谈中表示理解其心情，要说明手术后的效果及术后的情况，使患者树立信心。说明手术后有可能发生的各种情况，力求使家属在思想上做好充分准备。要求患者在手术中给予配合。及时进行病因治疗，解除神经压迫或组织缺血。

2. 术后观察切口渗血、感染征象。

3. 在针刀治疗和手法复位后，颈围将颈部上段固定于功能位，严格限制颈部任何方位的活动，卧床时颈部垫一个 3～5cm 厚的棉垫，枕骨隆凸着床但不着力，头颈的重量完全由颈部的棉垫承担，起、卧由一医护人员托住患者背上部，患者不可用力起坐，按此规定护理 2 周，即可解除固定。让患者自主的缓慢活动颈部，再过 1 周后，颈部才可自由活动。

4. 移位严重而导致上下肢无力，活动艰难，形成脊髓型颈椎病症候群不能承受重力。四肢运动量适中。按摩上、下肢肌肉，鼓励主动加强各关节活动。两手做捏橡皮球或毛巾的训练，以及手指的各种动作。

5. 平时应注意卧位的姿势及枕头的高度，仰卧时枕头不宜过高；侧卧时枕头可略高，头与肩应放在枕头之间，而不应同时放于枕头上，使颈部与躯干保持一条线，而不偏向一侧。

五、健康教育

进行卫生科普知识宣传，使患者了解有关颈椎病的有关知识，提高防病意识，增强治疗信心，掌握康复的方法。平时保持正确的姿势，头部转动力度不要过大，速度不要过快，防止加重病情和并发症的发生。工作中注意随时作颈部后仰运动，改善肌肉疲劳。睡眠时头部的位置适当。加强体育锻炼。

第九章

颈椎病临证医案精选

医案一

患者：沈某，女，45岁，售货员，于2016年4月16日来我院就诊。

主诉：颈项部酸痛不适1年伴左肩臂放射痛1个月。

现病史：患者1年前出现颈部酸痛，经颈椎牵引，局部理疗、口服药物（具体不详），症状可缓解，但反复发作，近1个月患者出现左肩臂放射痛，大拇指麻木。经多家医院行牵引、理疗、口服药物等治疗，症状不能缓解反而加重。

查体：颈部生理曲度变直，颈肩部肌肉紧张，广泛压痛，臂丛神经牵拉试验阳性，头部叩击试验阴性，双上肢肌力正常，肱二头肌、肱三头肌反射正常，双手霍夫曼征阴性，双侧巴宾斯基征阴性。

影像学检查：颈椎X线片示颈曲变直，余未见明显异常。

诊断：神经根型颈椎病

治疗：第一次在局部麻醉下行颈椎大“T”形针刀松解术。针刀术毕，嘱患者俯卧位，助手牵拉患者肩部作对抗，术者正对头顶，左手前臂尺侧压在患者枕部，右手托住患者下颌作屈颈弹压手法，进一步松解颈部的粘连和瘢痕。颈托固定保护。

2016年4月21日二诊：患者述颈项部有轻松感，左肩臂放射痛也减轻大半。予以第二次针刀治疗：松解肩胛提肌止点，斜方肌肌腹的粘连、瘢痕。48小时后颈部予以中频治疗，1次20分钟，每日1次，连续3日。

2016年4月26日三诊：患者述已无左肩臂放射痛，颈部的针眼处稍有不适。嘱予以中频治疗，1次20分钟，每日1次，连续5日；内服活血化瘀通络中药五付，每日1付，水煎分两次服，连服5日；并依颈部康复操锻炼。

2016年5月1日随访，患者诉一切正常。X线片显示颈部生理曲度恢复。嘱劳逸结合，要坚持颈部康复操锻炼。

2016年8月2日电话随访，患者诉一切很好。

按语：该患者刚开始是典型的颈型颈椎病的临床表现，后期又是典型的神经根型颈椎病的临床表现，根据患者的临床表现和颈椎X线分析，患者长期低头造成项韧带的积累性损伤，使项韧带弓弦结合部即项韧带的附着点的受力异常，引起颈后面和侧面的动态弓弦力学单元如斜方肌，头棘肌，头半棘肌，前、中斜角肌，肩胛提肌等软组织的受力异常，在弓弦结合部（软组织起止点）出现粘连、瘢痕、挛缩，而致患者颈项部酸痛不适，前、中斜角肌的挛缩又刺激臂丛神经而产生左肩臂放射痛。

依据针刀医学理论，该病属于针刀医学新分型中动态平衡失调型的项韧带挛缩型颈椎病。按照头颈部弓弦力学系统的解剖结构和项韧带挛缩型颈椎病的网络状立体病理构架，我们设计了大“T”形针刀松解术，“T”形横线针刀操作既松解了附着于枕外隆凸的项韧带止点、斜方肌起点粘连和瘢痕，又松解了附着在枕骨上项线周围的头棘肌止点、头半棘肌止点、头最长肌止点以及胸锁乳突肌后侧止点的粘连瘢痕，同时又松解了枕骨下项线周围的椎枕肌的起止点；“T”形竖线针刀操作既松解了颈深筋膜的挛缩瘢痕，又松解了椎枕肌起点、项韧带起点、头夹肌起点、斜方肌起点、颈夹肌等肌肉起点处粘连瘢痕。第一次我们用大“T”形针刀松解术，破坏该病的病理构架的关键点。第二次针刀松解颈肩部肌肉的粘连瘢痕处。再加上针刀术后的手法，从根本上破坏了项韧带挛缩型颈椎病的病理构架。术后辅以中频、中药、康复操锻炼帮助人体自我调节，加快排除炎性产物，促进伤口愈合。

该患者左肩臂放射痛的原因是由于前、中斜角肌的挛缩导致。但在治疗中，我们没有刻意的去松解前、中斜角肌，而最后前、中斜角肌的挛缩解除，症状消除。如果没有整体观念，没有病理构架的认识，是做不到的。项韧带挛缩型颈椎病是由于项韧带受到持续反复牵拉，造成项韧带弓弦结合部即项韧带的附着点的受力异常，引起颈后面动态弓弦力学单元的受力异常，在弓弦结合部出现粘连、瘢痕、挛缩、堵塞，最终形成一个以颈部弓弦力学系统为基础的立体网络状病理构架。我们用大“T”形针刀松解术破坏了这个立体网络状病理构架的关键点。使颈部生理曲度恢复，前、中斜角肌受到的牵拉刺激消除，臂丛神经的刺激症状也就消失了。试想一下如果只是针对前、中斜角肌压痛点局部进行针刀治疗，会是什么结果呢？最好的结果是短期内效果还可以，但过不了几天症状又会复发。

综上所述，“T”形针刀整体松解术是针对颈椎病的病理构架进行整体松解，在“T”形针刀术的松解点上，有很多点没有压痛，但它是颈椎病的病理构架，必须松解，所以，“T”形针刀整体松解术是根治，而对压痛点的局部治疗只是治标，容易复发。

医案二

患者：钱某某，男，24 岁，学生，于 2016 年 8 月 31 日来我院就诊。

主诉：头痛、头晕 4 月余。

现病史：患者因准备高考，过度疲劳和紧张。4 个月前开始出现头痛、头晕，颈部僵硬。经针刺、推拿治疗，症状缓解，又投入紧张的备考。没有几天症状又出现，且比上一次更重。如此反复，最终高考失利。后再经牵引、针刺、推拿，丹参注射液静滴等治疗效果不佳。现头痛、头晕，枕部不适，伴失眠，心慌。

查体：C_2 棘突，上下项线之间压痛明显，椎动脉扭曲试验阳性，颈部肌肉僵硬，双上肢肌力正常，肱二头肌、肱三头肌反射正常，双手霍夫曼征阴性。

影像学检查：颈椎正侧位及开口位 X 线片未见明显异常。

诊断：椎动脉型颈椎病

治疗：第一次在局部麻醉下行颈椎小“T”形针刀松解术。针刀术毕，嘱患者俯卧位，助手牵拉患者肩部作对抗，术者正对头顶，左手前臂尺侧压在患者枕部，右手托住患者下颌作屈颈弹压手法，进一步松解颈部的粘连和瘢痕。颈托固定保护。

2016 年 9 月 6 日二诊：患者述头痛、头晕明显减轻，眼睛看东西都明亮一些。唯颈部有些僵硬。予以第二次针刀治疗：松解寰枢椎软组织附着点。即在寰椎横突，寰枢椎关节囊松解头上斜肌起点和头下斜肌止点及寰枢椎关节囊韧带等软组织。48 小时后颈部予以中频治疗，1 次 20 分钟，每日 1 次，连续 3 日。

2016 年 9 月 12 日三诊：患者述已无头痛、头晕，颈部的针眼处稍有不适。嘱内服柔筋散五付，每日 1 付，水煎分两次服，连服五日。并依颈部康复操锻炼。

2016 年 11 月 20 日随访，患者诉一切正常，正在复读高三。嘱劳逸结合，要坚持颈部康复操锻炼。

2017 年 7 月 15 日电话随访，患者诉一切很好。

按语：依据针刀医学理论，该病属于针刀医学新分型动态平衡失调型中的椎枕肌损伤型颈椎病。该患者有典型的椎动脉型颈椎病的临床表现，但颈椎 X 线却无异常表现，查体发现在椎枕肌起止点有明显压痛，故其临床表现是由于椎枕肌的痉挛、挛缩压迫、刺激了椎动脉的第 2 段末端和第 3 段所致。

按照头颈部弓弦力学系统的解剖结构和椎枕肌损伤型颈椎病的网络状立体病理构架，我们设计了小“T”形针刀松解术，第一次我们用小“T”形针刀松解术松解了头后大、小直肌以及头上斜肌等椎枕肌的止点，也松解了项韧带、胸锁乳突肌、头最长肌、头半棘肌的止点，斜方肌的起点等。同时还松解了枕大神经的卡压，所以头痛、头晕的症状明显缓解。第二次针刀对寰椎横突，寰枢椎关节囊进行松解，以松解头上斜肌起点和头下斜肌止点及寰枢椎关节囊韧带等软组织。再加上针刀术后的手法，从根本上破坏了椎枕肌损伤型颈椎病的病理构架。

术后辅以中频、柔筋散、康复操锻炼帮助人体自我调节，加快人体新陈代谢，促进伤口愈合。

该患者早期只是由于头颈部长时间超负荷工作造成的损伤椎枕肌的痉挛，通过针刺、推拿治疗，椎枕肌的痉挛缓解，所以症状也缓解，但由于高考的原因，缓解后没有得到好的休息，症状再次出现，如此反复，椎枕肌由痉挛变成了挛缩，再通过牵引、针刺、推拿等治疗就缓解不了。针刀可以直接松解挛缩的软组织，通过整体松解破坏椎枕肌损伤型颈椎病的网络状立体病理构架，而治愈该病。

医案三

患者：陈默默，男，53 岁，工人，于 2016 年 2 月 20 日来我院就诊。

主诉：右手内肌肉萎缩伴功能障碍 3 年。

现病史：患者 2003 年始无明显诱因出现右手发凉，右上肢不出汗，半年后出现右手大、小鱼际肌、骨间肌萎缩，手指不能主动伸直，右手颤动，不能持物。2012 年在同济医院做 MRI 确诊为脊髓型颈椎病。经过牵引、针灸、理疗、口服药物以及大艾灸治疗没有效果。

查体：颈部生理曲度变直，颈部肌肉紧张，臂丛神经牵拉试验阳性，右手骨间肌、大、小鱼际肌萎缩，呈“鹰爪手”，不能主动伸直， 右上肢肌张力增高，肱二头肌、肱三头肌反射亢进，夹纸试验、拇指内收试验阳性，右手霍夫曼征阳性。

影像学检查：颈椎 X 线片见颈椎反弓，颈椎椎体骨质增生，无骨质破坏，C_4～C_6 棘突偏歪，C_4～C_6 后缘呈阶梯样，颈椎 MRI 见 C_3～C_4、C_4～C_5、C_5～C_6 椎间盘突出，硬膜囊受压，C_5～C_6 段脊髓受压，颈椎管狭窄。肌电图见右上肢神经源性病损。头颅 CT 及其他实验室检查均无异常。

诊断：脊髓型颈椎病

治疗：第一次在局部麻醉下行颈椎大“T”形针刀松解术。针刀术毕，嘱患者俯卧位，助手牵拉患者肩部作对抗，术者正对头顶，左手前臂尺侧压在患者枕部，右手托住患者下颌作屈颈弹压手法，进一步松解颈部的粘连和瘢痕。颈托固定保护。

2016 年 2 月 26 日二诊：患者述颈项部有轻松感。予以第二次针刀治疗：松解双侧第 3～7 颈椎横突的粘连和瘢痕。针刀术后用两点一面手法进一步松解横突处的粘连和瘢痕。48 小时后颈部予以中频治疗，1 次 20 分钟，每日 1 次，连续 3 日；颈椎牵引，牵引重量 15kg，持续 15 分钟，每日 1 次，连续 3 日。

2016 年 3 月 3 日三诊：患者述颈项部更轻松，拇指内收力量有增加。第三次针刀治疗：松解关节突韧带及肩胛提肌止点的粘连、瘢痕。针刀术后用屈颈弹压手法进一步松解颈部的粘连和瘢痕。48 小时后颈部予以中频治疗，1 次 20 分钟，每日 1 次，连续 3 日；颈椎牵引，牵引重量 15kg，持续 15 分钟，每日 1 次，连续 3 日。

2016 年 3 月 9 日四诊：患者述颈项部更轻松，右上肢没有以前怕冷，还出汗了。第四次针刀治疗：松解颈肩部的顽固压痛点和条索瘢痕。48 小时后颈部予以中频治疗，1 次 20 分钟，每日 1 次，连续 3 日；颈椎牵引，牵引重量 15kg，持续 15 分钟，每日 1 次，连续 3 日。

2016 年 3 月 15 日五诊，2012 年 8 月 6 日六诊，患者述右手指可以夹的住纸了，可以扫地了。但手指伸直功能改善不多。针刀松解患侧上肢的电生理线路，条索硬结处和萎缩肌肉的肌腹处。48 小时后上肢部予以中频治疗，1 次 20 分钟，每日 1 次，连续 3 日。

2016 年 3 月 21 日七诊：患者述右手指有主动伸直的动作，虽然是很小的动作，患者很有信心。嘱颈部、上肢部予以中频治疗，1 次 20 分钟，隔日 1 次，连续 30 次；内服柔筋散五付，每日 1 付，水煎分两次服，连服五日；并依颈部、上肢康复操锻炼。

2016 年 6 月 20 日随访，患者诉右手的肌肉明显丰满一些。除了伸指功能恢复的差一些，其他的功能都恢复的可以。颈椎 X 线片显示：颈椎反弓明显改善，颈椎椎体骨质增生无变化，C_4～C_6 棘突位于正中线上，C_4～C_6 后缘阶梯样错位消失，颈椎 MRI 见 C_3～C_4、C_4～C_5、C_5～C_6 椎间盘突出未见明显改善。嘱劳逸结合，要坚持颈部、上肢康复操锻炼。

2016 年 9 月 20 日电话随访，患者诉一切很好。右手的肌肉与左手区别不大了，功能基本恢复，家务都可以自如的完成。

按语：该患者是典型的脊髓型颈椎病的临床表现，根据患者的临床表现和颈椎 X 线分析，患者长期积累性损伤，使颈后面及侧面的弓弦力学系统受力异常，如斜方肌，头棘肌，头半棘肌，和侧面如颈长肌、头长肌、前斜角肌、中斜角肌、后斜角肌、肩胛提肌、颈夹肌、髂肋项肌、颈最长肌、头最长肌、头半棘肌、颈半棘肌、多裂肌等软组织的受力异常，在弓弦结合部（软组织的起止点）出现粘连、瘢痕、挛缩，造成局部的应力集中，使钩椎关节移位，引起颈椎序列位置异常、各颈椎间力传导异常、颈椎间盘受力异常，引起椎间盘突出，压迫脊髓，出现脊髓单侧受压的脊髓型颈椎病的表现。

依据针刀医学理论，该病属于针刀医学分型力平衡失调型中的钩椎关节移位型颈椎病。按照头颈部弓弦力学系统的解剖结构和钩椎关节移位型颈椎病的网络状立体病理构架，我们设计了大“T”形针刀松解术，“T”形横线针刀操作既松解了附着于枕外隆凸的项韧带止点、斜方肌起点粘连瘢痕，又松解了附着在枕骨上项线周围的头棘肌止点、头半棘肌止点、头最长肌止点以及胸锁乳突肌后侧止点的粘连瘢痕，同时又松解了枕骨下项线周围的椎枕肌的起止点；“T”形竖线针刀操作既松解了颈深筋膜的挛缩瘢痕，又松解了椎枕肌起点、项韧带起点、头夹肌起点、斜方肌起点、颈夹肌等肌肉起点处粘连瘢痕。第二次针刀松解双侧第 3～7 颈椎横突的粘连和瘢痕。第三次针刀松解关节突韧带及肩胛提肌止点的粘连、瘢痕。从根本上破坏了钩椎关节移位型颈椎病的病理构架。再加上第四次针刀松解颈肩部的顽固的压痛点和条索瘢痕。第五、六次针刀松解上肢的电生理线路，条索硬结处和萎缩肌肉的肌腹处。如此严重的颈椎病也可取得好的疗效。术后辅以中频、中药、康复操锻炼帮助人体自我调节，加快排除炎性产物，促进伤口愈合。

针刀医学通过 30 多年的临床诊疗实践，治愈了大量的颈椎病患者，提出了颈椎病的发病原因是颈部的动态平衡和力平衡失调，动态平衡失调型是颈椎病的发病初期，力平衡失调型颈椎病是动态平衡失调型颈椎病发展的必然结果。其病理机制都是颈部弓弦力学系统受力异常，引起颈部软组织的粘连、瘢痕、挛缩和堵塞，直接导致颈部神经、血管受压或者引起骨关节的位移而致颈部神经、血管受压引发临床表现。根本病因都是软组织的问题。通过针刀整体松解颈部后面、侧面主要受损部位的弓弦结合部，配合针刀术后手法，解除神经、血管的卡压，为人体自我调节、自我代偿创造了条件，即可治愈本病。

医案四

患者：姚某某，女，50 岁，教师。因“颈部疼痛伴双肩胛部疼痛 1 周余”于 2017 年 8 月 7 日 9:30 入院。

患者诉 1 周前无明显诱因出现颈部疼痛，呈持续性酸胀痛，伴低头、转颈受限，遇寒加重，得热痛减，伴双侧肩胛部疼痛，晨起症状明显，活动后稍缓解。无发热、胸闷、心慌，无肩关节疼痛、活动受限，无腹痛、腹泻。患病以来精神、食纳、睡眠一般，大小便调，体力体重无明显变化。

检查：T 36.4℃，P 76 次/分，R 20 次/分，BP 120/80mmHg。脊柱呈正常生理性弯曲，颈部活动受限，$C_{5\sim7}$ 棘突及椎旁压痛，压顶试验阳性，低头、转颈稍有不利，双侧肩胛骨内侧压痛明显。神经系统示：生理反射对称存在，病理反射未引出。

辅助资料：颈椎正侧位片示：颈椎曲度变直，$C_{5\sim7}$ 椎体边缘骨质增生。查血常规、尿常规、血糖、凝血功能均正常。

诊断：韧带关节囊型颈椎病

治疗：8 月 12 日第一次在局部麻醉下行颈椎大“T”形针刀松解术。针刀术毕，针刀术后，嘱患者俯卧位，一助手牵拉肩部，术者正对头项，右肘关节屈曲并托住患者下颌，左手前臂尺侧压在病人枕骨上，随颈项部的活动施按揉法。用力不能过大，以免造成新的损伤。最后，提拿两侧肩部，并搓患者肩至前臂反复3次。颈托固定颈部，嘱其卧床休息，口服阿莫西林胶囊预防感染，48小时后给予中频及激光治疗，中频每次30分钟，激光每次15分钟，每日1次，连续3日。

2017年8月15日：患者诉颈痛较前减轻，仍有双侧肩胛内侧疼痛。予以第二次针刀治疗：以松解颈椎关节突关节囊的粘连。颈托固定颈部，嘱其卧床休息，口服阿莫西林胶囊预防感染，48小时后给予中频、激光、牵引治疗，牵引每次30分钟，每日1次，连续3日。

2017年8月19日：患者诉颈部疼痛明显减轻，双侧肩胛内侧疼痛有所减轻，余无异常。根据患者病情及针刀治疗疗程，行第三次针刀治疗，松解两侧肩胛提肌止点、斜方肌肌腹及止点的粘连。术后给予颈托固定颈部，嘱其卧床休息，口服阿莫西林胶囊预防感染，48小时后给予中频、激光治疗。嘱其颈部康复操锻炼。

2017年9月20日回访，患者诉颈部及双侧肩胛区疼痛症状消失，未再反复。

按语：该患者是典型的韧带关节囊型颈椎病，根据患者的临床表现和颈椎X线分析，患者长期低头造成项韧带的积累性损伤，使项韧带弓弦结合部即项韧带的附着点的受力异常，引起颈后面的动态弓弦力学单元如斜方肌，头棘肌，头半棘肌，肩胛提肌、斜方肌等软组织的联合损伤，在损伤软组织之间出现粘连、瘢痕、挛缩、堵塞，导致软组织动态平衡失调，引起骨质增生及相关肌肉损伤的临床表现。

针刀通过松解颈椎肌肉、韧带的起止点的粘连瘢痕，术后配合手法康复治疗，以恢复颈椎正常受力线，解除拉应力和压应力的不平衡，使颈椎内部的力平衡得到修复，从而达到根治本病的目的。

依据针刀医学理论，该病属于针刀医学新分型中动态平衡失调型的韧带关节囊型颈椎病。颈椎病的最终原因是软组织的问题，骨关节病变是软组织损伤发展到严重阶段时骨关节的代偿表现。压痛点的针刀治疗只是局部的治疗，对缓解疼痛有效果。但要治愈颈椎病，必须根据疾病的病理机制，从点-线-面进行全面治疗。“T”形针刀松解术就是以疾病的病理构架为基础所设计的。结合第二松解颈椎关节突关节囊的粘连、三次针刀松解两侧肩胛提肌止点、斜方肌肌腹及止点的粘连。再加上针刀术后的手法，从根本上破坏了韧带关节囊型颈椎病的病理构架。术后辅以中频、中药、康复操锻炼帮助人体自我调节，加快排除炎性产物，促进伤口愈合。

医案五

患者：钱某某，男，30岁，个体。因“颈部僵痛伴右上肢疼痛、麻木半月余，加重3天 ”于2017年6月29日10:00入院。

患者诉半个月前劳累后出现颈部僵痛，右上肢疼痛，呈持续性酸胀痛。3天后疼痛消失，随即出现右上肢麻木、困重、无力，以内侧正中及手背为甚，呈间断性，起初每天发作2～3次，每次持续约数分钟即自行缓解，发作无规律，活动后减轻，长时间保持固定姿势后加重，不影响睡眠及正常活动。3天前无明显诱因上述症状加重，右上肢麻木发作次数较前明显增多，但性质同前。无发热、头晕、胸闷、心慌，无双肩关节疼痛、活动受限，无腹痛、腹泻等。

患病以来精神一般，食纳、夜寐尚可，二便正常，体力体重无明显改变。

体格检查：T 36.3℃，P 70 次/分，R 20 次/分，BP 110/80mmHg。颈 3～7 棘间及椎旁压痛，右上肢触觉、痛温觉正常，右侧臂丛牵拉试验阳性，压顶试验阴性，低头、仰头、旋转不受限，余无异常。生理反射对称存在，病理反射未引出。

辅助资料：查颈椎正侧位片示：颈椎退行性变。颈椎间盘 MRI：颈椎间盘变性并颈 2～4 椎间盘突出（中央型），颈 5～7 椎间盘突出（右旁中央型）。血常规、空腹血糖、凝血功能均未见明显异常。

西医诊断：颈椎病（混合型）

2017 年 7 月 3 日第一次在局部麻醉下行颈椎大“T”形针刀松解术。针刀术毕，针刀术后，嘱患者俯卧位，一助手牵拉肩部，术者正对头项，右肘关节屈曲并托住患者下颌，左手前臂尺侧压在病人枕骨上，随颈项部的活动施按揉法。用力不能过大，以免造成新的损伤。最后，提拿两侧肩部，并搓患者肩至前臂反复 3 次。颈托固定颈部，嘱其卧床休息，口服阿莫西林胶囊预防感染，48 小时后给予中频及激光治疗，中频每次 30 分钟，激光每次 15 分钟，每日 1 次，连续 3 日。

2017 年 7 月 6 日：患者诉颈痛较前减轻，仍有右上肢疼痛、麻木不适。予以第二次针刀治疗：以松解颈椎关节突关节囊的粘连。颈托固定颈部，嘱其卧床休息，口服阿莫西林胶囊预防感染，48 小时后给予中频、激光、牵引治疗，牵引每次 30 分钟，每日 1 次，连续 3 日。

2017 年 7 月 10 日：患者述颈痛、右上肢疼痛、麻木较前好转。予以第三次针刀治疗：松解双侧第 3～7 颈椎横突的粘连和瘢痕。针刀术后用两点一面手法进一步松解横突处的粘连和瘢痕。48 小时后颈部予以中频治疗，1 次 20 分钟，每日 1 次，连续 3 日；颈椎牵引，牵引重量 15kg，持续 15 分钟，每日 1 次，连续 3 日。

2017 年 7 月 15 日：患者诉颈部及右上肢疼痛明显减轻，仍有右上肢麻木。第四次针刀调节上肢电生理线路。48 小时后颈部予以中频治疗，1 次 20 分钟，每日 1 次，连续 3 日；颈椎牵引，牵引重量 15kg，持续 15 分钟，每日 1 次，连续 3 日。

2017 年 9 月 20 日回访，患者诉症状消失，未出现颈痛、手麻。

按语：依患者的临床表现及影像学表现，该患者是颈型颈椎病与神经根型颈椎病相混合。

患者长期低头造成项韧带的积累性损伤，使项韧带弓弦结合部即项韧带的附着点的受力异常，在损伤软组织之间出现粘连、瘢痕、挛缩、堵塞，导致软组织动态平衡失调，引起骨关节相对位置的变化，出现相关肌肉损伤及神经卡压的临床表现。

依据针刀医学理论，该病属于针刀医学分型中混合型颈椎病。颈椎病的最终原因是软组织的问题，骨关节的病变是软组织损伤发展到严重阶段时骨关节的代偿表现。要治愈颈椎病，必须根据疾病的病理机制，从点–线–面进行全面治疗。“T”形针刀松解术就是以疾病的病理构架为基础所设计的，结合第二次松解颈椎关节突关节囊的粘连、第三次针刀松解双侧第 3～7 颈椎横突的粘连和瘢痕、第四次针刀调节上肢电生理线路，再加上针刀术后的手法，从根本上破坏了混合型颈椎病的病理构架。

第十章

颈椎病针刀治疗临床研究进展

一、颈型颈椎病针刀治疗临床研究进展

苗润[1]采用针刀治疗颈型颈椎病。将 66 例患者随机分为治疗组 32 例和对照组 34 例。治疗组用针刀治疗；对照组用针刺取双侧风池穴、颈夹脊穴、大椎穴、肩井穴，进行日 2 次针刺治疗。治疗组方法：患者入院第 2 天行针刀治疗，针具：1 次性 4 号针刀。操作过程：患者取俯卧位，以枕外隆凸为中点，在上项线上向两侧各旁开 2.5cm 处 2 个点，再向外各旁开 2.5cm 处为 2 个点，在病变颈椎及上下颈椎关节突部及横突后结节，结合压痛点定点，明确定位后，用甲紫标记，以标记为中心，常规消毒、铺洞巾。先用 1%利多卡因局部麻醉，再用针刀在体表定位点，行铲剥 2～3 刀，然后迅速拔出针刀，嘱患者 2 天内针孔勿沾水，口服抗生素预防感染 3 天。1 周行针刀治疗 1 次，连续治疗 3 周。结果：治疗组总有效率为 93.8%；对照组总有效率为 73.5%。

朱镜等[2]采用针刀刺激松解肌筋膜触发点治疗颈型颈椎病。将 70 例颈型颈椎病患者分为治疗组和对照组各 35 例。治疗组按肌筋膜触发点及相关穴位采用针刀治疗，1 次/7 天，3 次为 1 个疗程，共 2 个疗程。针刀治疗：患者取俯卧或侧卧位，以方便操作为准。在患侧颈肩上背部仔细按压寻找触发点、筋结等阳性反应点，作为阿是穴。相关穴为头部症状时取风池、天柱，颈部症状时取天柱、颈 2～胸 6 夹脊穴，上背部症状时取胸 1～6 夹脊穴，肩部症状时取肩井、天宗。根据患者临床症状、体征及 X 线片或 CT 检查结果，每次选择几个触发点及阳性反应点，用医用记号笔标记。常规外科消毒标记点，医者戴口罩及手套，选一次性 0.5mm×75mm 针刀，快速进皮，分层次，缓慢推进，遇阻力感，寸劲发力，刺切，朝上下左右 4 个方向操作。此时，相应肌束可见或感觉到抽动或针下坚涩，表明操作成功，连续操作，直至抽动消失或感觉针下松动即可。再向其他方向刺切，步骤同前。逐点同法操作，出针，按压止血，贴创可贴，3 天之内不接触污水，以防感染。5～7 天治疗 1 次，3 次为 1 个疗程，1～2 个疗程。结果：治疗组治疗前和治疗后的 VAS 评分分别为（6.00±0.00）分和（0.49±0.78）分，治疗后 4 个月为（0.80±1.11）分，治疗后 VAS 评分均较治疗前下降（$P<0.001$）。对照组治疗前和治疗后的 VAS 评分分别为（6.09±0.28）分和（3.66±0.91）分，治疗后 VAS 评分较治疗前下降（$P<0.001$），治疗后 4 个月为（3.54±0.95）分，治疗后 VAS 评分均较治疗前下降（$P<0.001$）。治疗组治疗后 VAS 下降程度优于对照组，差异有统计学意义（$P<0.001$）。

曹丽等[3]采用针刀疗法与针刺拔罐法治疗颈型颈椎病。方法：将颈型颈椎病患者 60

例随机分为针刀组（30 例）和针罐组（30 例）。针刀治疗在枕骨上项线、颈项两侧肌肉、项中线、两侧斜方肌、肩胛骨的内缘选点操作，只治疗 1 次；针罐治疗取风池、风府、天柱、大椎、肩井、颈 4～颈 6 夹脊穴、后溪、阿是穴，常规针刺后于局部拔罐，隔日 1 次，共治疗 6 次。结果：针刀组痊愈 9 例，显效 12 例，有效 8 例，无效 1 例，愈显率为 70.0%（21/30），总有效率为 96.7%（29/30）；针罐组痊愈 8 例，显效 8 例，有效 11 例，无效 2 例，愈显率为 56.7%（17/30），总有效率为 93.3%（28/30）。

贺齐梅等[4]采用针刀配合身痛逐瘀汤治疗颈型颈椎病。方法：将 47 例颈型颈椎病，按针刀配合身痛逐瘀血汤治疗。针刀整体松解术：针刀治疗：枕后部备皮，俯卧低头位。横线 5 个点：以枕外隆凸为中点，在上项线上向两侧各旁开 2.5cm 处为 2 个点，再向外各旁开 2.5cm 处为 2 个点。竖线 5 个点：分别为 C_3～C_7 棘突顶点。这 10 个点为主要治疗点。用甲紫做好标记，局部常规消毒，铺无菌洞巾，术者戴无菌手套，刀口线与人体纵轴一致，颅部时针体与枕骨垂直，棘突部时针刀向头侧倾斜 45 度、与棘突成 60°角，快速进针达皮下，缓慢深入达肌肉附着点，沿肌纤维方向纵行疏通剥离 2～3 刀，再垂直肌纤维方向紧贴骨面横向铲剥 2～3 刀。术毕后用无菌敷料（可用创可贴）贴上即可，按压 2～5 分钟，术后 24 小时保持局部洁净。上述方法间隔 3 天 1 次，3 次为 1 疗程，治疗 1 疗程无效者，放弃此方法治疗。手法治疗：患者去枕仰卧位，头部伸出治疗床外。治疗者站在床头，右手掌托住患者下颌，左手虎口托住患者的枕后部，双手固定后身体后仰，借助上肢的力量，将患者的头部向后牵拉 1 分钟左右。中药治疗采用身痛逐瘀汤。结果：患者总数 47 例，痊愈 38 例，占 80.8%，总有效率达 100%。

魏宇静[5]采用针刀配合穴位注射治疗颈型颈椎病。方法：对 60 例颈型颈椎病患者采用针刀配合穴位注射治疗，患者取俯卧位，充分暴露颈部棘突，在棘突及棘突两侧寻找压痛点，多可触及条索状结节。在压痛点及条索状结节处各取一治疗点，用 0.5%碘伏棉签常规消毒，用汉章无菌针刀垂直皮肤进入，行“十”字切摆 3 次，剥离松解粘连，出针后压迫片刻以止血，针眼贴上创可贴。再选取双侧风池穴，选用复方当归注射液 2ml，将其吸入 5ml 球后注射器中，局部皮肤消毒后，将注射器针头刺入穴位，刺入深度为 25mm 左右，以局部重胀得气为度，回抽无回血后，每个穴位注入药液 1ml，局部按压 5 分钟。3 天后再行穴位注射 1 次。结果痊愈 40 例，显效 12 例，好转 6 例，无效 2 例，总有效率达 96.7%。

魏千程等[6]采用“Z”型拨针刀治疗颈肌劳损型颈椎病。将 108 例颈肌劳损型颈病患者随机分为治疗组和对照组，分别为 56 例和 52 例。治疗组均采用“Z”型拨针刀治疗。患者俯卧于治疗床上，胸下垫枕，充分暴露颈项部，触诊寻找压痛点及条索状结节样物，设计治疗方案，用甲紫笔标记进针点，多以疼痛范围的几何中心为进针点，多在大椎穴处。根据疼痛范围，选择“Z”型拨针刀。常规消毒皮肤，铺洞巾，以 2%盐酸利多片因注射液局部麻醉，按压 1 分钟，用 11 号刀片破皮宽约 0.2cm。深度达皮下，右手持拨针刀，左手按压治疗部位以引导拨针刀，先垂直刺入筋膜层，然后调整拨针刀角度为 0～15°，根据治疗部位肌肉丰厚程度，灵活选择角度大小，在进针点周围所设计的范围内操作，重点推剥触诊时所标记位置，推剥分离粘连的筋膜层，包括结节、瘢痕及条索样物，以拨针刀下松动为度，再回抽针身退针至进针点皮下，改变方向继续治疗，呈放射状治疗所标记疼痛范围及异常点，疼痛范围大者可逐渐推剥至下项线。治疗结束，出针后不需压迫针眼，立即拔罐 5～10 分钟，以拔出局部瘀血，拭去血液，碘伏消毒，无菌贴贴敷针眼。每 10～15 天治疗 1 次，一般治疗 1～3 疗程。对照组均给予推拿按摩、拔火罐、局部蜡疗、针灸及中药汤剂内服外敷。结果：对照组 52 例，治疗 1～3 疗程，平均 2.65 疗程，治愈 4 例，显效 9 例，有效 23 例，无效 16 例。显效率 25.00%，总有效率 69.23%。治疗组 56 例，治疗 1～3 个疗程，平均 1.108 疗程，治愈 18 例，显效 20 例，有效 14 例，无效 4 例。显效率 67.86%，总有效率 92.86%。

刘洪等[7]采用超声引导下针刀松解疗法治疗颈型颈椎病。选取颈型颈椎病患者 100 例，采用随机数字表法分为观察组和对照组各 50 例，观察组采用超声引导下针刀松解疗法进行治疗。①准备、定位、消毒操作同对照组；②超声引导下进针，进针点同对照组，进针时刀刃与肌纤维平行，加压分离进针，超声示到达骨面后停止进针，在实时超声监控下纵行疏通、横行剥离病变部位 3 刀，调转刀刃与肌纤维垂直，沿骨面或肌肉铲剥 3 次，切断挛缩紧张的筋膜或肌腱，松解粘连。对钙化肌腱起止点，超声可指导医生对钙化灶进行捣碎治疗，对痉挛或有硬结的肌肉进行松解治疗。松解后拔针，均需用棉球按压 3～5 分钟，用创可贴贴敷针眼。对照组采用非直视下针刀松解疗法进行治疗。2 组均每周治疗 1 次，2 周为 1 个疗程，共治疗 2 个疗程。结果：与治疗前比较，2 组治疗后压痛点计数、PRI 评分、VAS 评分、PPI 评分及颈椎活动度均能明显改善，且观察组改善程度最为显著；观察组疗效优于对照组。

李卓洲等[8]采用针刀治疗颈型颈椎病。采用针刀方法，对 326 例颈型颈椎病患者进行治疗。治疗方法：患者俯卧位，在胸前垫一个薄枕，使颈部稍前屈，在颈部棘突间及棘突旁 1～2cm 处寻找压痛点，用甲紫药水在痛点处做标记，碘伏消毒后，按照四步进针法和针刀手术方法，行针刀治疗术。每例患者连续治疗 2 个疗程，1 个疗程为 3 次，每 7 天治疗 1 次。同时对患者开展健康教育，提倡坚持必要的颈部功能锻炼。结论：治愈 277 例，治愈率 85.0%，好转 49 例，好转率 15%，总有效率 100%。治疗 2 个月后随访，有 268 例临床治愈者未复发。

项小林等[9]采用针刀治疗颈型颈椎病。治疗前 X 线摄片定位病变，对棘突上下两侧棘间韧带、关节突关节囊、风府作针刀松解处理。取俯卧头低脚高位，胸下垫薄枕，术区备皮，消毒，无菌铺巾，佩戴无菌手套。①棘间点：刀口与棘间平行，垂直表皮，快速刺入棘突顶骨层，转刀锋 90°，沿棘突上方切 2 刀。②关节突关节点：刀口与棘间平行，刀体垂直表皮，快速刺入关节突骨面，调转刀口线 90°，切开关节囊。③风府穴：自枕外隆凸下方进针，刀口与棘间平行，与表皮垂直，纵行疏通，横向剥离，刀下有松动感后出刀。针眼常规压迫止血，注意颈部制动，注意保暖。1 次/周，共治疗 1～2 次。治疗 100 例，总有效率为 85.00%。

饶子龙等[10]将激痛点理论应用针刀治疗颈型颈椎病 40 例。治疗方法定点：通过“切、循、扪、按”手法并结合激痛点触诊法，在斜方肌、肩胛提肌、胸锁乳突肌、颈夹肌、头夹肌等肌筋膜中，先轻轻触摸局部的紧张肌束，再在肌束中仔细寻找局限性的痛性硬结，即为“激痛点”，用棉签蘸甲紫标出。操作：使用汉章牌 0.6mm×50mm 一次性针刀，针刀的尖部离皮肤约 2cm，使用腕力快速进刀，突破浅筋膜，再缓慢试探深入，刀口轻压激痛点所在（条索、紧张、钝厚、紧涩处），快速突破，可复刺 1～2 次。每 5 天治疗 1 次，3 次为一疗程，共治疗 2 个疗程。治疗 2 个疗程后临床痊愈 30 例，好转 10 例，总有效率为 100%。

王延武等[11]采用针刀治疗颈型颈椎病 30 例。患者俯卧低头位，在两点三线处定点，常规消毒铺巾，局部麻醉。二点，即肩胛内上角，针刀操作方法：刀口线方向与脊柱纵轴平行，针刀体与颈部皮肤垂直，针刀经皮肤、皮下组织、筋膜肌肉达肩胛骨内上角骨面，调整刀口线 90°，向肩胛骨内上角边缘铲剥 3 刀，范围 0.5cm。术毕，局部压迫止血，创可贴覆盖针眼。一线部即棘突顶端针刀操作方法：刀口线方向与人体纵轴平行，针刀体与颈部皮肤垂直，针刀经皮肤、皮下组织、筋膜肌肉达棘突顶点，纵疏横剥 3 刀，范围 0.5cm。术毕，局部压迫止血，创可贴覆盖针眼。二线部即颈椎上下关节突关节囊针刀操作方法：刀口线方向与人体纵轴平行，针刀体先向头侧倾斜 45°，与颈椎棘突呈 60° 角，针刀经皮肤、皮下组织、筋膜肌肉达关节突骨面，在骨面上稍移位，找到落空感时，即为关节囊韧带，提插切割 3 刀，范围 0.5cm。术毕，局部压迫止血，创可贴覆盖针眼。三线部即横突后结节线针刀操作方法：刀口线方向与脊柱纵轴平行，从横突后结节处进针刀，针刀经皮肤、皮下组织、筋膜肌肉达横突后结节骨面，贴骨面向前、后铲剥 3 刀，范围 0.5cm。术毕，局部压迫止血，创可贴覆针眼。30 例患者中，痊愈 13 例，有效 13 例，未愈 12 例。

卜晗等[12]用针刀配合按摩及红外线治疗颈型颈椎病。针刀治疗方法：让患者以骑坐方式坐在凳子上。根据疼痛区域在头颈枕部寻找压痛点范围，多数病例在胸锁乳突肌起止点部、头夹肌、斜方肌以及颈枕部的硬结、条索或变硬部位可找到明显压痛点，部分病例在乳突下缘、枕骨结节、颈椎 2、3 横突尖部、椎板小关节部也可触摸到压痛点。触摸好痛点使用标记笔进行局部标记，戴口罩及无菌手套，充分消毒后，在标记的痛点处垂直刺入，进针点在紧张的筋膜及较硬软组织时，手下阻力较大时可稍用力刺入，穿透后有突破感，在此层面纵行切开 1～2 刀，若痛点在骨性结节周围时，松解筋膜的附着点，针刀始终不离骨性结节（如横突尖、椎板及小关节囊部位要小心切割），以免刺入椎板间隙或刺伤椎动脉。出针刀后，使用无菌干纱布压迫 5～10 分钟以止血。针刺时患者局部有酸胀感，并向头部或肩颈部痛区放射，术后即觉松解部位很轻松，疼痛及头部症状明显减轻。1 周后可结合患者情况在新的压痛点再作治疗。红外线灯照射方法：第一次红外线照射在针刀治疗后立即进行，时间 30 分钟。治疗过程中注意观察针口出血情况。其余照射时间安排在两组患者推拿治疗后进行，使用 TDP 灯照射 30 分钟，2 次/天，皮肤有微微热感开始计算时间，每次 30 分钟。推拿手法治疗：①揲揉法：医者行用揉法、揲法沿颈项部督脉经走向放松颈项部肌肉，痛点处反复揲揉，至局部皮肤有发热感为止。②拿捏法：医生沿棘突两侧的膀胱经自上而下地进行拿揉多次，以放松颈肩部两侧的肌肉与软组织。③点穴疗法：点揉风池、风府、天柱、百劳、肩井、百会使上肢、手部有麻、胀的感觉。④活络关节法：让患者主动做颈部前屈、后伸、侧弯以及旋转动作，再动摇双上肢，最后用轻叩击法叩击颈肩部。两组患者每日进行 1 次推拿治疗。治疗组在针刀治疗后第 2 天进行颈肩部按摩治疗。疗程均为 2 周。结果：治愈 18 例，显效 10 例，有效 2 例，全部有效，愈显率为 93.33%。

郑明声[13]用针刀结合功能锻炼治疗颈型颈椎病。针刀操作此法采用横线 5 个点与竖线 6 个点，组成一个较大的“T”形。横线 5 个点分别为：枕外隆凸下缘、在上项线上距离后正中线 2.5cm 处左右各有 1 个点，再向两侧旁开 2.5cm 为两个点；颈 2～7 棘突的顶点组成竖线的 6 个点。本研究治疗前需先根据患者的症状、体征判定以哪一侧失衡为主，从而选取相应侧的治疗点，包括阿是穴，做好标记。患者取坐位，头颈向前屈曲 45°，头与双前臂趴在治疗床上，术野常规消毒铺巾。进针点用 1%盐酸利多卡因注射液与 0.9%氯化钠注射液 1:1 稀释后，进行局部浸润麻醉，严格按照进针刀四步规程，用汉章牌 I 型 3 号针刀垂直于局部皮肤表面，刀口线平行于后正中线刺入皮肤深达皮下组织，由浅入深分层松解。松解横线 5 个点时，针尾向下倾斜 45° 与枕骨垂直，松解竖线 6 个点时针尾向上倾斜 45° 与棘突成 60° 角。出针后按压 2～3 分钟以防出血，无菌敷贴贴于进针点，2 天后拆除。米字操作法：①患者取直立位，双脚与肩同宽，两手叉腰，双眼向前平视；②缓慢抬头，双眼看天，还原，缓慢低头，双眼看地，还原；③头颈缓慢向左侧弯，左耳尽量贴近左肩，让右侧颈肩部肌肉绷紧，还原，头颈缓慢向右侧弯，右耳尽量贴近右肩，让左侧颈肩部肌肉绷紧，还原；④头颈部缓慢向左旋转，目光朝向身体左后下方，还原，头颈部缓慢向右旋转，目光朝向身体右后下方，还原。针刀治疗 3 次，每周 1 次，“米”字操做 3 周。结果：治疗 30 例患者，治疗后 2 个月。治愈 24 例，好转 4 例，未愈 2 例，治愈率 80%。

吴显兴等[14]采用三联疗法治疗青年颈型颈椎病。治疗青年颈型颈椎病患者 40 例，针刀治疗：针刀进行软组织松解的区域以颈后侧压痛点为中心，进行上下纵行剥离，不可在枕部两侧操作，以免造成血管神经伤害。操作如下：按压颈椎脊旁寻找痛点，作好标记，用碘伏进行局部皮肤消毒，戴无菌手套，用汉章 4 号针刀垂直于皮肤进针，深度为 3～5mm，然后进行纵行切割和剥离，使局部软组织松解，直至手下有松动感，结束治疗，按压止血，予输液贴外敷，5 天治疗 1 次，共治疗 6 次。功法锻炼指导患者进行易筋经“掌托天门势”练习：两足分开，与肩同宽，双臂上举，掌心朝上，颈部微后伸，沉肩松肘，目视掌背，含胸收腹，呼吸自然；每天 2 次，每次 10 分钟，锻炼 1 个月。结果：治疗 1 个月后，颈痛 NRS 评分及 NDI 评分均显著低于治疗前；治疗后的颈椎曲度测量值显著大于治疗前；根据 NDI 改善率评价治疗效果：优 28 例，良 7 例，中 4 例，差 1 例，优良率为 87.5%，总有效率为 97.5%。

田越军等[15]采用四步疗法治疗颈型颈椎病。方法：对 28 例颈型颈椎病患者采用四步疗法（优值颈椎牵引、拇指整脊手法、口服氨基葡萄糖、针刀松解）进行治疗。针刀松解：在肩胛骨内上角或脊柱缘处找到肩胛提肌明显压痛和阳性反应点，作为进针点，常规消毒，将针刀刃与肩胛骨缘平行进针，紧贴肩胛缘切割 3～4 针。深度一定在肋骨浅面施行，病理点会有挡刀感和阻力感，一一切开达到松解。起针后针眼用创可贴封贴 24h。然后用拇指弹拨该处变硬粘连的肌肉，并作肩部活动十数次。结果：28 例经 2～3 个疗程治疗后，优 18 例、良 8 例、差 2 例，总有效率达 92.9%。

何正保等[16]采用以针刀为主的综合疗法治疗颈椎病。针刀治疗方法：患者取府卧位或侧卧位，头部前屈位（充分暴露颈椎），进针点选在病变部位的上下棘突旁压痛点或条索物处，肩胛内上角，冈下肌为主，每次 4～8 个治疗点。针刀治疗前用定点笔在操作部位做好标记，在常规消毒、无菌条件下，选汉章 4 号针刀与颈部皮肤平面成 90° 角垂直刺入，刀口线与神经、血管的走向平行，深度依病情而定，一般以患者有明显酸胀感为度，后分别以纵行疏通、横行剥离各 2～3 刀，弹拨肌束 3～5 下，进行针刀松解。操作过程中患者如有明显疼痛或触电感，应稍退针并略调整进针方向，进针深度深达骨面。出针后创可贴外贴 1 天，并保持创口干燥 48h。并结合整脊手法、针灸治疗、理疗治疗、牵引治疗。治疗结果：本组 189 例患者中，痊愈 123 例（65.1%）、好转 63 例（33.3%）、无效 3 例（1.6%）。总有效率为 98.4%。

李宗波[17]采用针刀闭合松解术与传统牵引、针灸治疗颈椎病 198 例。其中针刀治疗组 105 例，在颈椎安全区手法寻找阳性反应点，根据病情、症状有选择性地进行拨离、松解治疗。传统牵引、针灸治疗组 93 例，颈椎牵引器作颈椎牵引，同时配合针灸、推拿综合治疗。针刀治疗组：第一种是根据经脉的取穴原则：找准督脉经新穴的颈灵穴和华佗夹脊穴的颈夹脊穴是治疗神经根型颈椎病最佳穴位，上述两个穴位是压痛点的敏感区。第二种可根据临床症状，在病变部位触按寻找压痛条索或结节等阳性反应点。然后在选取的穴位上或阳性反应点上用甲紫作标记，常规消毒，铺无菌洞巾，术者戴无菌手套，取 1%利多卡因注射液＋维生素 B_1 注射液＋醋酸曲安奈德注射液的混合液，在每一个治疗点直刺至骨面，注入 2～3ml，选 3 号或 4 号针刀在原注射点上快速刺入，在夹脊穴和颈灵穴的相应压痛点上，刀口线与脊柱平行，达骨面后稍退针，可平行铲切合纵行剥离。在条索状物或结节部位先纵行再横行拨离 3～4 下，出针后用无菌纱布压迫刀口片刻，使其不出血为止，再用创可贴贴敷刀口术后做颈部推拿，以颈后指分推，拿揉颈后头夹肌、胸锁乳突肌、骶脊肌等肌肉，最后做颈部旋转复位即可。治疗效果：针刀组：治愈 71 例，占 68%；显效 16 例，占 15%；有效 15 例，占 14%；无效 3 例，占 2%；总有效率 98%。传统针灸组：治愈 53 例，占 54%；显效 18 例，占 19%；有效 15 例，占 15%；无效 12 例，占 12%；总有效率 88%。

齐玲玲等[18]运用针刀分层分段治疗颈椎病。治法：将 80 例患者随机分为实验组和对照组，每组 40 例。实验组采用针刀分层分段治疗：患者取坐位或卧位，在病变节段力线起止点和高应力点选取颈椎横突棘间点或颈椎脊后突棘间点以及明显的筋结压痛点，一次定 3～6 点。甲紫作皮肤标记；选 4 号刀，严格消毒，铺无菌巾。刀口分三层三个方向操作引导针体刺入，皮下深筋膜层为第一层，肌筋膜和肌肉纤维粘连处为第二层，肌筋膜与骨膜之间为第三层，按照力线起止点和筋节点分段刺入，一般一个力线区段刺入 1～2 个点，确定治疗点后手持针刀分段潜行刺入钝性分离松解或部分锐性切断肌肉筋膜及软组织，刺入开始及接近椎体神经根处始终注意沿血管淋巴及神经方向纵向平行方向分层运针。对照组采用传统推拿方法。结果：对照组治愈 15 例（37.5%），好转 15 例（37.5%），未愈 10 例（25.0%），有效率 75.0%；实验组治愈 28 例（70.0%），好转 10 例（25.0%），未愈 2 例（5.0%），有效率 95.0%。

苏国龙[19]用针刀结合整脊治疗颈椎病。颈椎病患者 84 例，随机分为观察组与对照组，每组 42 例。方法：观察组患者给予针刀结合整脊治疗的治疗方案，对照组患者给予针刀治疗的治疗方案。针刀治疗：患者取坐位，术前针对患者的阳性病变部位选择 6～8 个操作点，使用甲紫进行标记。术前给予患者皮肤消毒，铺无菌巾，2%利多卡因局部麻醉。左手定位操作点，右手持针刀，快速进入后做剥离和疏通操作，每处 3～4 刀为宜。术后压迫片刻，创可贴包敷。患者术后给予抗生素抗感染治疗。整脊治疗：患者取坐位，采用一指禅法在风池穴与大椎穴之间对颈椎进行治疗，循环往复 10 次为 1 组，每次 3 组。然后使用揉法于颈椎两侧肌肉处进行治疗，循环往复 10 次为 1 组，每次 3 组，两侧交替进行。患者取仰卧位，头部稍稍伸出床位前缘，施术者一手托住患者颈部，令一手置于下颌处并发力，对患者颈椎进行牵拉治疗，牵拉治疗 2～3 分钟/次为宜。最后根据病人颈椎病损情况参照《脊柱病因治疗学》中的龙氏正脊手法和理筋手法调整颈椎紊乱的关节结构和生理弯曲，并以放松手法结束治疗。结果：对照组总有效率 89.10%，复发率 28.57%；观察组总有效率 97.62%，复发率 9.52%。

董均成[20]采用针刀联合综合康复治疗颈椎病。方法：选取颈椎病患者 120 例，随机分为两组各 60 例，两组均给以常规脱水、抗炎、活血、改善微循环等药物治疗。对照组：在常规药物治疗基础上予综合康复，包括针灸、中频治疗、蜡疗、电针治疗。治疗组：在对照组的基础上加针刀治疗，于住院第 3 天开始针刀治疗，3 天 1 次，2～3 次为 1 疗程。针刀治疗：根据患者的症状，结合生物力学、神经支配范围、肌肉起止点、肌肉评估和影像学结果，判断病变的肌肉及位置，判断是哪一节段神经出现问题或是肌肉病变，以手指按压病变部位，找出异常点位，找出高应力点、条索状物、硬结、肿块、压痛点，颈部重点在椎枕肌及颈 7、胸 1 椎旁和肩胛提肌起点处。找出治疗点后用针刀标号笔标记位置，使用 0.6mm×40mm 神经触激针刀进针，刀口线与颈部受累肌肉、韧带纤维方向保持一致，并与神经和血管运行方向保持一致，避免造成不必要损伤。进针时以拇指下压皮肤至凹陷，横向拨动一下，再下压血管和神经，针刀沿拇指方向刺入，加压分离后，双手协同进针，左手握住针刃，右手靠近针柄，快速突破皮层。针体进入皮肤后，轻微上提针身，并探针刺位点下的阻力感。治疗过程中，常能听到“咔擦”声，随后稍提退针身到浅层继续前面动作数下。如果深层有病变，左手拇食指捏住针身可再往下轻轻挤压协同右手继续探压阻力感，再重复前面动作。如此逐层推进针刀，直至刀下阻力感觉减弱至消失。结果：治疗组的总有效率为 95.0%，对照组为 86.7%，两组比较差异有统计学意义。治疗后两组患者的 VAS 疼痛评分、VAS 麻木评分均显著降低，且显著低于对照组。

彤祎[21]采用针刀松解颈周腧穴治疗颈椎病。选取 100 例椎动脉型颈椎病患者作为观察对象，随机分为观察组与对照组，每组 50 例。两组均采用颈曲灵治疗，对照组加入针刀松解病变节段，观察组则加入针刀松解颈周腧穴。对照组针刀松解病变节段，具体措施为：患者保持俯卧位，根据 X 线片定位病变腰椎，每天选取 2～4 点进行松解。进刀前注射 2%利多卡因 1ml，严格按照操作规范进行进刀，当达到病变部位后，分别进行横向、纵向切割。拔出针刀后需要按压 3～5 分钟，然后使用无菌敷料包扎。观察组则加入针刀松解颈周腧穴，主要选择患者保持俯卧，下颌与床头边缘保持齐平，低头，下颌内收。选取双侧脑空穴、双侧魄户穴，针刀操作同对照组。严格按照操作规范进行进刀，当达到病变部位后，分别进行横向、纵向切割。拔出针刀后需要按压 3～5 分钟，然后使用无菌敷料包扎。每 5 天治疗 1 次，3 次为 1 个疗程。治疗 1 个疗程后进行远期疗效评价，3 个月后评价远期疗效。结果：两组近期总有效率差异无统计学意义；两组远期总有效率差异有统计学意义；观察组复发率低于对照组，差异有统计学意义；治疗后观察组颈椎曲度改善幅度高于对照组，差异有统计学意义；两组治疗期间均无严重不良反应出现。

朱守莲[22]采用针刀推拿治疗颈椎病 140 例。针刀疗法：患者取颈椎前屈位，在环椎棘突至第七颈椎棘突上扪出敏感的压痛点、机化点、弹响点及钙化点，术野消毒，进针刀点用 2%盐酸利多卡因作浸润麻醉。针刀刀口线与颈椎棘突顶线平行，针身与颈部平面成 90° 角垂直进针，达颈椎棘突骨面后作左右横行剥离松解，再将针刀退至项韧带机化点、钙化点作纵行切开松解。在项韧带两侧缘斜方肌、头夹肌、肩胛提肌、菱形肌等浅层肌和深层头半棘肌的分布区进行触诊，以确定肌纤维组织挛缩、机化，以及肿胀、压痛的范围，用针刀对这些损伤点进行纵行切开松解，对较大的硬化点作小幅度的横行切割松解。为切开松解环枕筋膜，在颈椎棘突连线上、枕外隆凸下处为进针点，针体与进针部位皮肤平面垂直，刀口线和颈椎纵轴平行，进针穿透项韧带后，使刀口线与颈椎纵轴垂直作左右横行数刀切开松解，压迫片刻，以无菌纱布固定 3 天。以上治疗每周 1 次，4 次为 1 疗程；再结合颈椎旋扳法及牵引固定与功能锻炼。结果：总有效率为 97.9%。

韦智乐[23]采用针刀疗法治疗颈椎病。将 200 例患者随机分为针刀组和针刺组，每组 100 例患者。针刀疗法：患者处于仰卧或坐位姿势于桌前，上肢平放于枕头下方，在患者的颈部后方找到疼痛点，手术严格遵循四步八法进行，同时选择多种针刀治疗手法辅助手术的进行。手术结束后，用创可贴对治疗点进行粘贴，并轻轻按摩此处 5 分钟左右，每日对其治疗点进行治疗，观察 2 周后患者颈部情况。结果：针刀治疗效果显示：100 名患者，痊愈人数 20 人，状况有明显改善人数 20 人，状况有所缓解人数 30 人，治疗无效果人数 30 人，总有效率为 70%。

袁彩娣等[24]采用超声介导下近端入路臂丛神经触激针刀治疗颈椎病。按患者自愿随机分配原则分为两组，每组 30 例。观察组采用超声定位下触激，患者取仰卧位，头偏向对侧，将高频探头置于颈根部和锁骨上，首先横断面寻找颈总动脉和胸锁乳突肌，然后探头向后外侧移动，大约在锁骨中线上方 2cm 处，相当于第 6 颈椎水平，显示肌间沟臂丛（治疗点 1），然后探头逆行向上，根据第 6 颈椎横突前结节较大，椎动脉自第 6 颈椎横突孔上行的特点，确认 C_6 神经根的回声（除极少数血管变异外），由此推断 C_5 和 C_7 神经根（治疗点 2）。探头再向下移动，上臂外展 20°～30°，在锁骨下动脉横断面的外上方显示锁骨上臂丛（治疗点 3）；按个体差异选择 3 个治疗点中最易定位点进行神经触激治疗。定位时根部区采用长轴平面内技术，肌间沟区和锁骨上区采用短轴平面内技术。如在第一个治疗点触激时，患者的麻木触电感不强烈，可再选择另外两个治疗点触激，每次治疗不超过 3 个治疗点。定位时在皮肤相应位置做一标记，探头套上无菌薄膜，皮肤用复合碘消毒，从探头中点处的皮肤进针，方向与探头平行，超声显示针尖移动到神经根表面，进行神经根鞘膜的触激或弹拨，弹拨时超声可显示神经根鞘膜的下陷和逃避现象，同时出现手臂相应麻木疼痛区域异感（如上肢强烈放射麻木、触电感，甚至抽动感），异感程度以患者能耐受为准。对照组按解剖标志定位触激，触激过程同观察组。两组均每周 1 次，共计 180 次。结果显示，超声介导臂丛神经触激能直观显示进针部位和方向，提高穿刺成功率，杜绝神经损伤和误穿血管等并发症的发生，同时能减少治疗操作时间，在一定程度上减轻了患者痛苦。

艾乐群[25]采用针刀治疗颈椎病。根据患者的病症表现选取进针点，即椎枕肌止点、项韧带起止点、$C_{2\sim6}$ 棘突顶点、$C_{2\sim6}$ 双侧关节突关节。患者取俯卧位并充分暴露颈肩部，对进针处皮肤行常规碘伏消毒及局部皮下麻醉。操作者在实施过程中，要仔细松解项韧带、椎枕肌止点，确保进刀时刀口线与人体纵轴一致，且刀体与人体矢状轴呈 45° 角、与枕骨垂直，押手拇指贴在上项线进针刀点上并从背侧进针刀，而针刀到达上项线骨面后，调转刀口线 90°，行局部铲剥 2～3 刀（范围不超过 0.5cm）。松解棘上韧带、棘间韧带时，应以棘突顶点进针刀，且刀口线与人体纵轴平行，针刀到达骨面后提刀切割 2～3 刀（深度不可超过 0.5cm）。松解双侧关节突关节时，应使刀口线与人体纵轴平行，且与骨面呈 45° 角斜刺，先松解肌筋膜，再达关节突骨面，松解双侧关节囊，提插切割 2～3 刀。操作者应严格遵循无菌操作要求，于各进针点操作完毕后再次消毒，贴创可贴包扎。针刀治疗每 7 天 1 次，2 次 1 个疗程。共治疗 40 例，总有效率为 97.5%。

赵春红等[26]用针刀治疗颈椎病。进针点包括 C_2～C_6 双侧关节突关节、椎枕肌止点、C_2～C_6 棘突顶点、项韧带起止点，具体根据患者症状表现进行选择。患者保持俯卧，将颈肩部完全暴露出来，利用碘伏常规消毒针刺部位皮肤，实施皮下局部麻醉。押手拇指紧贴住上项线进针刀点上，同时经背侧进针刀，等到针刀触及上项线骨面后，调转刀口线 90°，对局部实施 2～3 刀的铲剥处理。进行棘上韧带、棘间韧带松解时，针刀从棘突顶点进入，同时刀口线应该保持平行于机体纵轴，针刀抵达骨面之后提刀进行 2～3 刀的切割。对两侧关节突关节实施松解，并刀口线保持平行于机体纵轴，同时和骨面保持 45° 进行斜刺。先将肌筋膜进行松解，接着到达关节突骨面，将两侧关节囊松解，提插进行 2～3 刀的切割。整个过程必须确保无菌操作，每个进针点完成操作后进行消毒并粘贴好创可贴。1 周进行 1 次治疗，1 个疗程为 2 周。结果：治疗 38 例，总有效率为 94.74%。

周华茂[27]用五针法针刀闭合松解术治疗颈椎病。首先定第 2 颈椎棘突下缘及其左右各旁开 1.5cm 处共 3 点；再根据患者病变颈椎节段的不同选择相应节段处颈椎棘突左右各旁开 1.5cm 处为进针点。消毒及局麻：75%酒精常规消毒后以 1%利多卡因局部麻醉。针刀刀口线与人体纵轴平行，垂直皮肤表面按针刀四步进针法进针刀直达骨面，纵疏横拨 2～3 刀后调整刀口方向为内上方，在骨面提插 2～3 下后出针刀。所有针刀操作幅度在 2～3mm 范围内。刀口以无菌敷料按压 3～5 分钟，嘱患者 24 小时内保持刀口干洁。上述操作 5 天重复 1 次，每位患者重复施术 3～5 次，若患者 5 次治疗未完成即症状缓解，停止施术；若 5 次治疗完成后患者症状仍未缓解，亦不继续观察。结果：治疗 105 例，痊愈 60 例，好转 37 例，无效 8 例，总有效率为 92.38%。

史俊[28]应用针刀治疗颈椎病。采用针刀疗法，3 次 1 疗程，每次间隔 5～7 天。患者采用端坐位，充分暴露颈项部或低头俯卧位；结合 X 线片、CT、MRI，对患者的压痛点的精确位置进行寻找，并标记；常规消毒，直径 10cm 以上；铺好孔巾后，选用 3 号或 4 号的朱氏针刀并固定，标记处行至结节或横突尖处时，先纵切 3～5 下，再横切 3～5 下，并迅速出针。切口敷盖创可贴，无需缝合。结果：治疗 91 例，痊愈 49 例，显效 6 例，有效 24 例，无效 12 例。

赵以乔等[29]在不同间隔时间针刀治疗颈椎病。患者取俯卧位，行寰枕后肌筋膜松解术、颈胸结合部软组织松解术、棘突间韧带及双侧小关节松解术，患者取侧卧位，行颈椎横突后结节松解术。备皮，削除枕部后发际至后发际以上 4cm 范围内头发并清洗干净。在需松解部位的进针点用定点笔标记。①寰枕后肌筋膜松解术，取上、下项线之间枕后肌筋膜的阳性反应点、枢椎棘突、寰椎双侧横突；②颈胸结合部软组织松解术，取颈椎 5 至胸椎 1 棘突间隙及双侧关节突关节；③棘突间韧带及双侧小关节松解术，取颈椎 2～7 棘突间隙及双侧关节突关节；④颈椎横突后结节松解术，取颈椎 1～6 横突后结节。严格无菌操作，先用 0.5%碘伏术区常规消毒，铺无菌洞巾，戴无菌手套，左手按压进针点，右手持一次性 4 号针刀针柄，刀口线与人体纵轴平行，垂直枕骨或椎骨骨面，快速刺入皮下，缓慢进针，遇瘢痕硬结则纵行切开，遇粘连卡压则进行纵行疏通、横行剥离，逐层深入，可达骨面，以松为度。出针后按压片刻止血，以创可贴外贴保护创口。每日治疗 1 次。结果：治疗 47 例，痊愈 21 例，好转 25 例，无效 1 例，总有效率 97.9%。

孙云波[30]用针刀治疗颈椎病。针刀治疗，嘱咐患者取俯卧姿势，选患椎上下棘间韧带、两侧后关节关节囊位置，以四步八法对患者进行针刀手术操作治疗，和特定的推弹手法相配合，时间不超过 2 秒钟，以便用针刀将松解的患椎体更好地回归原位，用手拇指对患椎棘突、横突按压后让患者摇头，达到相应角度后顺势弹压。结果：治疗 50 例，治愈 42 例，有效 7 例，无效 1 例，总有效率 98%。

杨越[31]采用针刀治疗颈椎病 42 例。患者俯卧位，头和床面自然垂直，术区充分暴露，以颈椎横突尖部阳性反应点为治疗点，在第 4 到第 7 横突尖部，选择明显硬结、压痛点或肿胀点，用甲紫标记进针点，常规消毒铺巾，操作者佩戴一次性无菌手套和口套，用 4 号针刀垂直皮肤进行操作，刀口线平行于脊柱纵轴，快速刺入皮肤，达到横突尖骨面，贴着横突尖前后缘骨面切 2～3 下，针刀拔出后用创可贴外贴。42 例患者经治疗后，优 28 例，良 12 例，差 2 例。

齐玲玲等[32]采用平衡针刀治疗颈椎病。平衡针刀治疗方法：颈椎病除颈肩部局部压痛点外，在肩前部喙突处及第一肋缘上有压痛点，颈部后侧力线的止点和应力传导远端大多在 L_4～S_1 棘突旁和髂后上棘。在治疗上除颈部后方、侧方局部松解外，同时松解颈前和腰骶部高应力点，治疗方法如下：首先患者取仰卧位，松解治疗肩前喙突及第一肋缘上高应力点，在距离喙突内侧 2cm 上，斜行向外侧喙突处高应力点刺入中心区，左右摆动松解，退针至皮下，向原先进针点两侧 2mm 处各刺入松解，直到按压喙突处高应力点消失，然后出针刀；于锁骨下方寻找 1～2 处高应力条索结节压痛点，沿锁骨下垂直于第一肋骨方向刺入中心区至第一肋骨骨面，左右摆动松解，退针至皮下，向原先进针点两侧 2mm 处各刺入松解，直到手指按压时高应力点消失，然后出针刀；其次患者取俯卧位，在 L_4、L_5 和 L_5、S_1 之间距离后正中线 3cm 左右沿横突间隙纵行刺入竖脊肌至腰椎横突时转动刀口线为横向，深入至腰大肌筋膜处，刺破腰大肌筋膜，摆动手法松解筋膜。治疗前后均给予推拿手法中的颈椎牵引旋转扳法和腰椎斜扳法松解颈、肩、腰部软组织，充分拉伸松解后的筋膜和腱膜以最大限度增加颈椎椎体之间的空间，解除神经和血管的卡压，同时尽最大可能使筋膜和腱膜恢复正常解剖位置。以上治疗 3 天进行 1 次。3～5 次 1 疗程。结果：治疗 35 例。治愈 22 例，好转 10 例，无效 3 例，有效率为 92.7%。

王书君等[33]采用针刀配合牵引治疗颈椎病 44 例。患者反坐在靠背椅上，双手平放在椅背上，低头使前额放在双手背上，暴露颈项肩背部，选取与受压迫神经根相对应的椎旁筋膜紧张或条索状物部位作为进针点。用甲紫标记，常规消毒，铺无菌巾，选取汉章牌一次性无菌针刀，按朱汉章教授针刀闭合性手术的四步进针程序施术。针刀垂直皮肤缓慢刺入，待有抵抗感时证明已达浅筋膜层，调整刀口线方向与脊柱纵轴垂直切割 2～4 刀；然后将刀口线平行于脊柱缓慢刺入，有骨抵抗感时将针刀拔出约 2mm，纵行疏通剥离 1～2 刀，拔出针刀并用无菌纱布覆盖，压迫止血约 5 分钟，每周 1 次。针刀术后给予患者颈椎牵引治疗，牵引每日 1 次，3 周为 1 疗程，治疗 3 疗程。结果：治愈 30 例，显效 9 例，有效 3 例，无效 2 例。

王栋梁等[34]用针刀配合手法治疗颈椎病。针刀配合手法治疗。定位：选择 C_2～C_7 棘突间，以后正中线旁距离 1.0～2.5cm 范围内的阳性点作为进针点，应用甲紫做好标记。操作：患者保持坐位，头颈向前屈 45°，严格在术区进行常规消毒、铺巾。应用 4 号针刀，在垂直于局部皮肤的部位，与脊柱平行做一个切口，快速刺入皮肤，深达皮下组织层，然后从浅至深，逐层松解，边切摆边深入，查明病灶所在。触及病灶时，患者有酸胀感，在病灶部位做一个“十”字切摆，然后出针按压 3 分钟，避免出血。应用创可贴外敷治疗点，然后再用常规手法治疗，手法力度要轻柔。每 5 天治疗 1 次，1 个疗程治疗 2 次，每次间隔 2 天。治疗 49 例，痊愈 21 例，显效 19 例，有效 5 例，无效 4 例，总有效率 91.84%。

刘学睿等[35]采用针刀配合手法治疗颈椎病 36 例。针刀治疗：患者取俯卧位，术前自枕部依次向下寻找患者的敏感压痛点或硬结点或条索僵硬点，用甲紫局部做标记。以进针点为中心，2%碘酒常规消毒后用 75%乙醇脱碘 2 次，然后戴手套，盖上小洞巾，再局部浸润麻醉，1%利多卡因注射液 1～2ml 皮下注射并浸润，麻醉完成后取 4 号针刀，在压痛点最明显或硬结点处纵行进针刀，针体垂直于皮肤或略向下刺入标记皮肤，刀口线平行于肌纤维达病变组织，逐层纵行松解分离，横行铲剥，范围不超过 0.5cm，手下有松动感后出针刀，表明周围粘连的组织已被彻底松解。松解完成后快速取出针刀，按压刀口 3～5 分钟，若无出血后可用创可贴覆盖，1 周治疗 1 次，3 次为 1 疗程。针刀治疗完成后，嘱患者俯卧位休息片刻，使患者充分放松，以配合手法治疗，首先用双手提捏颈项部肌肉 8～10 分钟，使头夹肌、颈夹肌、斜方肌及提肩胛肌保持松弛状态。再拿捏患者两侧肩部，揉搓双肩部至前臂 8～10 分钟，再以肩关节为中心反复旋转上肢，以达关节灵活。令患者头枕部靠在医者胸前，医者一手托住患者的下颌固定头部，并向上持续提牵，另一手拇指抵住患者的棘突，医者持续向上提牵下颌的同时左右轻柔旋动头颈，有经验者可最后实施旋搬头颈，但手法必须要稳妥，要依靠腕肘运动的轻柔动作去带动，多数患者可听到一声弹响，后实施放松手法作为结束手法，1 周治疗 1 次，3 次为 1 疗程。治疗结果：36 例患者中，治愈 12 例，显效 16 例，有效 5 例，无效 3 例，总有效率 91.67%。

刘利霞[36]用针刀结合新医正骨疗法治疗颈椎病 141 例。针刀治疗：患者俯卧位，在颈部寻找第 2 颈椎棘突用标记笔标记作为定位参照，定点第 3、第 5、第 6 颈椎棘突两侧旁开 1.5cm，第 6、第 7 颈椎棘突下缘，依据症状、触诊以及影像学确定针刀部位侧重点，然后用碘伏消毒，铺无菌洞巾，用 4 号针刀定点加压刺入抵骨面，在局部进行松解治疗，待针刀下阻力减轻或消失后，拔出针刀，加压止血，待术毕后伤口以创可贴贴敷，待患者稍休息后，给予新医正骨疗法：俯卧位颈椎旋转微调扳法、扩胸扳法、颈椎斜扳法。以上 3 种手法依据病情症状选择，以调整椎体、小关节不同方向的移位、错缝及曲度改变，恢复颈椎正常序列，并进一步松解粘连。治愈 46 例，好转 95 例，治愈率 32.6%，好转率 67.3%。

金智勇[37]采用针刀联合针灸治疗颈椎病 60 例。针刀疗法：在术前对患者进行详细的 X 线片检查，治疗时患者采用骑坐位。在 X 线片指导下于患椎处寻找压痛点，行常规消毒手术。治疗过程中，患者可产生酸麻胀痛感，治疗结束后消失。针刀手术后不需要进行缝合，治疗中切除部位少，操作结束后，对于患者伤口的处理，按普通小伤口进行处置以达到治愈。每次施术治疗1～3个压痛点，1次/周，一般操作3～5次。针灸疗法：常用的主穴有颈夹脊、阿是穴、天柱、后溪、申脉。结果：治愈21例，显效34例，有效3例，无效2例，有效率为96.7%。

王黎明等[38]采用针刀配合醒脑开窍针刺法治疗颈椎病283例。患者取俯卧位，胸下垫以平枕，尽量暴露颈部，在施术部位严格碘伏消毒，医生戴无菌手套，最后确认进针部位，并做以标记，选取0.6mm×45mm针刀，在施术部位进针，先垂直进针，针刃与肌纤维方向平行，轻轻上下抖动以松解紧张的肌肉，然后退针少许。沿45°角，斜刺至椎体旁棘韧带处，轻轻退针。每3天治疗1次，3次为1个疗程。醒脑开窍法：取风池、完骨、天柱、夹脊穴。穴位常规消毒，风池、完骨、天柱穴针尖朝鼻尖方向进针约1.5寸，夹脊穴针尖朝脊柱方向进针约1寸，不行提插捻转手法。每日1次，10次为1个疗程。结果：全部283例患者中痊愈185例；好转83例；未愈15例；总有效率达94.7%。

金仙燕[39]采用针刀联合针灸治疗颈椎病46例。结合患者临床表现、影像学资料等选择阳陵泉、丰隆、足三里、天井、风池、合谷等穴位，采用平补平泻方法，每次留针20分钟，每3天针灸1次，3次为1疗程，治疗3疗程。患者平卧位，在枕骨下缘、椎旁、颈椎棘突、肩胛骨等部位确定痛点，采用蓝色记号笔标记2～4个最明显的阳性痛点。对确定针刀部位进行常规消毒，分别采用汉章4号针刀沿着肌纤维走行方向迅速直刺达到骨面，沿着纵向切开剥离2～3刀，留刀。术后注射止痛液1ml，曲安奈德1ml，维生素B_{12} 1ml，每15天治疗1次，1次为1疗程，治疗2疗程。结果：46例患者，显效31例，好转12例，无效3例。

姜长高[40]采用脉冲射频联合项韧带针刀松解治疗颈椎病。韧带针刀松解法进行治疗，具体方法如下：让患者仰卧在手术床上，铺巾消毒后，采用C型臂X线机进行透视定位局麻后，医生左手推开患者颈部气管，右手拿针刀切口，切口的方向应与身体平行，切口到发生病变的椎间隙骨桥上，再进行刀口的90°旋转，最后松解骨桥。针刀的治疗流程为：韧带和肌肉的松解、剥离、刺激，以此恢复骨骼的平衡力，将压卡神经解除，韧带和肌肉均处于放松状态。松解过后多进行穴位的点压。松解时间为3天1次，3次为1个疗程。脉冲射频的治疗，具体方法如下：让患者仰卧于手术床上，锁骨至下颌部位进行消毒、铺巾，X线定位，取气管处穿刺点标为1处，再进行1处的局部麻醉，医生应在X线机下操作。医生选用7号穿刺针进行穿刺，穿刺结束后，进行患者的热凝手术，针芯从颈处拔出，而后将射频电极插入电源，连接射频仪器，打开电源，调整脉冲电流，起始温度设置为3℃，并进行逐渐的升温，手术医生左手推开气管，右手拿射频针并与皮肤面呈20°角，从1处缓慢刺入椎间盘内，同时将脉冲射频插入，行电刺激患者无感和麻木感部位，温度设置为70℃、80℃、90℃，时间设置为30秒、30秒、3分钟，进行射频热凝。最后将射频和穿刺针退出，以创可贴粘住穿刺口。结果：50例患者，痊愈32例，显效12例，有效5例，无效1例，总有效率98%。

王晓娜等[41]采用针刀配合辨证施护治疗颈椎病。针刀疗法：患者仰卧，在患者病变椎体棘突之间旁边开1个大约1.5cm的小口，便于进针，注意刀口的线要与后正中线平行，针体垂直刺入直达关节突后调转刀口 90° 进行横刀切割，两三刀即可；相应病变椎体棘突旁开 3cm 处压痛点，进针时垂直于皮肤进入，做纵行剥离两三刀即可；如果患者松解颈椎周围有关软组织、损伤点，注意在手术前整个颈椎做局部麻醉时 2%利多卡因不超过 3ml，每周进行一次。然后再结合中医辨证施护的护理方式进行全面的护理干预。结果：治疗 70 例患者，治愈 46 例，好转 20 例，未愈 4 例，治愈率 94.2%。

丁彦涛[42]采用多种技术联合治疗颈椎病。牵引、理疗、特色手法、针刀松解及三氧注射相联合。颈椎牵引于入院第一日开始，采用坐位牵引，起始重量 3kg，后依据患者耐受程度酌情增加，最大牵引重量不超过患者体重的 10%，30 分钟/次，1 次/天，10 次/疗程；物理治疗主要包括：电脑中频治疗、中药透敷、超短波治疗，于入院第一日开始，各种理疗方法依次进行，可根据患者具体情况适当调整，2 次/天，10 天/疗程；患者于颈椎牵引前后行特色手法（深圳平乐骨伤科医院郭氏整脊手法）治疗，20 分钟/次，1 次/天，10 次/疗程；于入院后 3～7 天，依据患者情况行颈肩部针刀松解和/或三氧注射治疗，2 次/周，3 次/疗程。结果：治疗 75 例患者中，临床治愈 48 例，显效 16 例，有效 8 例，无效 3 例，总有效率 96%。

张立国[43]采用射频联合针刀微创治疗颈椎病。治疗方法：①针刀松解操作方法：患者仰卧于介入治疗床上，消毒铺巾后，在 C 型臂 X 线机的监视下，术者用左手推开气管及胸锁乳突肌、血管等组织，右手持针刀，刀口与身体纵轴平行，刺到病变椎间隙骨桥上后，刀口掉转 90°，对骨桥进行撬拨松解，待骨桥松解后，再行射频热凝。针刀松解说明：针刀的治疗过程是通过针刀的松解，剥离、疏通、刺激解除粘连，瘢痕、挛缩、钙化等病变，恢复骨骼周围的力平衡，解除卡压神经、血管的状态。多松解颈椎间关节、椎板、横突、肩胛区等处软组织解剖点或压痛点或穴位。3 天治疗一次，3 次为 1 个疗程；②颈椎间盘射频消融治疗操作方法：患者仰卧于介入治疗床上，下颌至锁骨间皮肤消毒、铺巾，X 线机下定位，以 C_5、C_6 椎间盘突出左上肢肢体麻木为例，取对侧椎间隙右前方（即气管及颈右侧血管、胸锁乳突肌等组织间隙）为穿刺点 A，用 2%利多卡因各 0.5ml 在 A 点分别局麻后，在 C 型臂 X 线机的监视下：术者左手推开气管及颈右侧血管、胸锁乳突肌等组织，右手持射频穿刺针与矢状面约 20° 夹角，从 A 点缓慢刺入 C_5、C_6 椎间盘内，插入射频电极，行电刺激（参数 1.2V、2Hz，0.8V、50Hz）患者四肢无抽搐及麻木刺痛感，设置温度为 70℃、80℃、90℃，时间为 30 秒、30 秒、3 分钟，行射频热凝。退出射频电极，再退出穿刺针，创可贴敷针孔。术后处理：术后戴颈托 2 周，给予预防性感染药物治疗 1～3 天，术后复查血常规、C 反应蛋白均正常，3 天后即可出院。结果显示：采用针刀联合颈椎间盘射频消融共治疗 64 例患者：优 24 例，良 38 例，可 2 例，优良率 96.9%，术后均对所有患者进行 12 个月以上随访，均无明显并发症。

张天岑[44]采用针刀治疗颈椎病。治疗方法：采用针刀疗法对患者进行治疗，松解颈椎。术前给予患者详细的 X 线片检查，以对患部有清晰认识。治疗时患者于靠背椅上呈骑坐位，面部朝下，以暴露手术部位。在 X 线片指导下于患椎处寻找压痛点，做好标记并进行常规消毒处理，之后在手术部位覆盖无菌小手术洞巾。施术前，术者采用酒精棉球对手术部进行消毒，进针时拇指按压压痛点以形成局部皮肤凹陷，将针刀迅速刺入皮下，双手协调操作以寻找韧性纤维混合带，寻至后针刀产生阻力，连续 3～5 次顺纤维方向切割以切开粘连组织。切割时应注意防止深刺，以免损伤患者神经和血管。治疗过程中，患者可产生麻痛酸胀感，治疗后消失，并给予适当包扎。每次施术应治疗 1～3 个压痛点，每周 1 次直至完成。结果：本组 60 例患者治疗次数在 2～10 次之间，平均治疗次数为 6 次；其中治愈 39 例，显效 13 例，有效 7 例，无效 1 例，总有效率为 98.3%。

于晓芳[45]采用针刀疗法配合局部推拿治疗颈椎病。将 138 例颈椎病患者随机分为治疗组 88 例，对照组 50 例，治疗组采用针刀配合局部推拿，对照组采用牵引疗法，两组均服用颈复康颗粒，观察两组治疗后的综合疗效。针刀治疗，进针点选在病变部位的上下棘突间旁开 1cm 左右处。患者取坐位，头微低，每次选 3～6 个治疗点。与颈部成 90°角，垂直进针刀，深度在 1cm 左右，刀口线与神经、血管的走向平行，作纵行剥离松解。出针后以无菌纱布固定，配合局部推拿。结果：对照组有效率为 82%，治愈率为 46%；治疗组有效率为 96.6%，治愈率为 86.4%，均显著高于对照组（$P<0.05$）。

刘雪君等[46]采用针刀治疗颈型颈椎病 60 例。治疗组：对照组各 30 例。治疗组针刀治疗：患者取正坐位，颈部呈前屈分别在枕骨上、下项线之间，项韧带、棘突或横突，乳突后缘寻找敏感点或痛性结节点作为主要治疗点，局部常规消毒，铺无菌洞巾，术者戴无菌手套，进针方向应与痛点方向一致，刀口线与人体纵轴平行，垂直颅底面快速进针达皮下，缓慢深入达肌肉附着点（粘连较重部位），沿肌纤维方向纵行疏通剥离 2～10 刀，再垂直肌纤维方向紧贴骨面横向铲剥 2～3 刀，到达病变部位后（此时患者述酸胀感甚），小范围内行剥离松解术，不可来回抽插或动作幅度过大，以免损伤周围组织。术毕后用无菌敷料贴上即可，按压 0.5～1 分钟，术后 24 小时保持局部洁净。上述方法 4～5 天 1 次，3～4 次为 1 疗程。对照组：药物治疗均按常规口服非甾体类抗炎镇痛药，如：布洛芬、颈复康冲剂等，另局部涂搽正红花油、解痉镇痛，或外敷消炎镇痛膏等。结果：治疗组 30 例，治疗组治愈 15 例，显效 12 例，好转 2 例，无效 1 例，显愈率 90.0%；对照组 30 例，治愈 9 例，显效 13 例，好转 6 例，无效 2 例，显愈率 73.3%。

朱其彬等[47]采用针刀治疗颈椎病 120 例，随机分为治疗组 90 例，以“T”形针刀松解术治疗；对照组 30 例，以颈椎牵引、针灸按摩物法治疗。为增强疗效，两组同时配合服用中药。“T”形针刀松解治疗：首选我们根据 X 线片所示，以及病人的临床症状表现进行分型。患者俯卧低头位，每次选 7～12 个治疗点。体表定位横线为 5 个点，中点为枕外隆凸，在上顶线上向两侧旁开 2.5cm 为两个点，再向外旁开 2.5cm 两个点。这 5 点为项韧带的止点，胸锁乳头肌的后侧止点，斜方肌的起点，头最长肌的止点，头半棘肌的止点。竖线为 7 个点，分别为 C_3～C_7 棘突顶点为头后大直肌，头后小直肌及头下斜肌头夹肌，斜方肌，颈夹肌的起点，项韧带起点。麻醉用 1%利多卡因局部麻醉。按针刀的四步规程，作纵疏横剥铲剥分离，出针后以无菌创可贴敷盖，操作时要以骨性标志为依据，避免进刀过深伤及重要组织、神经、血管。5 针刀术后，嘱患者俯卧位，一助手牵拉肩部，术者正对头部，右肘关节屈曲并托住患者的下颌，左手前臂尺侧压在病人枕骨，随颈部的活动施按榜法。用力不能过大，以免造成新的损伤。5～7 天治疗 1 次，3 次为 1 个疗程，1 个疗程结束后评定疗效。结果：治疗组治愈 80 例（8.9%），总有效率 96.6%；对照组治愈 17 例（56.7%），总有效率 83.3%，治疗组治愈率和总有效率明显优于对照组。

苏博伟[48]采用针刀主体疗法治疗颈型颈椎病。方法：临床组应用针刀疗法配合手法复位及康复治疗。参照组应用药物治疗联合康复治疗。针刀治疗：首先为其枕后部充分备皮，嘱患者正坐位，颈部呈前屈 0°～15°。体位摆置完毕后，应于枕骨上、下项线之间，项韧带、棘突或横突、乳突后缘作为范围来探寻敏感点或痛性结节点，并标记为主要治疗点，同时还可以结合影像学结果来锁定靶向治疗点。首先以甲紫标记所有的选定治疗点，而后行常规局部消毒、铺无菌洞巾，操作者戴上无菌手套，进针方向应保持一致于痛点方向，刀口线平行于人体纵轴。而后应快速进针达皮下，且进针方向与颅底面垂直，并缓速地深入至黏连病变较重的肌肉附着点，而后平行于肌纤维方向进行 2～10 刀的纵行疏通剥离，再垂直于肌纤维方向并与骨面紧贴来进行 2～3 刀的横向铲剥。针刀抵达病变部位时患者可主诉酸胀感加剧，此时可为其小范围地实施剥离松解术，需注意禁止反复抽插，动作幅度应适宜，否则会将周围组织损伤。手术完成后，以创可贴或无菌敷料覆盖创口处并进行 0.5～1 分钟按压，嘱患者在术后 24 小时内保持创口处洁净，禁止沐浴。为患者每 4～5 天进行 1 次针刀治疗，每 3～4 次为 1 疗程。若行 6 次治疗仍无效则终止治疗。结果：临床组总有效率为 97.73%，显著高于参照组 70.45%（$P<0.05$），差异有显著意义。

参考文献

[1] 苗润. 小针刀治疗颈型颈椎病的临床疗效观察［J］. 中医中药，2018，16（12）：214.

[2] 朱镜，陈华，王国华. 针刀刺激松解肌筋膜触发点治疗颈型颈椎病（气滞血瘀型）的临床疗效[J]. 上海医药，2018，39（4）：27-29.

[3] 曹丽，王凡. 针刀疗法与针刺拔罐法治疗颈型颈椎病疗效对比观察［J］. 中国针灸，2014，34（5）：499-502.

[4] 贺齐梅，贺孝胜. 针刀配合身痛逐瘀汤治疗颈型颈椎病临床观察［C］. 十堰：全国第三届针刀治疗膝关节病学术研讨会，2013：75-77.

[5] 魏宇静. 针刀配合穴位注射治疗颈型颈椎病 60 例临床分析［J］. 基层医学论坛，2013（08）：1037.

[6] 魏千程，燕忠生，石鲲. "Z" 型拨针刀治疗颈肌劳损型颈椎病的临床观察［C］. 北京：中华中医药学会针刀医学会 2013 年度学术年会论文集，2013：44-46.

[7] 刘洪，修忠标，张良志，等. 超声引导下针刀松解疗法治疗颈型颈椎病临床观察［J］. 福建中医药，2018，49（3）：8-10.

[8] 李卓洲，甘志远. 颈型颈椎病 326 例小针刀治疗临床观察［J］. 基层医学论坛，2014，18（4）：510.

[9] 项小林，杨婷婷，魏新萍，等. 小针刀与针刺治疗颈型颈椎病的疗效及对颈椎活动度改善的对比观察［J］. 四川中医，2016，34（7）：191-193.

[10] 饶子龙，刘芳，宋南昌. 基于激痛点理论应用针刀治疗颈型颈椎病 40 例［J］. 中国针灸，2016，36（11）：1155，1211.

[11] 王延武，叶新苗，王翀敏. 针刀 "二点三线" 法治疗颈型颈椎病的临床效果［J］. 中国医药导报，2016，13（33）：169-172.

[12] 卜晗，赵奎，郑永良. 小针刀配合按摩及红外线治疗颈型颈椎病临床观察［J］. 山西中医，2015，31（4）：25-26.

[13] 郑明声. 小针刀结合功能锻炼治疗颈型颈椎病床疗效观察［D］. 福州：福建中医药大学，2016：

4-16.
[14] 吴显兴，刘克莉. 三联疗法治疗青年颈型颈椎病40例 [J]. 按摩与康复医学，2018，9（8）：27-28.
[15] 田跃军，徐彬，朱金华，等. 四步疗法治疗颈型颈椎病28例 [J]. 实用临床医学，2014，15（7）：54-55.
[16] 何正保，陈南萍，等. 以小针刀为主的综合疗法治疗颈椎病的疗效观察 [J]. 临床合理用药，2013，6（9）：149-150.
[17] 李宗波. 针刀闭合松解术与传统牵引、针灸治疗颈椎病 198 例疗效观察 [J]. 中国农村卫生，2018，6（132）：88.
[18] 齐玲玲，刘卫国，黄隆辉，等. 针刀分层分段治疗颈椎病80例报告 [J]. 世界最新医学信息文摘，2018，18（14）：17-18.
[19] 苏国龙. 针刀结合整脊治疗颈椎病疗效分析 [J]. 时珍国医国药，2013，（10）：2454-2455.
[20] 董均成. 针刀联合综合康复治疗颈椎病 [J]. 山西中医，2018，（5）：30-32.
[21] 彤祎. 针刀松解颈周腧穴在颈椎病患者中的优势 [J]. 山西职工医学院学报，2018，（2）：97-99.
[22] 朱守莲. 针刀推拿治疗颈椎病 140 例临床观察 [C]. 山东：针药并用及穴位用药学术研讨会、山东针灸学会2014年学术年会，2014：385-387.
[23] 韦智乐. 小针刀疗法与针刺疗法治疗颈椎病的疗效观察 [J]. 中国卫生标准管理，2014，5（19）：26-27.
[24] 袁彩娣，范卫，星鲁敏，等. 超声介导下近端入路臂丛神经触激在针刀治疗颈椎病中的应用价值 [J]. 临床超声医学杂志，2014，16（1）：69-70.
[25] 艾乐群. 小针刀与常规针刺治疗颈椎病的临床效果比较 [J]. 中外医学研究，2016，14（10）：145-146.
[26] 赵春红，石兴业. 小针刀与常规针刺治疗颈椎病的疗效对比 [J]. 临床医药文献杂志，2017，4（6）：1003.
[27] 周华茂，唐小容. 五针法针刀闭合松解术治疗颈椎病的疗效观察 [J]. 湖北中医杂志，2016，38（2）：68-70.
[28] 史俊. 颈椎病患者应用小针刀的治疗效果研究 [J]. 中国社区医师，2016，32（3）：95-97.
[29] 赵以乔，魏笛，罗林. 不同间隔时间针刀治疗颈椎病临床观察 [J]. 上海针灸杂志，2016，35（8）：986-988.
[30] 孙云波. 比较针刀与针刺治疗颈椎病的临床疗效 [J]. 中国保健营养，2015，25（12）：4.
[31] 杨越. 针刀治疗颈椎病的方法及临床效果探究 [J]. 临床医药文献杂志，2017，4（25）：4825-4826.
[32] 齐玲玲，刘卫国，陈朋. 平衡针刀治疗颈椎病的临床疗效观察 [J]. 光明中医，2015，30（4）：802-804.
[33] 王书君，李连泰，王绍美，等. 针刀配合牵引治疗分离性上肢运动障碍型颈椎病44例 [J]. 中国针灸，2015，35（1）：30-31.
[34] 王栋梁，雷哲倩，赵耀杰，等. 小针刀配合手法治疗颈椎病患者的临床疗效分析 [J]. 临床医学研究与实践，2016，1（21）：80-81.
[35] 刘学睿，杨博文，董世健，等. 小针刀配合手法治疗颈椎病36例 [J]. 中医外治杂志，2016，25（5）：37-38.

[36] 刘利霞. 小针刀结合新医正骨疗法治疗颈椎病141例[J]. 中国保健营养，2017，27（17）：417-418.
[37] 金智勇，潘贵超，于乐. 小针刀联合针灸治疗颈椎病临床报告60例 [J]. 中国社区医师，2017，33（18）：76-77.
[38] 王黎明，李萍，王延玉. 针刀配合醒脑开窍针刺法治疗颈椎病 283 例疗效观察 [J]. 青海医药杂志，2017，47（4）：86.
[39] 金仙燕. 针刀联合针灸治疗颈椎病46例临床观察 [J]. 新中医，2016，48（10）：85-86.
[40] 姜长高. 脉冲射频联合项韧带小针刀松解治疗颈椎病的效果观察 [J]. 中国中医药现代远程教育，2016，14（15）：112-114.
[41] 王晓娜，由显. 辨证施护配合小针刀治疗颈椎病的疗效评价 [J]. 辽宁中医杂志，2015，42（3）：622-623.
[42] 丁彦涛. 多种技术联合治疗颈椎病的临床疗效观察[J]. 中国保健营养，2015，25（08）：121-122.
[43] 张立国，李晓英，刘军，等. 射频联合小针刀微创治疗颈椎病临床应用 [J]. 中国骨与关节损伤杂志，2014，29（6）：105.
[44] 张天岑，苏涛. 小针刀治疗颈椎病60例体会 [J]. 基层医学论坛，2014，18（9）：3564-3565.
[45] 于晓芳. 小针刀疗法配合局部推拿治疗颈椎病88例疗效观察[J]. 中国实用医药，2013，8（19）：162-163.
[46] 刘雪君，王海东. 针刀治疗颈型颈椎病的临床观察 [C]. 兰州：中华中医药学会针刀医学分会2013年度学术年会论文集，2013：73-74.
[47] 朱其彬，勾萍，匀俊杰. 针刀治疗颈椎病的临床研究 [C]. 十堰：全国第三届针刀治疗膝关节病学术研讨会论文汇编，2013：63-64.
[48] 苏博伟. 针刀主体疗法治疗颈型颈椎病的疗效分析 [J]. 中国伤残医学，2013，21（12）：3944.

二、神经根型颈椎病针刀治疗临床研究进展

余火林等[1]采用针刀加手法整脊及颈前筋膜扩张术治疗神经根型颈椎病。将80例神经根型患者随机分为对照组和治疗组。治疗组采用针刀加手法整脊及颈前筋膜扩张术进行治疗，具体治疗措施如下：①针刀操作：患者低头充分暴露颈部，采用Ⅰ型4号针刀，采用定点、定向、加压分离、刺入4步进行规范操作。②整脊疗法：提拉旋转：用右手心托住患者下颌；左手掌托住枕外隆凸部向上，嘱患者放松颈部肌肉，并用双手抓紧木椅座板边缘向下用力，术者两手徐徐用力，将患者头颈部尽量向上提拉，当接近最大提拉限度时再继续用瞬间的爆发力量提拉一下颈部，然后使头部轻轻向左右侧旋转，再用手法放松颈部肌肉。定点恢复：术者右肘窝托住下颏部，前臂紧贴对侧面颊，手掌抱住后枕部。左手拇指放至于偏歪棘突处，其余四指扶持颈部，抱头的手缓慢用力将颈部向受限侧旋转并稍有提拉，至受限的最大限度时再用力使头部继续旋转10°左右，同时左手拇指用力顶推偏歪棘突，觉拇指下跳跃感，多可听到“咯噔”响声。③颈前筋膜扩张术：患者取仰卧位，触知环状软骨的位置并作标记，进行常规消毒，之后用左手食指和中指紧贴环状软骨向下挤压皮肤，使其处在一种深压状态，采用7号针头，直达椎体遇有骨性阻力时再将针头稍退出1～2mm，回抽无血、气体及脑脊液时即可注入含有2%利多卡因5ml、维生素$B_1$50mg、维生素B_{12} 0.5mg、强的松龙50mg加注射用水稀释至20ml（在上下椎体移动注射），1次/周，连续治疗4周，评定疗效。对照组仅采用针

刀加手法整脊进行治疗，每日1次，8次为1个疗程，连续治疗2个疗程之后，评定疗效。结果：治疗组的总有效率为92.50%，明显高于对照组的82.50%，两者相比具有显著性差异。

李亦明[2]等采用针刀结合提牵旋转手法治疗神经根型颈椎病。将神经根型颈椎病患者110例随机分为治疗组和对照组。治疗组治疗方法：联合应用针刀与提牵旋转手法治疗，每周1次，4次为1个疗程。①针刀疗法：患者取俯卧位，治疗点的选择遵循肌肉起止点及痛点或条索、硬结处等原则，包括棘突旁1.5cm处、肩胛骨内上角、内缘及胸椎棘突旁等；采用0.25%利多卡因局部麻醉，每处1ml左右；常规消毒铺巾，使用4号针刀，按定点、定向、加压分离及刺入等四步操作进行，针刀直达病灶点骨面，逐层纵行疏通剥离，以3～5刀为宜，术毕以创可贴覆盖创口。②提牵旋转手法：患者取坐位，放松斜方肌，同时帮助头部进行前后屈伸活动；肌肉放松后，施术者于患者背后双手扶住两侧头部，徐力上提，随后向一侧旋转，接近旋转限度时，突然加大旋转幅度，旋转角度控制在15°以内，以关节弹响为操作成功指征；对侧操作方式同上。对照组采用常规针灸配合推拿牵引治疗。结果：治疗组PRI疼痛评分改善程度显著优于对照组；治疗组总有效率为96.4%，显著高于对照组的65.5%。

陈兰[3]采用针刀配合颈痛颗粒治疗神经根型颈椎病。治疗方法：针刀治疗根据患者临床症状、体征、X线片，针对性寻找病变部位，找出压痛点，检查颈部肌肉的起止点有无压痛、钝厚感、硬结与条索。用针刀松解剥离粘连部位，有硬结条索者可纵行或横行切割几刀。肌肉发硬者，以切割松解筋膜为主。针刀刺至病变部位松解时，局部有酸胀感，并向患肢传导。针刀松解变性软组织后，配合手法矫正颈椎畸形，术后用大小合适的颈围固定1周。1周后复诊去除颈围，有选择性地进行第2次针刀松解，并进行颈部肌肉功能锻炼。2周后观察疗效。并配合口服药物颈痛颗粒。结果：50例患者中，优13例，良25例，可10例，差2例，总有效率为96.0%。

史忠红[4]采用针刀配合物理治疗神经根型颈椎病。治疗方法：术前备皮，充分暴露颈部，患者取俯卧位，颌下垫10cm厚小枕，使颈部平直，定点，常规消毒皮肤后，针刀松解斜角肌、固定肌群、项韧带及颈背筋膜等，使用输液贴包扎，24小时即可去除输液贴覆盖，进行物理治疗，如颈椎牵引、超短波、电脑中频等。针刀术后的注意事项：治疗部位5天不能沾水，保持针孔处清洁，以防感染；术后使用颈围固定颈部，注意颈围松紧适宜，过松，起不到固定作用；过紧，影响呼吸或压迫颈动脉，从而造成危险，还可能对局部皮肤造成磨损。最适宜的松紧度是以戴上颈围后，患者自己能插入一手指为宜。颈部针刀治疗后禁忌急转头，以免引起不适。结果：采用针刀配合物理治疗神经根型颈椎病137例，痊愈119例，占86.86%，显效13例，占9.4%，好转5例，占3.74%，平均住院天数13.7天，总有效率100%。

田和炳等[5]采用针刀神经根管直接松解术治疗根型颈椎病。治疗方法：将50例根型颈椎病患者按随机双盲对照法分为治疗组及对照组各25例，两组均给予针灸、推拿、牵引及中药辨证施治内服治疗，治疗组加载针刀神经根管直接松解术，对照组加载神经根管假松解术。在此基础上治疗组加载两次针刀神经根管松解术治疗，对照组加载两次针刀神经根管假松解术治疗：第一次在进入临床研究后的第1天进行，第二次在第8天进行。以疼痛、麻木等根性症状体征消失、缓解或加重、无效、疗效不佳而要求结束试验为观察终点，试验中每天观察疗效及治疗反应，于第1天针刀或假针刀治疗前、第3、7、10天及结束时进行症状体征积分及简式疼痛量表（MPQ）评定、调查并记录不良事件，于试验结束后第1、3、6个月随访并记录。每次针刀神经根管松解术或假松解术操作后，操作者详细记录操作全过程，尤其是操作过程中的感受和体会以及受试者的反应与主观感觉，不适及不良反应，以便于对安全性、实用性、可操作性及可推广性进行评估。结果：治疗组疗效均优于对照组，但总体治疗时间无显著差异，根型颈椎病治疗组针刀操作中2例出现神经根损伤。出现患肢麻木疼痛，未经特殊处理后分别于10、15天症状体征消失。

李绵莎等[6]采用针刀松解夹脊穴治疗神经根型颈椎病。采用随机表法将60例CSR患者随机分为试验组和对照组各30例，试验组在受累神经节段夹脊穴和阿是穴采用针刀治疗，1周1次，4次为1个疗程；对照组选取电针疏密波刺激阿是穴（或激痛点）每次30分钟，隔日1次，10次为1个疗程。针刀操作：参照《针刀医学临床诊疗与操作规范》及《针刀医学原理》，先用记号笔标记上述穴位或穴区，安尔碘常规消毒，选用汉章牌4号直型针刀，将刀口线垂直于皮肤表面或稍倾斜于皮肤表面，快速进针刀到皮下组织层，进针后将刀口线垂直于骨面，然后缓慢进针刀从浅筋膜到深筋膜，松解完毕快速出针，常规按压止血，贴上止血贴覆盖针孔。结果：治疗结束后，试验组总有效率为93.33%，与对照组（70%）相比，差异有统计学意义；试验组患者症状积分较对照组差异有统计学意义。

张道乾[7]采用针刀松解术与颈椎持续牵引治疗神经根型颈椎病。将243例神经根型颈椎病患者随机分为治疗组和对照组，治疗组126例采用针刀于颈肩部挛缩疼痛点处剥离松解，并给予颈椎持续自动牵引，牵引力为6～8kg，持续牵引30分钟，1次/天，10次为1疗程。对照组117例采用口服颈复康颗粒及TDP照射治疗，30分钟/次，1次/天，10次为1疗程。针刀治疗方法：在颈椎棘上或两侧横突周围寻找压痛点，在进针处常规消毒皮肤，局部浸润麻醉后，按“朱氏”四步进针法操作，刀口线与神经、血管及肌纤维方向平行，垂直于皮肤进针，如在棘突或棘突间的阳性点，针刀应紧贴棘突上缘或下缘松解、剥离其项韧带、棘突间韧带，注意不可过深，如阳性点在棘突两侧，针刀应距棘突旁1.5～2cm处进皮后切开变性、粘连的软组织，并将小关节囊上下纵行切开1～2刀松解，横行摆动剥离，出针后压迫止血，无菌敷料覆盖。再在胸锁乳突肌、斜方肌、前斜角肌，肩胛提肌及大小菱形肌等处寻找压痛点，在敏感痛点处作好标记，同样在无菌、局麻下操作，针刀与骨面垂直进针，在骨面上寻找到酸胀感后，纵向、横向各切开3～5刀，感觉切开处肌肉及筋膜松弛即可。待患者颈肩部微创口无出血，疼痛减轻后，行颈椎持续牵引。结果：治疗组有效率为96.8%，对照组有效率为53.0%，两组比较差异有统计学意义。

陈小虎[8]采用针刀治疗神经根型颈椎病。将神经根型颈椎病184例患者随机分为两组，观察组（118例）采用针刀松解术治疗，对照组，（66例）采用针灸治疗，分别治疗1个疗程后判定疗效。观察组治疗：针刀松解术：依据患者症状、体征，结合影像学检查，确定受累神经根，在其相对应的棘突间定一点，旁开2.0cm即关节突关节左右各定一点，在其上位棘突间定一点，旁开2.5cm即关节突关节左右各定一点，共6点。松解方法：在棘突间点，刀口线与脊柱纵轴平行，深度约1cm，刀下有坚韧感，患者诉酸胀感即为病变部位，先纵向剥离，再倾斜刀体与脊柱纵轴成 30°，在棘突的上沿纵向剥离 2 刀，即可出刀；在关节突关节点，刀口线与躯干纵轴平行，刀体与关节突骨面垂直刺入，直达关节突关节，纵向疏通，横行剥离 2 刀，即可出刀。1 次/周，2 周为 1 个疗程。结果：观察组有效率 96.6%，对照组有效率 75.8%，两组疗效比较有统计学差异。

陈新荣[9]采用针刀治疗神经根型颈椎病。200 例神经根型颈椎病患者随机分为对照组和试验组各 100 例。对照组接受单纯药物治疗，试验组接受针刀治疗，对比两组患者临床治疗效果。针刀治疗具体方法：取 C_2～C_6 双侧关节突关节、C_2～C_6 棘突顶点、项韧带起止点、头项部椎枕肌止点。操作方法：患者保持俯卧位，颈肩部充分暴露，胸下垫软枕。于 C_2～C_6 双侧关节突关节、C_2～C_6 棘突顶点、项韧带起止点、头项部椎枕肌止点处定点，铺无菌洞巾，术者戴无菌手套，碘伏常规消毒，1%利多卡因进行局部麻醉，手术医师手持针刀。在椎枕肌、项韧带止点松解过程中，人体纵轴与刀口线保持一致，人体矢状轴与刀体之间保持 45°，垂直于枕骨，并向脚侧倾斜 45°，在上项线进针刀点上贴押手拇指，由手拇指背侧进针刀，达到上项线骨面后，刀口线调转 90°，铲剥 2～3 刀，铲剥范围在 0.5cm 以内。棘间韧带和棘上韧带松解过程中，由棘突顶点处进针刀，人体纵轴与刀口线保持平行，到达骨面后针刀提插切割 2～3 次，并向下顺棘突骨面将棘间韧带切割 2～3 刀，深度控制在 0.5cm 以内。双侧关节突关节松解过程中，人体纵轴与刀口线保持平行，骨面斜刺 45°，肌筋膜部位首先进行松解处理，后处理关节突骨面以及侧关节囊，提插切割 2～3 刀，术后贴创可贴。每 7 天治疗 1 次，连续治疗 2 个疗程。结果：试验组临床治疗总有效率为 98%，对照组临床治疗总有效率为 80%，两组神经根型颈椎病患者临床治疗总有效率对比具有明显的统计学差异。

赵杨等[10]采用旋提手法联合射频针刀治疗神经根型颈椎病。80 例神经根型颈椎病患者为研究对象，随机将其分为两组，研究组患者在治疗过程中使用射频针刀联合旋提手法的方法，对照组患者在治疗过程中仅使用旋提手法。治疗组治疗方法：①旋提手法治疗：患者端坐位，目视前方，颈部自然放松，医生站于患者身后，采用按法、揉法、㨰法等手法放松颈部软组织 5～10 分钟。使患者的头部沿医者手指指向顺次完成水平旋转至极限角度，后屈曲到最大极限，再旋转至最大极限，达到有固定感，医生以肘窝托患者下颌并使其下颌贴于医者胸壁以达到固定头部，后垂直向上牵引 3～5 秒，嘱患者放松肌肉，肘部用点力快速向上提拉，操作成功可以听到一声或多声弹响。采用揉、提、拿等手法放松颈肩部肌群 2～3 分钟。每次约 15 分钟。隔日 1 次，连续 7 次为 1 疗程。②射频针刀治疗：针刀操作无菌操作，常规 2%碘伏消毒术区 3 遍，铺无菌单，选择 4 号带绝缘涂层针刀，对各个痛点使用 1%利多卡因局部麻醉后，按照针刀疗法 4 步进针法，保持刀口线与局部重要血管、神经以及肌纤维平行，注意针刀进针方向，通过皮肤、皮下组织，进入筋膜后，患者会感觉到酸胀感，横行剥离与纵行疏通各 3～4 下（操作过程中严格注意进针深度，进入筋膜内不超过 20mm），将针刀退至刚进入筋膜位置，连接电能量外科平台。射频治疗：让患者保持侧卧位，患侧在上，确定痛点（多为患侧斜方肌、肩胛骨上角内上、冈下肌、小圆肌、大圆肌、肩胛内缘压痛条索或结节、颈胸椎棘突等），将电极板贴于患者患侧上肢肘部或上臂桡侧，确认电极板边缘与痛点距离 30～40cm（勿距离过近，易灼伤皮肤），将电极板连接电能量平台。能量强度初始选择

3W，由术者通过脚踏控制，短促连续 3 次 1s 刺激，确认射频范围内有无神经支，若出现放射性疼痛麻木或者剧烈疼痛，需调整针刀进入筋膜的方向和深度（不超过 10mm）。若无疼痛麻木感觉，从 3W 开始，3 秒/次，连续 3 次射频治疗后，按 3W 为节段逐渐增加至 18W，不追求能量强度，根据患者耐受度，或者出现针刀下细小爆裂感即停止治疗。拔出针刀时进行止血按压。所有痛点针刀松解及射频治疗结束后，无菌敷贴外敷，注意保持敷贴干燥清洁 48 小时，避免感染，必要时清洁创面更换无菌敷料。在第 4 次旋提手法治疗后进行 1 次射频针刀治疗。结果：经过治疗之后，两组患者症状体征积分均得到了改善，但是研究组患者症状体征积分明显低于对照组。此外，研究组患者治疗的有效率为 97.5%，明显优于对照组的 90.0%。

朱自涛等[11]采用针刀加手法整复治疗神经根型颈椎病。152 例患者按首诊单双日分为治疗组和对照组，每组 76 例。治疗组（针刀加手法整复）针刀治疗：患者俯卧于治疗床上，胸部垫枕头，头部低垂，医者站在患者右侧，用拇指于患者颈肩背部触按探寻，找出硬结、条索及压痛点，做出标记，常规消毒，用 I 型 4 号针刀，刀口线与肌纤维走向平行，嘱患者完全放松后进针刀，待有酸胀感时，表明针刀已达病所，行疏通、剥离，感觉有松动感时出针刀。用创可贴贴敷，并按压 10 分钟。嘱患者 2 天之内勿洗澡。手法整复：针刀治疗后休息数分钟即行手法整复。患者自然坐在方凳上，医者站在患者身后，用拇指对患者颈肩部软组织点、按、揉、拨、弹松解，3～5 分钟后，用拇指触按颈部，找到偏歪的棘突，医者一手拇指顶住偏歪的棘突，另一手扶住患者下颌，嘱患者低头，全身放松，向棘突偏歪的相反方向转动头部，同时医者双手配合，一个轻巧的对扳，多可听到清脆响声，感觉到指下棘突轻度位移。嘱患者头颈处于中立位，触诊棘突如已拨正，则手法完毕，若尚未完全复位，则可重新进行复位操作 1 次。针刀、手法整复 5 天治疗 1 次，3 次为 1 疗程。对照组使用牵引推拿。结果：治疗组总有效率 98.7%。

刀建勇等[12]采用针刀结合骨创伤治疗仪治疗神经根型颈椎病。方法：选取神经根型颈椎病患者 78 例，随机分成观察组和对照组两组，每组 39 例，采用骨创伤治疗仪治疗对照组，在骨创伤治疗仪的基础上加针刀治疗观察组。采用骨创伤治疗仪治疗对照组：使用骨创伤治疗仪，患者采取仰卧位，在患者的颈部后方放置张开的电磁耦合器的两耦合盘，在放置磁耦合器的连接轴时要与脊柱的方向保持平行，确定张角，让治疗区能够感应电流顺着颈椎轴的方向流动，这样可以获得良好效果，以顺磁为磁场方式，频率和强度分别为 4～7 和 5～8，2 次/天，一次 30 分钟，疗程为 2 周；在骨创伤治疗仪的基础上加针刀治疗观察组：患者采取仰卧位，下颌靠齐床头边缘，把一薄枕垫在胸部之下，让颈部尽量暴露出来。依照 X 线片在椎体的地方探寻病变的压痛点，并使用甲紫在拟针刺部位上做一些记号，常规消毒之后，把无菌的小手术洞巾覆盖其上。手术者要用左拇指把痛点压住，让局部皮肤凹陷，右手拇、食中指把刀柄捏住，针刀和颈部成 90° 角刺入皮下，刀口线保持和血管、肌腱以及神经的走行方向趋于平行，再从浅到深一层层松解，在切摆的过程中不断深入，探寻病灶，找到病灶时患者会感到酸胀，这个时候要顺着纤维的方向进行 2～5 次的切割，在切开粘连组织时手术人员的手下会有针刀落空的感觉，手术完成后出针，运用无菌棉球进行按压，外面贴上创可贴。一个礼拜治疗一次，1 个疗程 2 次。结果：通过治疗前后的效果观察，观察组的疼痛改善情况明显优于对照组；在有效率上，观察组明显优于对照组。

刘向阳[13]采用针刀疗法治疗神经根型颈椎病。应用针刀疗法为主，治疗神经根型颈椎病 100 例，并与随机选择的 100 例电针加 TDP 照射对照。针刀组体位：俯卧位胸前垫适当高度枕头，颈部尽量前屈，双手侧放于身体两侧。定位：结合患者的感觉和神经解剖支配规律，以及医者局部的触摸和影像学检查结果来定位。①上项线下缘两侧压痛点；②枕下凹，离正中线 1.5cm 内侧压痛点；③第 1 颈椎横突尖压痛点；④第 1、2 颈椎棘突压痛点；⑤肩胛内上角、冈下窝、肩胛骨内侧。针刀操作：常规皮肤消毒，戴无菌手套，铺无菌巾单，以 1%的盐酸利多卡因行局部浸润麻醉，按照朱汉章先生的针刀操作程序进行手术操作。术毕以创可贴覆盖创面。根据患者体质强弱，重点选择 3～5 个点进行手术操作。每 10 天一次，3 次为一疗程。结果：针刀组总有效率 96%，对照组总有效率 78%，两组总有效率比较差异有统计学意义，针刀组疗效优于对照组。

李梦等[14]采用针刀配合手法治疗神经根型颈椎病。方法：将 60 例神经根型颈椎病患者，采用针刀整体松解术配合手法进行治疗。针刀治疗：体位：患者取俯卧低头位，双手放于身体两侧，胸前垫一枕垫，使颈稍向前屈，悬空于床沿，充分暴露颈项部，术者坐于床沿前，可垫高双膝使患者额部自然放于术者双膝上。定点：根据临床症状，在病变处轻柔触按，寻找压痛点、条索或结节等阳性反应点来判断颈椎病变节段，一般为下颈段多见。麻醉：用 10mg 曲安耐德与 1% 盐酸利多卡因注射液、以及 1ml 维生素 B_{12} 混合共 6ml，常规消毒后进行局部麻醉。操作：采用汉章Ⅰ型 4 号针刀。①针刀松解 C_3～C_7 棘突顶点：分别松解 C_3～C_7 项韧带起点、头夹肌起点、斜方肌起点、颈夹肌起点以及棘间韧带。术者手持针刀，刀口线与人体纵轴一致，刀体向头侧倾斜 45°，与棘突成 60° 角，针刀直达棘突顶点骨面，纵疏横剥 2～3 刀，范围不超过 0.5cm，然后退针刀于棘突顶点上缘，将针刀体逐渐向脚侧倾斜与颈椎棘突走行方向一致，调转刀口线 90°，沿棘突上缘向内切 2 刀，范围不超过 0.5cm，以切开棘间韧带。②针刀松解 C_3～C_4、C_4～C_5、C_5～C_6 关节突韧带：从棘突顶点向两侧旁开 1.5～2.0cm 定点，分别松解左右两侧的上下关节突关节韧带。从定位点进针刀，刀口线与人体纵轴一致，刀体先向头侧倾斜 45°，与棘突成 60° 角，针刀直达关节突骨面，然后将针刀体逐渐向脚侧倾斜，与颈椎棘突走行方向一致，在骨面上稍移位，寻找落空感时即为关节囊韧带，用提插刀法切 2 刀，范围不超过 2mm。③针刀松解肩胛提肌止点：如压痛点在肩脾骨内上角的边缘，术者手持针刀，刀口线方向与肩胛提肌肌纤维方向平行，刀体和背部皮肤成 90° 刺入，达到肩胛骨内上角的边缘骨面。调转刀口线 90° 向肩胛骨内上角的边缘骨面铲剥 2～3 刀，即可出针。④针刀松解斜方肌肌腹：在斜方肌肌腹上的压痛点和硬结处，针刀刀口线方向与斜方肌肌纤维方向平行，刀体和背部皮肤成 90° 刺入，切忌深度不可过深，经皮下组织，在斜方肌肌腹中纵行疏通 3～4 刀，再调转刀口线 90°，疏通 2～3 刀，即可出针。针刀治疗术闭立即施行手法治疗。结果：治愈：38 例（63%）；好转：10 例（16%）；有效：8 例（13%）；未愈：4 例（80%）；总有效率 92%。

杨爱明[15]采用针刀配合推拿治疗神经根型颈椎病。方法：选取神经根型颈椎病患者 120 例，随机分成观察组和对照组各 60 例，观察组患者使用针刀配合推拿治疗，对照组患者使用颈部牵引加针灸、推拿三联疗法进行治疗。针刀疗法：患者双手放于身体两边，取俯卧低头位，确保颈稍向前屈，术者立于床沿，将患者颈项部充分暴露。根据患者病变情况及影像片示，在患者病变处寻找压痛点、结节以及条索等阳性反应点判定颈椎病变节段。颈部后正中线侧开 1.5cm，C_3～C_7 棘突水平有硬结或条索，用甲紫溶液进行标记。手术按常规要求进行消毒处理，选用Ⅰ型 4 号汉章针刀，在标记好的位置刺入，当深入到病变组织后纵行切割，直到关节囊处，术后可用创可贴按压针眼。针刀松解后，进行推拿手法治疗。1 周为 1 个疗程，共 4 个疗程。结果：治疗后，观察组显效 56 例，有效 3 例，无效 1 例，总有效率为 98.3%；对照组显效 45 例，有效 10 例，无效 5 例，总有效率为 91.7%。两组差异显著，具有统计学意义。

秦海莉等[16]采用针刀联合手法治疗神经根型颈椎病。方法：将 70 例神经根型颈椎病患者随机分为 2 组，治疗组 35 例予针刀联合手法治疗，对照组予颈椎牵引治疗。治疗组针刀治疗：常规消毒，术者戴无菌手套，铺无菌巾，选择朱氏 4 号针刀，患者取坐位或俯卧位，屈颈低头，根据患者临床症状和体征及颈椎 CT 或 MRI 检查，判断颈神经根受累，选择同侧的颈椎节段进针点，最常见在第 5～6 颈椎。左手按压进针点周围，右手持针刀，使针刀体垂直于骨面，刀口线和人体纵轴平行，刺入皮下，直达骨面，停止进针，先行纵行剥离 1～3 刀，后其上下各剥离 1～3 刀，以松解粘连组织，出针后压迫针孔片刻，严防出血。5 天治疗 1 次，治疗 3 次。予针刀治疗 15 分钟后行颈椎定位旋转扳法治疗。结果近期疗效：治疗组总有效率 90.43%，对照组总有效率 64.86%；远期疗效：治疗组总有效率 77.14%，对照组总有效率 48.57%。治疗组近、远期临床疗效均优于对照组。

卢笛等[17]采用 C 臂引导下针刀治疗神经根型颈椎病。在 C 臂透视引导下分别采用针刀松解颈椎小关节突周围软组织和颈后侧入路椎旁神经阻滞治疗 CSR 患者 60 例（以下分别简称为针刀治疗组和阻滞治疗组，每组 30 例），针刀治疗组操作方法患者俯卧位，胸前垫软枕，颈部前伸以便充分显露出颈项部，通过三步定位法，即神经定位、触诊定位、影像学定位对病变颈椎节段精确定位。如果患者的症状、体征与影像学不符，则以前两者为主要定位依据。在 C 臂透视引导下，结合临床体征，在 C_2～C_7 神经根病变的横突结节周围寻找阳性刺激点及条索状结节，一般取 3 个治疗点。在选取的治疗点上标记后，常规消毒、铺无菌洞巾，先用 0.5%利多卡因作局部浸润麻醉，根据患者胖瘦选取 3 号或 4 号汉章针刀，在 C 臂引导下垂直皮肤进针后再斜向尾侧进针，一般进针 2.5～4cm 后即可触及颈椎横突后结节和关节突关节，用针刀的刀刃在横突后结节、关节突关节囊及周围肌肉附着处各纵行切开或剥离 2～3 下，再横行剥离 2～3 下。松解治疗完毕后，快速拔出针刀，每个治疗点压迫止血 0.5～1 分钟，创可贴覆盖，每周 1 次，3 次为 1 个疗程。对照组采用阻滞治疗。结果治疗前两组患者评分无显著性差异，治疗结束后 1 周的评分显示阻滞治疗组和针刀治疗组的疗效均显著，但阻滞治疗组的疗效优于针刀治疗组，且有统计学意义；治疗后 1 个月的评分显示针刀治疗组的疗效优于阻滞治疗组，且也有统计学意义；治疗后 6 个月的评分显示针刀治疗组的疗效仍优于阻滞治疗组，且有统计学意义。

于蕾等[18]采用针刀松解术治疗神经根型颈椎病。将 70 例患者随机分为针刀组和电针组，每组 35 例。针刀治疗组：依据颈部的解剖结构及神经根型颈椎病的立体网络状病理构架，针对性地设计了针刀整体松解术式，其治疗共分三次。第一次行颈部“T”形针刀松解术；第二次针刀松解术：松解病变处关节突韧带及肩胛提肌止点处的粘连瘢痕；第三次针刀松解术：松解双侧横突及乳突处软组织的粘连和瘢痕。对照组采用电针治疗。结果：针刀组有效率 97%，电针组有效率 88.5%。

王建光等[19]采用超声引导下针刀治疗神经根型颈椎病。方法：将 60 例神经根型颈椎病患者随机分为两组各 30 例，超声引导颈神经根阻滞治疗组（U 组）与非超声引导颈神经根阻滞治疗组（N 组）。治疗方法：U 组予超声引导下针刀治疗神经根型颈椎病，采用便携式超声仪和高频率显像探头（6～13mHz），汉章 4 号针刀。患者侧卧于治疗台上，患侧在上，常规消毒后铺无菌洞巾，对超声探头常规消毒，在患者颈部涂无菌的耦合剂，根据症状体征涉及的相应颈椎上下棘间韧带和两侧后关节的关节囊处作为超声引导的主要靶向治疗部位，全过程均在超声即时引导和监测下进行，严格按针刀四步（定点、定向、加压分离、刺入）操作规程进针，进行纵行切割和横向剥离，遇硬结或条索状纤维化组织一并纵行切割，注意在治疗过程中在超声实时监测引导下避免神经血管的损伤。拔出针刀后在原针刀眼处颈椎横突附近注入消炎镇痛液，每个颈椎部位用药为 1% 利多卡因 1ml 和复方倍他米松 3mg 混合液。N 组不在超声引导下予针刀治疗，针刀治疗方法同 U 组。两组患者每 7 天治疗 1 次，3 次为 1 个疗程。结果：两组患者治疗前后的观察指标均有明显改善，与治疗前比较，差异均有统计学意义；两组治疗后 VAS 评分比较，U 均优于 N 组；治疗后 4 周、8 周疗效评定和不良反应比较，U 组优于 N 组，差异均有统计学意义。

陈培芳等[20]采用定点旋转位针刀治疗颈椎病神经根激惹症状。筛选 60 例患者随机分为针刀组与针刺组各 30 例。针刀组采用定点旋转位针刀疗法，每 5 日治疗 1 次，连续治疗 3 次；针刺组采用常规针刺疗法，每日治疗 1 次，连续治疗 15 天。针刀组取穴：颈部阿是穴。方法：患者倒坐在靠背椅子上，双手叠放在椅背上，使颈项部充分暴露，根据患者的症状体征触按病变部位压痛点，以阳性反应点为支点旋转颈部至扳机点用记号笔标记，一次选择 1～3 个点行常规消毒，每点注射药液 1～2ml（2%盐酸利多卡因 1ml、0.9%氯化钠注射液 10ml、曲安奈德注射液 10mg），术前准备后选 4 号铲型针刀，参照针刀四步进针法，快速刺入皮下软组织层缓慢进刀，如针刀触到条索或结节后行纵向\横向剥离 2～3 次出针，如针刀未触到条索或结节时以进针刀 1.5～2.0cm 行横向剥离 2～3 次出针，针眼用创可贴粘好。嘱患者 3 天内勿洗浴，口服 3 天抗生素预防感染。每 5 天治疗 1 次，3 次为 1 疗程判定疗效。结果：针刀组总有效率为 96.67%，针刺组为 90.00%。

宣立宗等[21]采用红外热像技术及针刀治疗神经根型颈椎病。100 例神经根型颈椎病患者随机分为对照组及研究组各 50 例，对照组采取针刀治疗，研究组在此基础上联合应用红外热像技术，比较两组患者临床疗效。对照组采取针刀治疗，先进行选择体位，根据选好的体位及治疗点后，进行局部的无菌消毒，也就是采用酒精消毒，碘酒消毒，根据确认的部位进行进针，留下记号。在实施过程中，为减轻患者痛苦，可作局部麻醉，然后将针刀的尖端紧贴着软组织做进退动作，使软组织的粘连组织分离，每次每穴位都要进行切割剥离 2～5 次，然后再出针，最后用手指弹拨患者的病变处，查看是否有响声。研究组在针刀治疗基础上联合应用红外热像技术。结果：研究组并发症发生率 4%，与同期对照组 24%相比较，差异具有统计学意义；两组患者围术期指标相比较，手术时间、术中出血量无明显差异，住院时间差异具有统计学意义。

陆开旭等[22]采用龙氏正脊疗法结合针刀治疗神经根型颈椎病方法：采用龙氏正脊疗法结合针刀疗法治疗神经根型颈椎病 90 例（实际进入统计 81 例）。治疗方法：正脊治疗采用龙氏正脊疗法对患者进行正脊治疗。针刀治疗于正脊疗法后行针刀治疗。取坐姿颈部前屈位，根据临床症状、体征和X线片表现，确定病变节段。定点：选取病变节段的棘突旁压痛点或条索肿胀处，肩胛提肌、斜方肌、冈下肌、大小圆肌等肌肉痛点及起止点。每次选5～8个点。常规消毒后，持4号针刀与皮肤表面垂直刺入，刀口线与神经、血管的走向平行，深度根据各部位局部解剖以及病情而定，一般以患者有明显酸胀感为度，作疏通、剥离术，进行松解。在治疗颈椎病变关节突时，要直达关节囊并切开病变关节囊。出针刀后，压迫止血并贴创可贴。每周1次，针刀治疗1次为1个疗程，3个疗程结束后统计疗效。结果：基本痊愈42例，占51.85%；显效23例，占28.40%；有效14例，占17.28%；无效3例，占3.70%；显效率80.25%，总有效率96.30%。

李兴艳[23]采用针刀治疗神经根型颈椎病。针刀治疗：俯卧位。针刀操作：①刀口线与棘突平行，刀体与皮面垂直，快速刺入皮肤，皮下组织，刀柄向尾端倾斜 5～10°，摸索进刀达棘突顶端骨面。调转刀口线90°，与棘间韧带纤维呈垂直，调整刀锋达棘突上缘，沿棘突上缘骨面，切开刺间韧带 1～3 刀。②刀口线与棘突平行，刀体与皮面垂直刺入皮下，然后缓慢、匀速，摸索进刀，达关节突关节骨面，调转刀口线90°，寻找关节突关节间隙。沿关节突骨缘向外切开关节突关节囊1～3刀，再向内切开1～3刀。结论：针刀治疗神经根型颈椎病有良好的临床疗效。

孙景涵等[24]用针刀松解颈项部，配用肩外俞穴、天宗穴治疗神经根型颈椎病50例。穴区定位：第3颈椎至第7颈椎棘突下向两侧约2cm的区域压痛点处。针刀松解点：①病人取仰卧或坐位，在第3棘突和低棘突间相应阳性反应点，结节条索感应敏感及皮肤变色部位，选 4～6 个点，作为针刀松解点。②取肩中俞、天宗穴作为针刀松解点。操作：用甲紫做标记，皮肤常规消毒盖上小孔巾，为术者准备一次性帽子，口罩和无菌手套，选用Ⅰ型4号针刀，常规进到上述所选针刀点。当患者有酸胀感时停止进刀，行纵竖横摆，松解后拔出针刀，压迫3～5分钟，贴上创可贴即可，每次选4～6个阳性点，7天1次。痊愈30例，显效15例，有效4例，无效1例，总有效率98%。

刘怀鑫[25]用针刀治疗神经根型颈椎病45例。选择Ⅰ型4号针刀根据定点、定向、加压分离、刺入4个步骤实施操作：①棘突间点：在相应椎间盘上一椎体棘突下缘或下一椎体棘突上缘选择进针刀点，垂直将针体从进针刀点进针刀，刀口线平行于人体纵轴，等到刀锋至棘突骨面之后，对针体和棘突间隙进行调节，确保两者平行，将棘间韧带横行切开2～3刀。②关节突点：在相应椎间盘上一椎体棘突旁开1.5～2cm，刀口线平行于人体纵轴，针体垂直于皮肤进针刀，先将肌筋膜松解，接着至关节突骨面，对关节囊进行 1～2 刀纵行切割后出针。③肩胛骨内上角点：保持刀口线方向平行于肩胛提肌纵轴，针体与背平面垂直刺入，一直到肋骨面，先实施纵行剥离，接着倾斜针身，保持与肩胛骨平面成130°夹角。刀刃在肩胛骨边缘骨面上进行1～2下的纵向剥离，之后出针。④阿是穴点：于颈肩部触摸确定阳性反应点如压痛、硬结、条索，依据4步进针法垂直皮肤进针，实施3～4下纵向剥离，对条索状物或者结节横向切割3～4下后出针。每周进行1次，1个疗程3次，持续1个疗程。结论：针刀治疗神经根型颈椎病的效果显著。

赵以乔等[26]以后结节为针刀靶点治疗神经根型颈椎病。患者侧卧位，患侧向上。根据疼痛和麻木的范围确定施治的颈椎横突。颈肩及上臂疼痛和麻木者选择 C_1、C_2、C_3

和 C_4 颈椎横突后结节为松解靶点，前臂及指掌疼痛麻木者选择 C_3、C_4、C_5 和 C_6，上肢内侧疼痛麻木者选择 C_4、C_5、C_6 和 C_7。操作步骤：定点笔标记治疗点，0.5%碘伏术区常规消毒，铺巾，戴无菌手套，左手拇指于定点处按向颈椎横突后结节，右手持一次性 4 号针刀针柄，刀口线与人体纵轴平行，紧贴左拇指甲边缘，垂直后结节骨面，快速刺入皮下达骨面后，轻提针体，以后结节为靶点，对其周围软组织行多点切开，以松为度。出针后按压片刻止血，创可贴保护创口。结论：横突后结节为针刀靶点治疗神经根型颈椎病的作用机制可能是解除后结节周围的肌腱和韧带对神经根的压迫。

宋胜德[27]采用衡易针刀治疗神经根型颈椎病。衡易针刀治疗法：病人取俯卧位，用记号笔定点标记颈 2、颈 3、颈 4、颈 5、颈 6、颈 7、胸 1 棘突，标记两侧肩胛骨内上缘、腋窝缘及冈下窝三处筋膜挛缩结节压痛点，以 0.5%碘伏消毒手术区域，取 2 号衡易针刀在颈 2、颈 3、颈 4、颈 5、颈 6、颈 7、胸 1 棘突标记点两侧约 2 公分处垂直皮肤下针直达横突骨面，同时松解刺激内侧的横突小关节，然后提针至皮下，斜向内侧直刺椎间孔神经根出口处，松解并刺激神经根，认为满意后出针，出针后立即在皮肤针刺处拔罐，吸出体内局部瘀血，15 分钟后起罐，刀口处消毒，无菌敷料覆盖并固定。在两侧肩胛骨皮肤标记点处，1%利多卡因溶液局部麻醉，2 号针刀对结节及周围通透切割分离松解，认为满意后出针，局部压迫止血 5 分钟，刀口处无菌敷料覆盖并固定。结果：治疗 30 例，痊愈 16 例，有效 8 例，好转 5 例，无效 1 例，总有效率 96.7%。

唐可等[28]在 C_4～C_7 颈椎节段针刀闭合术治疗神经根型颈椎病。选择好颈椎病变节段（C_4～C_7），平行棘突点旁开 2～3cm，常规碘酒乙醇消毒，戴无菌手套，局麻：针头垂直快速刺入皮肤、皮下组织，然后缓慢推进，边进针边回抽，直达关节突关节骨面，回抽无血、脑脊液，注入 0.5% 利多卡因 1～1.5ml；然后边退针，回抽，注入局麻药 0.5～1ml 至皮下，退出针头，取 0.8mm 汉章针刀 4 号针刀，刀口线与棘突平行，刀体与皮肤垂直刺入皮下，缓慢进针，达关节突关节骨面，纵向切开松解关节囊与头半棘肌、头夹肌、颈多裂肌等在关节囊和关节突上的附着点；于肩胛骨内上角、冈上、冈下，肩胛骨内、外侧缘压痛点处行针刀松解、疏通剥离，刀口线与肌纤维走行一致，若粘连、硬结严重者，调整针刀 90° 松解。术毕采用坐位推头拉颈侧板法手法。结果：治疗 40 例，优 27 例，良 10 例，可 3 例，优良率 92.5%。

江飞舟等[29]采用针刀治疗神经根型颈椎病 30 例。患者俯卧位，胸部垫枕，低头将颈椎棘突拉开。确定病变的颈椎节段，选择相应的棘间、颈椎关节突、肩背部等明显压痛点或硬结，以颈椎关节突压痛点作为主要治疗点。常规消毒后，针刀定点处垂直刺入，刀口线与脊柱纵轴平行，当针刀触及骨板时，略提针刀沿骨面向外下与神经走向一致，切开椎间孔附近软组织 3～4 刀，向上提刀 0.5cm，行纵行疏通剥离，横行摆动，针下有松动感，患者出现酸胀感即可。用 5 号长针头注射器抽曲安奈德 20mg，2%利多卡因 1ml，加生理盐水至 3ml 混合液，沿针刀孔进针，回抽无血即可以注药。其他阳性点，给予针刀切开，纵疏横剥 2～3 刀，针下松动即可。以上治疗 7 天 1 次，3 次 1 疗程。30 例患者中，治愈 24 例，好转 4 例，无效 2 例，总有效率 93.3%。

刘国新[30]采用针刀治疗神经根型颈椎病 100 例。患者双手俯卧位，术区暴露后常规消毒，选择病变肿胀处、压痛点及硬结，采用 4 号针刀治疗患病部位，且治疗时确保刀口线平行于脊柱纵轴，刺入后直至骨面后铲切 5 下，待患者有酸胀感时立即停止治疗。

100 例患者中，显效 62 例，有效 33 例，无效 5 例，总有效率 95%。

吴文飞[31]采用针刀治疗神经根型颈椎病 200 例。在患者的病变位置进行触按，寻找到压痛条索或者是结节等阳性反应点，在阳性点使用甲紫标记，进行消毒，在患者皮肤表面铺无菌洞巾，术者需要穿戴一次性帽、口罩和无菌手套，手术选用 4 号针刀。棘突间点：刀口线与棘突顺列平行，刀体和皮肤表面呈垂直角度，需快速刺入皮肤、皮下组织，到达棘突顶端骨面。刺入后，需调整刀口线，切开棘间韧带 1～3 刀。关节突关节点：刀口和棘突顺列平行，刀体与皮面保持垂直，快速刺入皮下，再缓慢、匀速、摸索进针刀，到达关节突关节骨面，然后调整刀口线角度，一般为 90° 和关节突关节间隙保持平行，然后找到关节突关节间隙，顺着关节突骨缘向外切开关节突关节囊 1～3 刀，逐渐向内，顺着下位椎板上缘切开黄韧带 1～3 刀。出针后需要立即压迫针孔片刻，直至停止出血，使用无菌纱布或者是创可贴敷针眼。对于肩、背、臂等软组织损伤也需要进行针刀治疗。实施针刀治疗 1 次之后未痊愈，需间隔 1 周后行第二次治疗，1 次视为 1 个疗程，疗程最多不超过 3 个。200 例患者中，治愈 65 例，显效 89 例，有效 35 例，无效 11 例，总有效率 94.5%。

张华洋[32]采用针刀治疗神经根型颈椎病 40 例。患者俯卧低头位，在病变颈椎节段的压痛点、肿胀处以及硬结，借助甲紫做标记，常规消毒，选用汉章牌 4 号针刀治疗各患病点，治疗时保证刀口线与脊柱纵轴平行，快速刺入，到达骨面后在后缘骨面铲切 3～5 下，患者主诉酸胀感时停止治疗，后外敷治疗点。40 例患者经针刀治疗后，治愈 30 例，显效 9 例，无效 1 例，总有效率 97.5%。

郭永林[33]采用针刀治疗神经根型颈椎病。选用 4 号针刀，针刀垂直皮肤进针，经治疗点进针至骨面后，提针达病灶处，用针刀松解棘间韧带及相应韧带、肌肉、筋膜、关节囊。进针选择一般以颈椎棘突间、两侧棘突旁为主。棘突旁进针时，选在颈部压痛点或有硬结和条索处的横突末端，垂直横突骨面进针刀，达骨面后，将刀锋滑至前或后结节，再将针身倾斜与横突平面成 45° 角进行纵行剥离，接着掉转刀口线与肌纤维垂直进行剥离。先纵行切割 2～3 下，再横行切割 2～3 下，骨面粘连处可行刃剥，以松解粘连组织。然后找寻到椎间孔与关节突关节位置，进行松解。操作过程中，针刀遇有硬结感时可纵行切割 3～5 下。出针后压迫针孔 1～2 分钟，至不出血为止，针眼乙醇消毒后输液贴覆盖，2 天内不沾水。每 1 周治疗 1 次，治疗 3 次为 1 个疗程。30 例患者中，治愈 9 例，显效 14 例，好转 5 例，无效 2 例。

高丙南[34]采用针刀激痛法治疗神经根型颈椎病 45 例。治疗方法：在颈椎附近头后大小直肌、颈后下斜肌、颈回旋肌、多裂肌等肌肉组织，若发现可触摸硬结、硬结压痛点及按压后发生传感疼痛症状点定点，使用针刀标号笔进行标记。患者取坐位，颈部前屈，选用针刀。常规消毒后，以拇指和食指持刀，中指和无名指紧贴针刺部位皮肤，将施针点固定在两手指间，并在距其 1～2cm 处顺着肌纤维方向迅速进针，针刀尖与皮肤呈 25°～30°，进针深度应以针尖完全穿透硬结或患者有酸胀感为宜，停针后即可剥离粘连组织，若遇硬结可进行切割。剥离或切割时应根据肌肉纹理一定方向进行，而后将针尖提至皮下组织，出针止血，敷无菌纱布。辅助治疗：激痛点针刀治疗后，被针刺的肌肉应进行 3～5 次最大范围的主动运动或进行牵拉等被动运动或行热敷疗法。每周 1 次，每次选取 2～4 个激痛点进行治疗，共治疗 6 周。研究认为，针刀激痛法能显著改善颈椎病患者疼痛和颈椎活动障碍等临床症状。

刘忠毅[35]用微针刀“T”形松解术治疗神经根型颈椎病。患者俯卧，选择项韧带止点、胸锁乳突肌后侧止点、斜方肌起点、头最长肌止点、头半棘肌止点、颈椎棘突顶点、项韧带起点、头夹肌起点、斜方肌起点及颈夹肌起点10处为治疗部位。用0.5mm×55mm一次性无菌针刀于各部位进针，项韧带止点、胸锁乳突肌后侧止点、斜方肌起点、头最长肌止点、头半棘肌止点5处刀口线与人体纵轴一致，颈椎棘突顶点、项韧带起点、头夹肌起点、斜方肌起点及颈夹肌起点5处刀口线与人体纵轴一致，刀体均倾斜45°，进针后均进行2～3刀疏剥，完成后退出针刀至棘突顶点上缘，调整刀口线，提插2刀。完成后按压止血。每2天治疗1次，15天内治疗7次。结果：治疗60例，治愈20例，显效16例，有效15例，无效9例，总有效率为85%。

张逸龙[36]用微型针刀治疗神经根型颈椎病30例。患者坐位或俯卧位，针刺时首先根据患者自述疼痛部位、局部触诊及影像检查结果明确患者病位。取相应穴位，如风池、天柱、大杼、阿是穴及肩髃、肩贞、天宗、曲池、合谷等，以阿是穴为主，快速刺入皮肤，之后再缓慢进针，先行纵行切割再行横行疏通，患者出现酸胀得气感之后即可出针。出针后注意按压1～2分钟，防止出血。隔日治疗3次，15天后进行疗效总结分析。结论：微型针刀对神经根型颈椎病进行治疗，见效快，治疗效果好，无创伤，术后不留瘢痕，值得在临床应用和推广。

孙其斌等[37]用超微针刀治疗神经根型颈椎病58例。选择治疗点，一般在颈5、6、7棘突旁触及压痛点或条索状结节定点标注，皮肤常规消毒，采用乐灸牌超微针刀，针刀紧贴棘突外缘，刀口线与正中线平行，针刀长轴于皮面垂直刺入，直达压痛点或条索状结节处，一般多在1.0～1.5cm深处，轻切2～3刀即可，出超微针刀后消毒棉球轻压针孔1～2分钟操作结束，间隔2天治疗1次。结果：治愈22例，显效24例，好转10例，无效2例，总有效率为96.55%。

王琳玲等[38]在超声引导下针刀治疗神经根型颈椎病。患者平卧位，颈下垫枕，头略偏向健侧，充分暴露操作部位；由超声科有高级职称的专职医师使用飞利浦便携式超声仪CX50，高频探头（6～12MHz）常规扫描颈部肌肉、神经、血管以及重要器官。以颈椎椎体长轴方向做纵切，找到颈椎横突和椎动脉，顺序定位 C_7、C_6、C_5 横突结节。根据辅助检查提示的病变侧部位，确定相应节段及进针部位。在该治疗节段原位旋转超声探头90°，使探头长轴与颈椎椎体长轴垂直，用1%利多卡因在进针点作局部浸润麻醉；疼痛理疗科具有高级职称的高年资医师用4号针刀采用平面内进针技术，超声引导针刀到达横突后结节骨面小幅度铲切周边肌束3～5下，超声实时调整针刀避开血管、神经到达椎间孔外口后下壁、神经根外下方，在该靶点沿骨缘切割2～3刀，退出针刀后在神经根周围注入消炎镇痛液1ml，术毕以无菌敷料覆盖。结果：治疗40例中，治愈26例，显效8例，有效1例，无效5例，总有效率为87.5%。

曹晔等[39]在CT引导下颈椎横突后结节针刀治疗神经根型颈椎病。①体表定位：使用我院的西门子16排螺旋CT，采用侧面入路进针法。患者侧卧于检查床上，将自制的影像定位针覆盖患侧拟松解横突，定位针的摆放与人体纵轴相一致。先扫描颈部定位像以确定定位针的摆放位置是否合适，然后用1.5mm层距进行颈椎横断面扫描，扫描范围包括拟松解横突的上下两个共4个椎体。完成后将阅片窗口调到骨窗，找到拟松解的横突后结节，记录该横断面的位置参数，由横突后结节垂直向上引一直线至颈部侧面的皮肤，找到皮肤表面与直线相交的一根定位针，在电脑上测量定位针与横突后结节的距离。最后按照位置参数将 CT 扫描部位调整到与拟松解横突相一致的横断面，打开 CT 上的定位光线，光线与上述定位针的交叉点即为针刀进针点，用甲紫标记。②进针：在标记点常规消毒，铺无菌洞巾，根据患者胖瘦选取华冠牌Ⅰ-3 型或Ⅰ-4 型一次性无菌针刀，刀口线与颈部后正中线平行，垂直皮肤进针，逐层分离肌肉，直至触及骨质。如未触及骨质，则继续进针，但针刀进入深度一般不超过定位针至横突后结节距离下 0.5cm。③CT 验证松解：将针刀留在体内，进行颈椎横断面扫描，完成后在骨窗上查看刀刃到达位置，如刀刃在拟松解的颈椎横突后结节上，则表示进针位置正确。用针刀的刀刃在横突后结节肌肉附着处纵行切开或剥离 2～3 下，再横行剥离 2～3 下，以患者出现酸麻胀感向肩背部或上肢放射为宜。松解治疗完毕后，快速拔出针刀，每个治疗点压迫止血 0.5～1 分钟，创可贴覆盖。如刀刃不在拟松解的颈椎横突后结节上，则将刀刃退至皮下，根据骨窗上刀刃与拟松解的横突后结节的距离调整进针方向和角度。进针后再次进行颈椎横断面扫描，如刀刃到达拟松解的横突后结节则按上述方法进行松解，如位置仍不正确则认为进针失败，拔出针刀不再进行松解，1 周后待疼痛评分完成后改用其他治疗方法。结论：在 CT 引导下进针，可以使针刀治疗的准确率更高、安全性更好、疗效更确切、患者的痛苦更小。

蔡武胜[40]采用针刀松解术与颈椎持续牵引治疗神经根型颈椎病 126 例。首先，使用针刀剥离、松解肌腱与肌肉粘连处，在颈椎两侧及棘上寻找疼痛部位，并仔细消毒和杀菌入针处皮肤，行局部麻醉后，按照四步进针的方法，与血管、肌纤维以及神经平行的方向垂直进针，将针刀控制在距离棘突 2cm 的位置处，切除变性及粘连组织，并纵向切开小关节囊进行松解，横向逐层剥离，出针后立刻压住出血点，使用无菌敷料予以覆盖。其次，于患者斜方肌、胸锁乳突肌以及肩胛等部位寻找患者疼痛点，并于患者疼痛部位做好记号，于无菌、局部麻醉下，垂直入针，并于酸胀部位分别纵向、横向切开 3 刀，直到感觉肌肉以及筋膜呈现松弛状态下即可。最后，直到患者颈肩部位停止出血、疼痛缓解后，行颈椎持续牵引，帮助患者摆出坐姿体位，颈部向前伸屈大约 20°，并采用电脑设备继续行颈椎持续牵引治疗，牵引力控制在 6～8kg，每天 1 次，每次持续 30 分钟。10 次为 1 个疗程。共接受 3 个疗程。共 126 例，总有效率 99.21%。

吴士振[41]采用针刀神经根内口减压结合颈神经阻滞治疗根型颈椎病。治疗方法：患者坐位。先在患者颈部棘间及椎旁查找最痛点 1～2 处，确定病变节段。于患侧棘突旁 0.5～1cm 处用甲紫标记。按每个痛点各抽取曲安奈德注射液 5mg+2%利多卡因注射液 1ml+维生素 B_{12} 1ml+生理盐水配伍成混合溶液 4ml 备用（每次施术 1～2 处）。常规碘酒、酒精消毒后，术者左拇指压固定痛点，快速进针深达颈椎椎板，先予局部麻醉后，注射针尖找到上下椎板及椎板间隙。然后针尖小心突破黄韧带，回抽确定无血及脑脊液，注入混合药液。选用汉章 4 号针刀进针达椎板后，重新查找上下椎板及椎板间隙，与脊柱方向一致缓慢切割黄韧带，至上下骨性椎板。松解时必须有明确的切割致密组织感，手感针尖突破黄韧带即禁止继续进针以免损伤硬脊膜。松解时针尖垂直或稍稍指向躯干远端。注意动作要缓慢，并嘱患者施术时如有上、下肢或躯体放射痛时立即告知。施术时如出现对侧上肢或者躯干、下肢放射痛时提示针尖触及脊髓，需立即停止施术，以免反复多次损伤硬脊膜。出针后局部压迫止血 3～5 分钟，创可贴保护数小时。嘱患者局部保持清洁 2～3 天。术后留观半小时，无明显不适后离院。术后视情形予以非甾体类抗炎镇痛药。嘱患者减少低头、积极进行颈部功能锻炼。必要时 1 周后重复治疗，最多治疗 5 次。结果：治疗 37 例，其中优良率 83.7%，有效率 94.6%。

陈威[42]采用神经阻滞联合针刀治疗神经根型颈椎病。针刀的治疗，患者取俯卧位，给予患者进行常规的备皮和消毒，取棘突 5 个点，并严格按照针刀的操作步骤进行操作，注意要将刀口与人体纵轴一致，保持刀体的倾斜度。同时采用椎旁间隙阻滞治疗，患者在治疗中取仰卧位，采用垫枕将胸部抬高，两手重叠放于脑后，使颈椎充分暴露，医师根据患者的病理症状，采用混合液（醋酸曲安缩松 1mg、维生素 B_{12}1mg、2%利多卡因 3ml 加 0.9%氯化钠注射液）进行肌注，沿着棘突尖 1.5cm 处进行垂直进针，直至触及骨板，密切观察患者不良反应的发生。每周 1 次，3 次为 1 个疗程。结果：治疗 38 例，治愈 15 人，显效 12 人，有效 8 人，无效 3 人，有效率为 92.1%

牛时季等[43]采用椎旁神经阻滞联合针刀疗法治疗神经根型颈椎病 92 例。椎旁神经阻滞病人取健侧卧位或仰卧位，头转向健侧，颈后垫薄枕。在胸锁乳突肌后缘确定颈 3～7 横突后结节，于阻滞治疗的颈脊神经相应的颈椎横突处标记作为穿刺点，常规消毒铺巾，用 3cm 长、22G 阻滞针逐层穿刺，患者出现投射区异感后停针，回抽无血、无脑脊液注入混合液 1.5～3ml，拔除针头，按压穿刺点，无菌敷料遮盖穿刺点，治疗结束。椎旁神经阻滞治疗 1 天后行针刀治疗，在患者颈椎棘突及两侧旁开仔细寻找最敏感的压痛点 3～5 个做标记，术区常规消毒铺巾，用利多卡因注射液在每个施术点行局部浸润麻醉，麻醉生效后，用 4 号针刀在轻柔手法的前提下垂直于皮面刺入，刀口线与后正中线平行，手触心会松解、剥离粘连挛缩的软组织，感手下软组织松弛即可出针，压迫数分钟。术后无菌敷料遮盖穿刺点，颈托外固定，嘱患者绝对卧床休息 3 天，1 周内避免剧烈活动。此治疗方案每周 1 次，1 周后分析患者病情，依据患者病情采用同样治疗方案行第 2 次治疗。治疗 2 周后进行疗效评定。92 例患者，经过 2 次联合治疗，治愈 61 例，好转 28 例，无效 3 例，总有效率 96.73%。

左正敏等[44]采用星状神经节阻滞联合针刀治疗神经根型颈椎病 45 例。神经阻滞：采用 C_6 前方入路穿刺给药方法，药物配方：2%利多卡因 2.5ml，生理盐水 2.5ml，共 5ml。患者仰卧位，伸展颈部，令病人轻轻张口，以消除肌紧张；在 C_6 横突尖部位于胸锁乳突肌前缘与环状软骨平面沿线交叉点，于该肌内缘交叉点深处有一骨突起定点。操作入路：C_6 横突尖部，用左手食指或中指将颈总动脉及胸锁乳突肌压向外侧，并摸到 C_6 横突，右手持 5ml 注射器 7 号针头，针头紧贴左手食指及中指间进针，针尖斜面向下方，直探至针尖抵骨性组织时不再进针，松开左手，固定注射器，回抽无血和无脑脊液后快速注药，注药后轻轻回抽确认无血液，密切观测患者情况，以防出现 Horner 综合征。每天注射 1 次，左右交替进行，10 次一个疗程。针刀治疗：根据病症找到责任神经根所在颈椎棘突旁或横突部阳性反应点作为主要治疗点，前、中斜角肌及肩背部卡压点作为辅助治疗点，于阳性点处用记号笔标记；体位：俯卧位或低头坐位；备皮与消毒：手术区要求外科消毒，铺巾，戴手套、口罩；操作：刀体垂直于标记点处皮肤，刺入深部到病变处进行轻松地切割、剥离等刺激，达到治疗的目的；频度：1 周 1 次，2 次为一疗程。结果：治愈 23 例，显效 15 例，好转 7 例，无效 1 例。

张慧浩[45]采用针刀联合颈椎枕治疗神经根型颈椎病。针刀松解操作方法：

①体位　患者取坐位。

②定位　根据患者的体格检查，结合影像学检查，对颈椎病变节段准确定位，病变节段及其上下节段的棘突顶点为3个治疗点，从3个棘突顶点向两侧分别旁开2cm，作为左右关节突关节囊及韧带体表定位点，为6个点治疗点。记号笔标记要治疗的点。

③消毒　治疗部位消毒，手术者戴无菌手套，铺无菌巾单。

④麻醉　治疗点应用1%利多卡因行局部麻醉。

⑤刀具　4号直形针刀。

⑥操作方法　第1支针刀松解棘突顶点，针刀刺入达棘突顶点骨面后，纵疏横剥3刀，然后针刀体向人体尾部倾斜，同人体纵轴平行，刀口与人体棘突方向垂直，剥离2刀，范围0.5cm，打开棘间韧带。第2～3支针刀操作方法同上。第4支针刀松解病变颈椎关节突关节囊韧带，从病椎棘突旁开2cm处，偏上45°，进针刀，针刀刀口线与力线方向平行并直刺至关节囊，然后调转刀口，刀口线与人体纵轴垂直，切2～3刀即可，范围5cm。其他5支针刀依次松解其他关节突关节囊韧带，操作方法与第4支针刀操作方法相同。操作完毕后，棉球压迫止血，无菌敷料包扎。⑦每周需治疗1次，每个疗程2次，共治疗2个疗程。颈椎枕治疗：设计长30cm，直径取决于不同患者，为9～12cm的长圆枕。枕套选择柔软的纯棉布料，枕芯用绿豆壳进行填充，枕芯填充扎实，确保圆柱的弧度与人体正常颈椎曲度相符，且具有良好支撑度。患者休息时，枕于颈部正中，每天不少于6小时，两周为1个疗程，共治疗2个疗程。治疗结果：共治疗24例，治愈6例，显效8例，有效7例，无效3例，有效率为87.5%。

曾庆洲[46]采用针刀结合整脊手法治疗神经根型颈椎病。整脊手法治疗：患者取平卧位，将头部置于床沿处，医生一手托住患者头部，另一只手分别用大拇指、食指对患者颈部的肩井、天宗及大椎穴等穴位进行按摩，然后在患者背部通过拿、捏等手法，放松颈部的肌肉组织，再顺着胸锁乳突肌后缘及颈项脊背的正中线，从下而上拿捏，最后在颈肩部、三阴经及三阳经等部位进行推拿治疗，所有的推拿及拿捏等手法均反复使用5～7次；然后再由医生握住患者一侧手臂，快速反复地进行上下抖动；最后五指交叉分开，向肩部交替伸直。针刀治疗：首先患者取俯卧位，寻找颈椎病变的压痛点，进行常规消毒后，局部麻醉，用4号针刀在痛点上垂直皮肤表面直接刺入，再缓慢进针逐渐到达至浅筋膜上；再次寻找被卡压的神经，进行试探性的针刺，若刺中病变部位，患者会出现酸胀感，在此处应用针刀以通透剥离法及切割法切除病变组织，最后用敷料覆盖切口。结果治疗20例，痊愈6例，好转4例，有效9例，无效1例，总有效95%。

邓光明[47]用针刀结合整脊手法治疗80例神经根型颈椎病。针刀疗法：患者取俯卧位，依据影像所示及患者症状和体征，确定受累神经根，在相应棘突间旁开2.0cm即关节突关节左右各定一点。皮肤常规消毒，术者戴一次性无菌帽、口罩及无菌手套，铺无菌巾。予10ml注射器抽吸甲磺酸罗哌卡因注射液4ml，醋酸曲安奈德40mg，充分混匀，于定点处逐层注射。左手食指尖固定针刀施术定点部位，右手持针刀，刀口线与脊柱纵轴平行，快速刺入，直至患者诉酸胀感即为病变部位，紧贴骨面做通透切割法和疏通剥离法3～4刀。然后出针，压迫针孔片刻，术毕盖无菌敷料。整脊疗法：待患者针刀治疗结束后，患者自诉无特殊不适后进行，该手法为我科在颈椎拔伸法基础上的改良手法。

患者保持针刀施术体位不变，将多功能手法治疗床调整到合适高度，助手坐于患者正前方，运用自制颈椎牵引带固定于下颌骨及枕骨部位，双脚蹬于患者肩部，平行于患者肢体方向牵引拔伸。施术者立于患者侧后方，双手固定于颈椎两侧，拇指置于病变棘突。施术者就位后，助手开始牵引，同时施术者拇指将棘突向前下方推移，双掌辅助将横突向前下方推移。牵引力量以患者能耐受的同时施术者能将椎体复位为度。针刀疗法和整脊疗法完毕后，将患者扶入病房，嘱其去枕平卧休息。3 天后根据患者病情的改善情况，给整脊手法调整，不再予以针刀松解，疗程为 5 天。结果：治疗 40 例，治愈 30 例，好转 7 例，无效 3 例，总有效率 92.5%。

胡怀军[48]用针刀加手法治疗神经根型颈椎病。患者俯卧位，找压痛点，用亚甲蓝作标记，皮肤常规消毒，术中戴无菌手套，针刀按四步进针刀法操作，术毕，创口盖创可贴，最后配合传统手法补泻结合理筋正骨，每一次做 3～4 针点，每隔 5～7 天做一次，3 次为一个疗程。一般通过 3 次治疗即可。如果无效则不必做第 2 个疗程，应选用其他方法治疗。针刀疗法：在 C_4、C_5、C_6 棘突上垂直进针，刀口线与脊柱纵轴平行，到达骨面后纵向剥离 3～5 下，然后横向切割 2～3 下出针。在患侧（如为双侧先做一侧）C_4、C_5、C_6 棘突旁开 1.5～2cm 定点，刀口线与人体纵轴平行，针体垂直刺入到达骨面后，纵行、横行剥离 3～5 下，然后针刀斜向横突后结节，针体与脊柱呈 45° 铲剥 2～3 下，动作宜轻，幅度宜小。在患侧肩胛骨内上角，刀口线顺着肩胛提肌方向垂直刺入，到达骨面后先纵行疏通 3～5 下，再横行疏通 3～5 下。以下进针点可选择运用，头夹肌、多裂肌、斜角肌、胸锁乳突肌等附着点。手法治疗：术后根据情况分别选用提法，旋法，按法，揉法。但主要是运用脊柱旋转复位法，患者仰卧在治疗床上，术者立于患者头后侧，一手托住病人下颌，另一手扶住病人头后颈部，然后两手同时用于拔伸牵引 1～2 分钟，颈部前屈 20°～30°，两手配合向左或向右旋转一定程度轻轻抖动一下，可听到“咔嗒”一声为佳，没有响声也可，最后使患者俯卧位，用手指或小鱼肌轻轻按揉 3～5 分钟。治疗完毕后患者戴颈托 1 个月。结果：治疗 89 例，痊愈 81 例，显效 6 例，有效 2 例，无效 0 例，痊愈率为 91.1%。

朱志祥[49]采用手法整脊配合针刀治疗神经根型颈椎病 40 例。针刀疗法：取坐位，医生查找阳性反应点，用棉签蘸碘伏标记，用 2%利多卡因 4ml，维生素 B_{12} 1ml，醋酸强的松龙 1ml，生理盐水 4ml，封闭疼痛点，将针刀迅速刺入，进行通透切割法和疏通剥离法 3～4 刀出针，压迫针孔 5 分钟，以无菌敷料包扎，2 次/周，2 次 1 个疗程。手法整脊治疗。患者仰卧在治疗床上，头伸出床边缘，进行对抗牵引 1 分钟，颈前屈 5°～15°，医生突然加大拉力，然后再推拿患部，将头部扶正，对抗牵引 2 分钟，然后对颈部肌肉按揉 5 分钟，1 次/天，1 周为 1 个疗程。结果：优 22 例，良 16 例，差 2 例，总有效率 95.0%。

朱乾威[50]采用手法配合针刀治疗神经根型颈椎病。针刀治疗：指导患者取坐位，触诊确认进针点，注意进针点应为患者压痛自觉酸胀，此处操作者经触诊可知存在条索状或硬结反应物，待 3～4 个进针点选取完成后给予准确标记，常规消毒局部皮肤后，将针刀于进针点垂直刺入，待针刀到达骨面后稍向后提取（1～2mm），之后对针刀实施纵向剥离 3～4 下、横向切割 3～4 下，出针后若存在渗血则需给予 3～5 分钟压迫止血，针刀口经创可贴保护。中医手法如下：待针刀治疗结束后患者主诉无异常，利用两点一面或冯氏手法对偏歪棘突给予有效纠正，颈椎徒手牵引 2 分钟后对抬肩穴、水沟穴等处给予 5～10 秒按压，风池穴需由轻到重给予 20～30 下按摩，患肢、颈部经常规手法推拿放松。两组神经根型颈椎病患者均连续治疗 4 次、每间隔 1 周治疗 1 次。结果：治疗 43 例，治愈 12 例，显效 19 例，好转 7 例，无效 5 例，有效率为 88.37%。

王书君等[51]采用改良关节松动法联合针刀治疗神经根型颈椎病。针刀治疗：嘱患者坐位，根据疼痛或感觉障碍部位判断受压神经根，在相应病变椎旁用甲紫作标记。选用汉章牌Ⅰ型 4 号针刀，刀口线和脊柱纵轴平行垂直刺入，当刀下有坚韧感时纵行剥离 2 下，再将刀口线调整至和脊柱纵轴垂直切割 2～3 下，自觉针下松动，筋膜痉挛缓解时出针，无菌纱布覆盖，压迫止血 3 分钟。每周 2 次，2 周为 1 疗程。改良关节松动法：治疗前应用常规手法放松肌肉。操作要领如下：①前屈位松动：患者去枕仰卧位，医生将右肘置于床头并吸定，右手托住患者头后部，病变部位在 C_4～C_5 时颈椎与床面夹角为 10°，C_5～C_6 时为 20°、C_6～C_7 时为 30°，左手放于患者下颌，以右手肘部为吸定点，双手及前臂用力沿着颈椎纵轴进行牵拉，力量由轻到重，观察患者表情并注意手下感觉，如出现手下松动感或弹响声即刻停止用力，持续时间约 2 分钟。②后伸位松动：患者侧卧位，操作方法及时间同前屈位松动，病变部位在 C_4～C_5 时颈椎与身体冠状面夹角为 10°，C_5～C_6 时为 20°、C_6～C_7 时为 30°。③侧屈位松动：患者仰卧位，操作方法及时间同前屈位，向右侧屈时将右肘吸定于头右侧，右手托住患者头后部，左手放于患者下颌，操作时身体左转，向左侧屈时将左肘吸定于头左侧，左手托住患者头后部，右手放于患者下颌，操作时身体右转。病变部位在 C_4～C_5 时颈椎与矢状面夹角约为 5°，C_5～C_6 时为 10°、C_6～C_7 时为 15°。④旋转位松动：患者仰卧位，操作方法及时间同前屈位，嘱患者左旋或右旋颈部到最大角度时进行松动操作。关节松动法日 1 次，2 周为 1 疗程。结果：治疗 45 例 2 周后的疗效为，治愈 13 例，好转 27 例，无效 5 例，有效率为 84.4%。

张炜[52]采用改良关节松动法联合针刀治疗神经根型颈椎病。针刀治疗方法：患者取坐位，甲紫标记，皮下注射利多卡因麻醉，使用朱氏 4 号针刀刺破皮肤进针；倾听主诉，待其表示感觉到酸胀即达到病灶，松解粘连组织，针刀遇硬结感需纵行切割 3 下出针，使用无菌纱布压迫止血，2 次/7 天。改良关节松动法。①前屈位松动：取仰卧位，医师将右肘置于床头，托住患者头后部，病变部位在 C_6～C_7 时颈椎与创面夹角保持 30°，C_5～C_6 时保持 20°，C_4～C_5 时保持 10°，以右手肘部为支点，左手托住患者下颌，双手及前臂用力沿颈椎纵轴拉伸，力量由重至轻，出现弹响声或松动感应立即停止；②侧屈位松动：取侧卧位，向左侧屈时将左肘吸定于头左侧，左手托住患者头后部，右手托住下颌，操作时身体向右转；向右侧屈时将右肘吸定于头右侧，右手托住头后部，左手托住下颌，操作时身体向左转。病变部位在 C_6～C_7 时颈椎与矢状面夹角保持 15°，C_5～C_6 时保持 10°，C_4～C_5 时保持 5°；③后伸拉松动：取侧卧位，操作方法如前屈位松动，病变部位在 C_6～C_7 时颈椎与身体冠状面夹角保持 30°，C_5～C_6 时保持 20°，C_4～C_5 时保持 10°；④旋转位松动：取仰卧位，操作方法如前屈位松动，告知患者右旋或左旋颈部至最大角度时进行松动操作；操作时间均为 2 分钟，1 次/天。治疗 15 天。结果：治疗 34 例，治愈 11 例，显效 12 例，有效 10 例，无效 1 例，有效率为 97.06%。

牛清波[53]采用针刀松解颈三针配合手法整复治疗神经根型颈椎病 90 例。患者俯卧于治疗床，充分暴露颈肩部，颈部肌肉放松。局部皮肤常规消毒铺无菌巾，左手拇指按压住治疗穴位，右手持针刀与皮肤垂直刺入，行针刀松解治疗，针刀到达骨面纵行松解疏通剥离，对于疼痛有硬结处可以行纵横切割，对于大部分实证患者在刀下无助力时出针，术毕用创可贴敷上，并压迫止血。对于虚证体质患者留针 10～15 分钟，轻补手法松解，无需过分刺激。7 天治疗一次，一般治疗 1～3 次即可痊愈。手法整复治疗：手法采用颈椎旋转复位法，患者取端坐位，颈部自然放松，医生采用理筋手法放松肌肉，即医生立于患者身后，稍微侧身，以棘突左偏为例，医生用右手扶持患者下颌部，左手拇指触及偏左的棘突，患者后枕部靠近术者前胸。医生右手引导患者头部缓缓向右转动，当转到某一个恰当位置，约 35°，医生指下棘突有松弛感，再稍用力向右推动，多可听到一声清脆的复位声，复位成功。完毕后，再用手法按揉放松颈部肌肉。予以颈托固定 3 天。以上治疗 7 天后复查，若仍有症状，则行第 2 次治疗，2 次为一个疗程，一般需要 2～3 次。90 例患者中，痊愈 62 例，显效 16 例，有效 8 例，无效 4 例。

陈卫华[54]针刀联合旋转端提手法治疗神经根型颈椎病 40 例。患者取俯卧位，充分暴露颈项部后，在压痛条索或结节等阳性反应点做定位标记。选 4 号针刀，采用四步进针法，保持刀口线与局部的神经、血管与肌纤维平行，垂直进针直达条索状及痛处（患者此时可有酸胀感，纵行疏通、横行剥离，若有结节需切开剥离，针刀下手感松软时即可出刀。进针口压迫止血，外贴创可贴。联合组患者每周进行 1 次针刀治疗，共进行 2 次。旋转端提手法：患者颈部自然放松，施术者先以按法、揉法等放松手法 5～10 分钟，将颈部软组织放松。将患者头部依次进行水平旋转直至极限角度后，最大屈曲至达到有固定感为止。施术者以肘窝托患者下颌，轻轻向上牵引 3～5 秒后，嘱患者放松肌肉，以肘部用短力快速向上提拉，可听到一声或多声的弹响。施术后，再次以提、拿等手法将颈肩部肌肉放松。每日 1 次，共治疗 2 周。40 例患者经治疗后，治愈 18 例，显效 15 例，有效 6 例，无效 1 例。

周忠良等[55]采用针刀联合端提旋转手法治疗神经根型颈椎病 41 例。患者俯卧位，在颈椎棘突线，关节突线，肩胛提肌止点处触按寻找压痛条索或结节等阳性反应点定点，局部消毒，戴口罩、无菌手套，铺洞巾，选 4 号针刀。按针刀疗法的 4 部进针法，刀口线与神经、血管、肌纤维平行，针刀垂直于皮肤进针，刺入后达条索状及痛处，有酸胀感，纵行疏通，横行剥离，如有结节需切开剥离，针刀下松软即出针刀。每日 1 次，2 周为 1 个疗程。连续治疗 1 个疗程。颈椎端提法：患者坐于低凳上。医者站于患者的侧后方，一手托后枕部，用另一肘夹住患者的下颌，先缓慢向上拔伸，并维持一定牵引力，待患者颈部相对放松时，随即突然向上方端提，常可听到多个椎体的“喀嚓”声，左右各 1 次。最后用弹筋、理筋及按揉等手法舒筋活络。每日 1 次，2 周为 1 个疗程，连续治疗 1 个疗程。总有效率 97.7%，其中痊愈 19 例，显效 16 例，有效 5 例，无效 1 例。

甘发荣等[56]采用颈肩痛消丸联合针刀治疗神经根型颈椎病。用针刀进行颈部软组织松解治疗，让患者反坐在经消毒的靠背椅上。依据 X 线、CT 或 MRI 检查结果和临床体征于病变部位触按，寻找压痛条索或结节等阳性反应点，甲紫标记阳性反应点，常规进行消毒铺巾，术者注意佩戴一次性帽子、口罩及无菌手套。采用 4 号或 3 号针刀，采用四步进针法，将刀口线与神经、血管及肌纤维平行，将针刀垂直于皮肤进针，常规松解棘间韧带和相应的肌肉、韧带筋膜及关节囊等，纵行切开或剥离后再横行剥离，遇结节则切开剥离。手术完成后出针，注意压迫针孔至少 3 分钟以预防出血，采用无菌创可贴贴好针眼。手术操作对象包括颈、肩、背及臂等处的软组织损伤，1 次/5 天，2 次为 1 个疗程，患者均治疗 1 个疗程。自制颈肩痛消丸治疗，颈肩痛消丸处方为白芍 195g、甘草 130g、当归 130g、川芎 130g、粉葛 195g、姜黄 130g、僵蚕 130g、地龙 156g、桃仁 130g、枳壳 156g、红花 78g、桂枝 130g、全蝎 78g、豨莶草 195g、牛大力 260g、延胡索 156g 和五灵脂 156g 共 17 味药，其中白芍、川芎、姜黄、枳壳、桃仁、延胡索、全蝎、当归和桂枝等 9 味药均制成粗粉，过筛后混匀，剩余 8 味药加水煎制 2 次，每次 1.5h，合并 2 次煎制的药液，进行滤过并浓缩成比重为 1.1～1.25 的清膏，加入其他 9 味药预先磨制的粗粉，混匀干燥并粉碎成细粉，采用适量蒸馏水泛丸，进行干燥和打光，制成质量为 1000g 的药丸，并制成 32 丸/g 的规格，密封保存，有效期为 12 个月，注意避免孕妇用药，感冒发热患者在医师指导下服用。使用方法为口服，6g/次，3 次/天，连续治疗 1 个月。结论：颈肩痛消丸联合针刀治疗风寒湿痹型神经根型颈椎病可行性和安全性良好，值得临床推广。

付本升等[57]“立体微创”治疗神经根型颈椎病。立体微创组治疗方法：①制定治疗计划：根据临床症状、体征及影像学资料，选择“责任节段”，责任节段以 C_5～C_6 为多。制定“立体微创”治疗方案。患者入院后根据颈肩症状行颈部神经根管疼痛阻滞及椎管外痛点针刀松解。颈根部阻滞行后路椎旁阻滞，确定节段后，后正中线旁开 2cm 进针，达小关节后针尖向外滑过小关节后出现放电感给药，将曲安奈德等糖皮质激素注入神经根管向近端浸润消炎；阻滞后行针刀松解症状侧小关节周围韧带、关节囊等软组织；继而择期行射频热凝联合臭氧消融突出退变椎间盘。②射频臭氧治疗：颈部定点：“C”形臂引导下定点，患者仰卧位，颈下肩部垫软枕，头部后伸，充分暴露颈部治疗范围，标记出颈部正中线与颈动脉鞘部位。选定治疗节段：克氏针颈部固定，“C”形臂透视侧位片确定治疗节段并标记。③术区皮肤消毒及局部麻醉：常规安尔碘术区皮肤消毒 3 遍，铺无菌手术单。选配 0.25%利多卡因 5ml，在已做好标记的穿刺点上，做局部皮肤及深层浸润麻醉。④手术治疗：按照定点部位，刺入相应椎间盘，C 型臂下透视调整达到治疗靶点。椎间盘射频热凝治疗为 70℃、75℃、85℃各 60s，射频热凝治疗时通常患者会出现与平时症状相吻合的疼痛感。治疗后椎间盘内注入臭氧，浓度为 50μg/ml，注入时阻力较大为纤维环未破裂，反复交换 10 次左右，阻力小时为纤维环破裂臭氧可弥散入硬膜外，注入 5ml 臭氧；术后颈托固定。⑤治疗疗程：微创介入治疗 1 次即可，术后 3～5 天评估治疗效果，残留症状再应用神经根管阻滞及针刀松解治疗，5～7 天治疗 1 次，2 次为 1 个疗程。大部分患者 1 个疗程后明显见效，少部分患者需治疗 2 个疗程。结果：治疗 45 例，可 15 例，优 14 例，良 15 例，无效 1 例，总有效率 97.8%。

贾杰海等[58]采用针刀联合射频、臭氧治疗神经根型颈椎病 25 例。针刀治疗：患者俯卧位，暴露局部皮肤，定点予 C_5～C_6 病变侧小关节以及枕后三角区、肩背部、上肢寻找激痛点，消毒，每点用 0.5%利多卡因 2ml 局部麻醉，满意后用 0.4mm×40 mm 针刀纵疏横剥，针下感松软后拔出针刀，予无菌敷料敷贴。射频、臭氧治疗：患者取仰卧位，予心电监测、建立静脉通道。C 型臂下定位 C_5～C_6 椎间隙右侧，记号笔标记，常规消毒铺单后，术者用左食指和中指于穿刺点轻轻按压，将气管、食管推向内侧，颈动脉向外拨在指腹内，此时指下有动脉搏动感，指腹按压不动，先行局部浸润麻醉，麻醉结束时边退针边回抽观察有无回血，麻醉成功后给予射频热凝 70℃，75℃，80℃各 60 秒后缓慢注入浓度为 50μg/ml 臭氧 5ml，退出穿刺针，无菌纱布覆盖伤口并加压按住伤口 2 分钟，治疗结束后佩戴颈托平卧 6 小时。结果：25 例患者，治愈 13 例，有效 12 例，无效 0 例。

刘晖等[59]采用针刀疗法结合推拿手法及血府逐瘀汤内服治疗神经根型颈椎病 73 例。针刀治疗：根据患者身体素质，嘱其俯卧位或坐位，充分暴露颈肩部；术前进行按压，寻找痛点部位以及结节处，进行术前定位；手术预定部位进行铺巾，常规消毒，采用 2%利多卡因 5ml 对痛点部位进行局部注射；选用 4 号汉章针刀，根据定点、定向、加压分离以及刺入的流程进行操作，沿肌纤维走向进行纵行以及横向剥离，遇硬结或条索状组织则一并进行铲剥处理。术后按压止血 3 分钟，用无菌敷料进行伤口保护，嘱患者术后 3 天内不可浸湿伤口部位。治疗每 7 天 1 次，4 次为 1 个疗程，总疗程 1 个月。推拿手法治疗：①舒筋通络：患者正坐位，医者轻柔按揉、拿捏、弹筋、拍打、叩击以及点穴，操作部位为患者颈项两侧及肩部。②拉宽椎间隙：采用电动颈椎牵引器进行颈椎牵引。③理筋整复：患者坐位，医者一手用拇指按住患者病变颈椎的棘突，一手用肘部托住患者颌部，向前上方牵引，同时向患侧旋转头部。④活血化瘀：按揉颈椎两侧，上下往返数次；再用直擦法，以颈椎两侧透热为度；最后拿捏肩井，搓抖上肢。除行针刀后休息 3 天外，隔天 1 次，每次约 20 分钟。总疗程 1 个月。血府逐瘀汤口服。处方：当归 12g，生地黄 10g，桃仁 10g，红花 6g，枳壳 10g，赤芍 10g，柴胡 6g，桔梗 10g，川芎 12g，牛膝 10g，甘草 6g。每日 1 剂，水煎，早晚餐后分服。73 例患者中，治愈 44 例，好转 21 例，无效 8 例。

郑明锋等[60]采用针刀结合药透治疗神经根型颈椎病 94 例。于病变侧找寻硬结、条索状、压痛点或触发点，常为椎间关节处，以痛为腧。一次取最明显的压痛点 2 个，施术区常规消毒，铺无菌巾后，针刀按四步进针法，从定位点快速垂直进针，突破关节囊，直达骨质，行竖、横各摆动两次，即可出针。按压针口 5 分钟，用输液贴贴敷针眼。中药定向透入治疗。使用电脑中频药物导入治疗仪，分别将蘸有甲、乙液的纱块覆盖阳极、阴极电极板上。患者取仰卧位，头颈后垫一约 15cm 高薄枕，分别放置于项部两侧进行治疗，一般选颈椎病处方程序，冬季可用加热功能。注意观察患者反应，调节输出电流强度，以患者感觉舒适能耐受为宜。针刀治疗，每 3 日一次。中医定向药透，每天 1 次，每次 30 分钟。10 日为一个疗程。47 例患者，治愈 34 例，好转 13 例。

王美玲等[61]采用针刀松解术配合药物治疗神经根型颈椎病 1 例。患者俯卧、低头、下颌内收，在进针刀点周围消毒铺巾；在治疗点各注射 2%利多卡因 1ml 局麻，针刀口与神经血管方向平行，针刀垂直于皮肤进针，缓慢探索到达穴位的肌肉附着点，得气后进行松解，提插或铲拨范围半径不超过 2mm，如有结节要切开剥离，当术者手下有松劲感，患者出现酸胀感即可。整个操作过程，严格按针刀疗法的 4 步 8 法进行针刀治疗。术后按压针孔，用无菌敷料外贴。嘱患者针眼 72h 内不能沾水，防止感染。辅助用天王补心丹，生脉注射液 60ml 配葡萄糖注射液 250ml 静脉滴注（1 次/天），均 7 天为 1 个疗程。治疗 3 天后，患者肩臂部疼痛症状明显缓解，头晕、心烦失眠症状也有所改善。治疗 2 个疗程后，患者疼痛及心阴虚的症状基本消除。随访 2 个月，未见复发。

陈晓燕[62]用温针灸配合针刀治疗神经根型颈椎病。针刀治疗：取坐位，可根据神经根节段的分布以穴位压痛点或颈椎病变 1～4 点为治疗点，或以条索状反应物为进针点，每次选 1～3 个穴位进行治疗，常规消毒后，戴无菌手套，铺无菌洞巾，按针刀进针四步规程：即定点、定向、加压分离操作进针，使针刀线与肌肉的走行及脊柱轴纵轴方向一致，然后垂直刺入皮下，紧按慢提至板硬深层点，但不要穿透，约至条索状反应物的 2/3 处，直至病变部位，此时患者多有酸胀麻痛感，术者感到手下有沉紧及坚韧感，在该处进行纵行疏通两三刀，再横行剥离两三刀，拔出针刀，给予创可贴贴之，5 天为一个疗程。避开针刀治疗部位，其他部位采用常规针灸治疗：主穴取 C_4～C_7 夹脊穴，在病变的颈椎脊柱节段，风池、阿是穴，合谷、后溪。随症配穴：伴头部放射痛加太阳、率谷；肩脚痛者加秉风、天宗；上肢麻木加肩三针，曲池。患者取俯伏卧位，上述穴位常规消毒，风府向鼻尖方向斜刺 0.5～1.0 寸，针感向头颈部传导，颈夹脊穴直刺或向颈椎斜刺 1.0～1.5 寸，使针感向项、肩、臂部传导，其余各穴常规操作，得气后施平补平泻法，将长约 2cm 的艾条插在压痛点明显的穴位针柄末端，待艾条烧完后除去灰烬。其余穴位通上低频脉冲电针治疗仪，采取常规的电针疗法，1 次/天，每次留针 30 分钟，10 次为一个疗程，共 2 个疗程。结果：治疗 45 例，痊愈 20 例，显效 12 例，有效 12 例，无效 1 例，有效率 98%。

陈立文[63]采用针刀配合针灸治疗神经根型颈椎病 35 例。针刺穴位：大椎、后溪、天柱、合谷、外关、曲池、手三里以及颈椎夹脊穴，针刺平补平泻，留针半小时，每日一次，十次 1 疗程；针刀：患者低头俯卧位，使颈项肩背部暴露，根据相应检查结果，在患者病变颈椎的相应节段棘突、横突压痛点、颈肩部阳性反应点、关节处等部位选取几点并标记，常规消毒铺巾；选择一次性无菌针刀，如治疗部位在棘突处，在患者棘突间作与人体纵向长轴平行的切口，在棘突间骨面刺入针体，方向与进针处骨面垂直；在刀到达骨面后，调整针体的方向使其与棘突间隙平行，切开棘间韧带。治疗后压迫止血 2 分钟，覆盖相应敷料。结果：治愈 11 例，显效 9 例，有效 7 例，无效 8 例。

杨迎春[64]针刀联合穴位注射治疗神经根型颈椎病 139 例。针刀治疗：就诊第 1 天与第 8 天做针刀治疗，2 次为 1 疗程。定点为 $C_{4\sim5}$，$C_{5\sim6}$，$C_{6\sim7}$ 棘间点及左右关节突关节点、患侧肩井穴周围压痛点或软组织异常改变处及肩胛骨内上角。操作：患者取俯卧位，皮肤常规消毒，戴手套，铺无菌洞巾，棘间点刀口线与脊柱纵轴平行，刀体与皮肤垂直，快速刺入皮肤、皮下组织，刀柄向头侧倾斜约 10°，进针刀达棘突顶端骨面，纵疏横剥 2～3 刀，然后贴骨面向两侧用提插刀法切割 2 刀，退针刀到棘突顶端，调转刀口线 90°，针刀贴棘突下缘骨面提插切割棘间韧带 2～3 刀，深度不超过 0.5cm。患侧肩井穴周围压痛点或软组织异常改变处刀口线与斜方肌纤维走向平行快速刺入到皮下，进皮后出现第一个突破后缓慢伸入到病灶处，提插切割 2～3 刀，深度不超过 1.5cm，最深达第二肋骨。患侧肩胛骨内上角压痛点，在肩胛边缘进针，针体和背平面成 90° 刺入，刀口线和肩胛提肌纵轴平行，先行纵行剥离，然后将针身倾斜，和肩胛骨平面成 130° 角，和背面成 50°，在肩胛骨边缘骨面上作纵行切开剥离 2～3 次出针。腺苷钴胺穴位注射取穴：为第一组患侧 C_4 夹脊穴、C_6 夹脊穴、曲垣、天宗、手三里，第二组患侧 C_5 夹脊穴、C_7 夹脊穴、肩井、臑俞、后溪，就诊第三天开始，隔日 1 次，两组穴位交替使用，7 次为 1 疗程。操作：取俯卧位，穴位皮肤用碘伏消毒液常规消毒后，采用 5ml 一次性无菌注射器，抽取 4ml 灭菌注射用水、1ml 2%利多卡因溶解腺苷钴胺 1.0mg，与皮肤成 15° 刺入，得气后注入药液，每穴 1ml。结果：治愈 87 例，显效 42 例，有效 8 例，无效 2 例，有效率 98.6%。

王美玲等[65]采用针刀松解配合颈周腧穴穴位注射治疗神经根型颈椎病 68 例。患者采取俯卧位，胸前垫枕，根据患者的症状体征及影像学资料确定出患者病变的颈椎节段，选取该节段棘间、关节突关节囊、棘旁等明显压痛点、硬结或是肿胀处。选取病变颈椎节段棘旁 1.5cm 处；严格按照外科手术方式消毒，戴无菌手套，铺无菌洞巾，应用维生素 B_6、B_{12}、20mg 曲安奈德及 40ml 生理盐水组成消炎镇痛液，分别于双侧脑空穴、双侧天宗穴、双侧魄户穴、大椎和脑户穴等进针，缓慢提插至有针感，抽吸针筒无回血后，注射 5ml 消炎镇痛液，注射完毕后无菌棉球按压 2 分钟。完成后，在选取的颈椎节段应用Ⅰ型 4 号针刀，严格按针刀疗法的四步八法进针。当针刀触及骨面后，上提针刀沿骨面向外下松解椎间孔附近肌肉，出现酸麻胀等得气感后出针，提插或铲拨范围不超过 2mm。出针后按压 2 分钟，无菌纱布贴敷。7 日 1 次，3 次 1 疗程共 14 天。68 例患者经治疗后，痊愈 17 例，显效 26 例，有效 22 例，无效 3 例。

任加森等[66]用针刀结合射频热凝术治疗神经根型颈椎病。首先针对病变阶段先行颈椎射频消融术，患者取仰卧位，在双肩部垫枕抬高颈部，在 C 型臂透视下定位责任椎间隙，穿刺点位于突出物压迫的对侧，双侧上肢皆有症状者穿刺点选择从左侧进针，以 20G 射频控温针经指切点刺入皮肤，经颈前血管鞘和气管鞘间隙穿刺进入椎间盘，调整进针深度及方向，使针尖位于突出物中心，射频针尖距离脊髓约 2mm，经感觉与运动测试无误后，进行射频热凝，温度由 60℃开始，经 70℃、80℃、90℃递增，行热凝烧灼 60 秒，治疗期间若患者出现剧烈疼痛或者灼热感，应退针少许继续热凝，治疗结束后嘱患者平卧床一天后佩戴颈托下地。射频热凝治疗结束后 3 天行针刀治疗松解颈后部。①第一次针刀治疗患者取俯卧位，选取枕外隆凸、上项线距离后正中线两侧旁开 2.5cm、5cm 处五个点，沿颈 2～颈 7 棘突选取 6 个点，双侧肩胛内上角 2 个点标记，常规消毒，铺巾，用 0.25%利多卡因行局部麻醉，麻醉深度至皮下即可。指切进针，刀口沿人体纵轴进针，经皮肤、皮下、项筋膜达枕骨骨面与棘突，肩胛内上角处针刀到达肩胛骨骨面，沿骨面纵疏横剥范围约 0.5cm，剥离 2～3 刀后拔出，局部针眼按压 3 分钟，创可贴覆盖针眼。②7 天后行第二次针刀治疗，松解颈椎横突与结节间沟斜角肌、头上斜肌与头下斜肌的附着处，患者取仰卧位，头偏向健侧，在患侧颞骨乳突与锁骨连线上从乳突向下 2cm 标记为寰椎横突，一次向下间隔 1.5cm 为下位颈椎横突，选取颈 2～颈 7 椎体横突 6 个点，标记，常规消毒，铺巾，用 0.25%利多卡因行局部麻醉，麻醉深度至皮下即可。指切进针，刀口沿人体纵轴进针，经皮肤、皮下、避开颈动脉，深达颈椎横突骨面，分别向前，向后沿着骨面进行铲剥 2～3 刀，在治疗过程中，若患者出现上肢抽痛，则改变进针角度，进行铲剥，将 6 个点治疗结束后，拔针，局部针眼按压 3 分钟，创可贴覆盖针眼。结果：42 例患者，痊愈 35 例，好转 5 例，无效 2 例，总有效率 95.23%。

王海超等[67]采用射频靶点热凝术配合针刀治疗神经根型颈椎病。针刀治疗，患者在靠背椅上反坐，根据 MRI 及 CT 诊断，并根据临床体征，触按病变部位，找寻结节、压痛条索等阳性反应点，甲紫对阳性点进行标记，常规消毒，铺无菌洞巾。使用 3 号或者 4 号针刀，根据四步进针方法，刀口线与神经、肌纤维、血管平行，针刀对棘间韧带、相应韧带筋膜、肌肉等进行松解。纵行剥离或者切开，之后横行剥离，出针后对针孔按压片刻，针眼用创可贴敷上。每 7 天治疗 1 次，并且根据影像进行手法整复。对于肩、颈、臂、背等出现的软组织损伤，同时进行治疗。共治疗 2 个疗程。射频靶点热凝术治疗：在治疗床上仰卧，在颈部垫上软枕，根据术前颈椎 CT、正侧位 X 线片及颈椎 MRI，明确单个或多个靶点，计算出颈椎正侧位 X 线片上该靶点的位置，明确穿刺深度及途径，C 型臂下对穿刺点进行标记。常规消毒铺巾，颈椎侧位，C 型臂引导下，采用 22G 号穿刺针，长度、外、内径分别为 97mm、0.71mm 及 0.20mm，工作端为 5mm，从标记点通过颈前气管鞘与血管鞘之间刺入椎间隙至突出的椎间盘，颈椎正位透视状态下对穿刺针位置进行观察，查看是否与术前设计一致，同时保存正侧位片。将枕芯拔出，相应电极放入穿刺套管针内，连接导线。根据操作流程将射频仪打开，阻抗维持 150Ω，采用低频 10Hz 电流 2.0～3.0mA 及高频 100Hz 电流 0.8～1.0mA 进行刺激，以患者无运动神经反应及感觉为宜。依次为 60℃、70℃、80℃，分别进行 1 个周期的试验，对患者原有疼痛情况进行复制后确定最大耐受温度，连续治疗 3～4 周期，每周期 1 分钟，最大基础上升温 2℃治疗 1 个周期。结论：射频靶点热凝术配合针刀治疗神经根型颈椎病安全有效，可作为有效的治疗方式推广。

陈士云等[68]采用针刀松解术结合颈前筋膜松解术治疗 76 例神经根型颈椎病。针刀松解术进行治疗：使患者取俯卧低头位，确认患者病变的颈椎段，取该段颈椎棘间、肩胛提肌、枕骨下缘环枕筋膜等有明显肿胀或压痛处做标记，用碘酒、酒精进行消毒，确保脊柱纵轴与刀口线平行，垂直于皮肤对准上述治疗处应用 4 号针刀快速刺入皮肤，至横突尖骨面，紧贴于横突前对后缘骨面铲切 5 下左右，直至术者感觉手下出现松劲、患者有酸胀感为止。在将针刀取出后，可将创可贴贴在患处进行按压，以免发生出血。在患者颈椎关节突阳性反应点实施的治疗：在患者颈部正中线棘突旁约开 1.2cm、关节囊椎板边缘有明显压痛处、垂直于皮肤刺入针刀，直至触及病变组织层为止，进行纵行、摆动及横行切割，一边进行摆动松解操作，一边将针刀深入，直达关节囊处。将针刀取出后，在治疗点处贴创可贴并进行按压。在患者枕骨下缘环枕筋膜阳性反应点实施的治疗方案是：在双侧枕大小神经出口及枕骨隆凸下缘项韧带处取 5 个定位点，在各定点处垂直于骨面进针，直至刀锋到达骨面，上推针柄，促使刀锋下移，到达骨下缘边缘处，横切 5 下左右，在切割过程中应保证刀锋与枕骨边缘贴合。将针刀取出后，在治疗点处贴创可贴并进行按压。颈前筋膜扩张术的操作方法为：使患者取仰卧位，在其颈后垫一薄枕以抬高头部，标记环状软骨，对环状软骨周围的皮肤进行常规消毒，术者佩戴消毒手套，用左手中指紧贴患者患侧的环状软骨并向下按压，缩小颈椎椎体与颈部皮肤的距离，确保在进行整个穿刺治疗中均保持此深压状态，使食道及气管向内侧推进，使颈总动脉向外侧推进，以便控制穿刺针的穿刺距离。取 7 号针头刺至椎体，直至遇到骨性阻力后稍微抽出针头约 2mm，在回抽针头时若无脑脊液、气、血伴随出现，即可注入用水稀释后的 20ml 药液（包括 5ml 浓度为 2%的利多卡因，50mg 的维生素 B_1、0.5mg 的维生素 B_{12}、50g 的强的松龙），可每周治疗一次，共治疗 2～3 次。结果：治疗 76 例患者，显效 53 例，有效 21 例，无效 2 例，治愈率 97.4%。

黄赛芝[69]采用微针刀联合温针灸治疗神经根型颈椎病。微针刀：选用规格为 0.50mm×50mm 针刀，根据脊神经支配的区域及颈椎横突尖压痛区选取相应的针刀点。

患者先后取俯卧位、侧卧位，采用点刺手法为主，进针精准，要做到手指力线、视线、针身线三者合一，针尖直达病灶，5 天一次，两次为一疗程。温针组：主穴选取颈夹脊（病变椎体上下共 3 个椎体），双侧颈椎横突尖（阿是穴），百劳穴（双侧）、风池（双侧）、合谷（双侧）、大椎穴。配穴选取后溪穴（双侧）。患者取俯卧位，医者双手及患者穴位消毒后，取 0.35mm×50mm 的毫针，直刺穴位，进针得气后行平补平泻，每穴每次均操作一分钟。在双侧夹脊穴、阿是穴、风池穴、百劳穴、合谷穴，大椎穴垫上纸片（8mm×8cm），防止艾灰坠落烫伤，温针灸一壮，温针 30 分钟左右，艾柱燃尽后取下。每日 1 次，5 次为 1 个疗程，治疗 2 个疗程。结果：治疗 60 例患者，治愈 30 例，显效 20 例，有效 9 例，无效 1 例，治愈率 98.3%。

邓怀洪[70]采用针刀配合针灸推拿牵引治疗神经根型颈椎病。针刀治疗：让患者俯卧低头。然后进行定点、消毒操作，根据影像学诊断结果确定颈椎病变节段，将该节段的棘间、关节突关节囊和压痛点做进针标记，手术部位用碘酒和酒精进行消毒，医生也要戴一次性手套、帽子和口罩进行手术操作。再选用 I 型 4 号汉章针刀垂直刺入定点，当针刀触碰到病变组织层的时候，应分别进行纵行和横行切割，当针刀深到病变组织，就要纵行切割和摆动以及横行切割和摆动，一边松解一边深入直至关节囊处，出针后按压针眼无出血情况就可以贴覆盖保护手术创口。患者每隔 5 天接受一次治疗，两次为一个疗程，疗程中间要休息 1 天。如果 2 个疗程结束患者还未痊愈，就要针对病情再讨论治疗方法。针灸：以颈部夹脊穴为主穴，再配合肩三针、曲池、合谷、大椎和天鼎等穴位，根据病情取穴，一般要选择 5～7 个。让患者取坐位，对各个穴位进行消毒处理，然后选用 40mm 的一次性针灸针，在颈椎棘突下旁边取穴，垂直刺入 1 寸左右，得气后将针往外移动 0.5 寸留针；大椎穴直刺 1.5 寸，天柱穴斜刺 1.5 寸，天鼎穴直刺 0.6 寸，各个穴位每间隔 10 分钟行一次针，留针要保持 30 分钟，针灸 1 次/天，以 10 天为一个疗程。推拿：让患者取坐位，先让患者放松颈部并向前屈，推拿者站在患者身后，沉肩垂肘悬腕，将掌根、拇指和大鱼际揉法应用于患者的颈椎和侧边肌再用点穴法按压患侧的肩井、天宗、曲池、合谷以及风池等穴位，最后使用搓和抖放松患肢，手法要由轻至重，缓慢加大按摩推拿力度，当患者感觉有局部温热感和酸胀感就可以停止推拿。一次推拿 30 分钟，1 次/天，以 1 周为 1 个疗程。牵引：选用枕颌吊带牵引法，让患者取坐位，用皮革质枕颌托住下颌，后方托住枕骨结节进行牵引，取坐位时牵引应让患者将颈项前屈 15°～20°，牵引一般在 5～10kg，以患者的耐受度为准，缓慢增加重量，最多不能超过 12kg。牵引治疗时间为 30 分钟，每牵引 4 分钟休息一次，进行牵引 1 次/天，以 10 天为一个疗程。结果治疗 37 例，显效 20 例，有效 14 例，无效 3 例，有效率为 91.89%。

肖尊雄[71]用针刀、银质针、整脊立体疗法治疗神经根型颈椎病。先行整脊手法治疗，休息 5 分钟后，行针刀治疗，在针刀入口置入银质针治疗。每周 2 次（间隔 3 天），1 周为 1 个疗程，治疗 2 周。整脊：根据病情选取牵颈摇头法、揉颈旋头法、快速旋颈法、定点旋颈法、卡颈侧扳法、扳颈拔伸法、压肩旋颈法、牵颈旋颈法、卧位旋颈法等手法中的 3 个手法，交替手法 2～3 遍，时间 5～10 分钟。针刀：采用局麻下针刀治疗，患者俯卧，根据检查资料，在相应的患椎寻找压痛点，做好记号。常规消毒，覆盖无菌小手术洞巾，戴无菌手套，以条索感应很强的痛性结节或穴位为进针点，多在胸锁乳突肌起止点、斜方肌起止点及颈椎旁开 1～1.5cm 处，或横突间、棘突间等处，选取 5～10

个进针点。左手拇指按在压痛点上，进针方向与颈椎纵轴或肌肉纤维走向平行，当针刀触及韧性物时，刀下产生阻力感，顺肌肉纤维方向连续切割 2～5 次，当针刀有落空感时，表明粘连组织被切开。操作完成，无菌敷料覆盖固定。银质针：选取针刀治疗部位为进针点，选取适当长度银质针刺入皮丘，经浅筋膜肌肉直达压痛点，注意进针方向，以患者有酸胀感为止。配合红外线照射治疗，调整温度为 60℃，时间 20 分钟。治疗后均予以口服布洛芬缓释胶囊 2 天，每日 2 次，每次 0.3g。伤口保持干燥，预防感染，治疗后第一天开始配合颈部操、颈部肌肉功能锻炼，每日 3～5 次，共锻炼 3～4 周。结果：治疗 31 例，痊愈 10 例，显效 15 例，有效 5 例，无效 1 例，有效率为 96.8%。

毛树文[72]采用微针刀疗法治疗神经根型颈椎病。将 80 例患者随机分为微针刀治疗组和针刺对照组，各 40 例。微针刀治疗组采取微针刀疗法，针刺对照组采取传统针刺疗法。微针刀治疗组：患者取俯卧位，胸前垫枕，前额垫低枕，使头微低，颈曲拉直，充分暴露术区。根据疼痛区神经节段定位、颈部触诊及有关影像学资料三者合一确定颈椎病变节段，取该节段横突后结节、关节突关节、棘突间隙、颈周肌肉有明显压痛的条索或结节。每次取 10～15 点。通过以上治疗点的针刀治疗可降低椎间孔、椎管、关节突关节的外压，减轻或消除神经根的卡压。操作方法：常规消毒、铺洞巾、戴无菌手套。选用 0.4mm×30mm 针刀，按照自创“三线一点”进针法快速进针，缓慢探索到相应病变组织，切 3～5 刀，出针刀，有出血时按压止血。结果：治疗后微针刀治疗组的显愈率为 89.74%，明显高于针刺对照组的 72.22%。微针刀治疗组治疗后 VAS 评分、症状体征积分较针刺对照组变化更明显。

张立勇等[73]采用微针刀配合复位手法治疗神经根型颈椎病。将 60 例患者随机分为治疗组和对照组，每组 30 例，治疗组采用微针刀配合复位手法治疗，对照组采用微针刀配合拔罐治疗。治疗组微针刀治疗：①体位：患者反坐在靠背椅上，椅背上垫一软枕头，双臂内收，两手掌相叠放在靠背椅上，头呈前屈位，前额伏于手背上，充分暴露后颈部。②选点：在患者第 3 颈椎至第 7 颈椎棘突连线旁开 1.0～2.5cm 处仔细寻找 6～8 个最敏感的压痛点、痛性硬结或索条状物作为针刀治疗点。如果手指麻木，则再选取患侧颈 4、5、6 或颈 5、6、7 横突尖部 3 个治疗点，并用甲紫作好标记。③操作：戴无菌口罩、一次性无菌手套，常规消毒后铺好洞巾。选用北京华夏牌 0.6mm×50mm 一次性微针刀，右手持针刀，刀口线和脊柱纵轴、血管神经肌纤维方向一致，刀口对准作好标记的治疗点，快速刺入皮肤，缓慢推进针刀，可听到 3～4 个突破声，直至到达骨面，针刀紧贴骨面，纵切横摆 3～4 下，当术者手下有明显的松动感，同时患者出现强烈的酸胀感或向上肢放射感时即可。出针刀用棉签按压伤口片刻，术毕贴上创可贴。每周治疗 1 次，共治疗 3 周。结果：微针刀配合复位手法治疗组 30 例中，痊愈 12 例，显效 14 例，有效 3 例，总有效率为 96.7%，其疗效明显优于微针刀加拔罐对照组（80.0%）。

滕春光[74]采用针刀与电针治疗神经根型颈椎病。方法：将 86 例神经根型颈椎病患者用随机数字表法平均分成针刀、电针两组。针刀操作：选用 4 号针刀，患者取俯卧位，常见的治疗部位以枕上项线、枕下项线、颞骨乳突下缘、各个颈段棘突、颈椎横突前后结节，常见的肌肉、韧带损伤有项韧带、椎枕肌、胸锁乳突肌、前中后斜角肌、头夹肌、头半棘肌、颈半棘肌。根据患者临床症状、体征及 X 线片，对上述部位进行检查，判断有无压痛、钝厚感、结节条索，然后用蓝色记号笔标记 2～4 个最明显的阳性痛点，分别以常规方法松解并把变硬部位的筋膜用切开剥离法松解 2～3 刀后，不留刀。根据椎体错动情况，可采取颈椎牵引状态下针刀操作。疗程为隔 4 日 1 次，3 次为 1 个疗程，连续治疗满 2 个疗程。电针组以通络止痛为治疗原则。结果：两组疗效无显著差异（$P>0.05$）；两组进行等级比较，差异有统计学意义。

杨明煜[75]采用针刀治疗结合臂丛神经阻滞治疗神经根型颈椎病共 90 例。采用随机对照法分为针刀结合臂丛神经阻滞组、针刀组及电针结合牵引组各 30 例。针刀松解：医生戴无菌手套，口罩，左手拇指切压治疗点皮肤，右手持针刀，刀口线与肌纤维、血管、神经走行相平行，先压与皮肤上，逐渐用力，有硬感时，迅速进针刺入到达横突部位，先纵行剥离，有松动感后再横行剥离 2～3 下，对粘连硬结或钙化点用铲切手法，松动后出针刀，创可贴贴上，24 小时取下后消毒。结果：针刀臂丛神经阻滞组与针刀组、电针牵引组之间疗效比较有显著性差异，针刀组与电针牵引组无显著性差异。

施晓阳[76]采用针刀治疗神经根型颈椎病。针刀组应用针刀疗法，以颈椎横突部阳性反应点为主要治疗点（侧方入路法），关节突部阳性反应点为辅助治疗点，与针刺、牵引治疗作对照；每组各 40 例。针刀组：颈椎横突部阳性反应点作为主要治疗点。体位：患者取侧卧位，患肢在上，头自然垂于床面，充分暴露术区。定点：在颈椎第 4、5、6、7 横突尖部位（颈浅静脉与胸锁乳突肌后缘交界处向后 0.5cm 左右平第 4 颈椎横突，横突间距为 1.5～1.8cm）选择最明显的压痛点、硬结或肿胀处。用甲紫作一点状进针标记，术区按西医外科手术要求常规消毒、铺巾，医者戴一次性帽子、口罩和无菌手套。操作：选用汉章牌 4 号针刀，对准横突尖部垂直于皮肤，刀口线与脊柱纵轴平行，快速刺入皮肤，缓慢探索到达横突尖骨面，贴横突尖前、后缘的骨面铲切 3～4 下，当术者手下有松动感，患者出现酸胀感（部分可向上肢放散）即可。出针刀后无菌纱布或创可贴外敷治疗点，注意按压，防止出血。术毕立即检查上肢及手的功能情况。结果：针刀组 40 例神经根型颈椎病患者，经治痊愈 18 例，显效 15 例，好转 5 例，无效 2 例，总有效率 95%，疗效优于针刺、牵引对照组。

田向东等[77]采用中西医综合治疗难治性神经根型颈椎病 120 例。将 120 例患者随机分为 2 组，每组 60 例。对照组采用推拿、牵引、理疗、药物等传统方法治疗，治疗组采用神经阻滞、针刀、推拿为中西医综合治疗。针刀松解术：体位：患者取坐位，目视前方；体表定位：选取病变颈椎节段的棘间及其双侧关节突关节以及颈肩部阳性反应点 1～3 点作为针刀进针点；操作：于上述治疗点，按针刀闭合性手术的四步进针规程进行，选用汉章牌 3 号或 4 号针刀，刀体垂直于标记点处皮肤，刀锋贴左大拇指尖快速进针达骨面，患者出现酸胀感或向上肢放散感时，进行邮票样切割后即可出针，用输液贴外贴。可与神经阻滞同时进行。每周 1 次，3～5 次为 1 个疗程。结果：治疗 5 周后临床治愈率比较，中西医综合组 51.6%，传统治疗组 30%，2 组比较，差异有统计学意义（$P<0.01$）。治疗 5 周后总有效率比较，中西医综合组 96.7%，传统治疗组 83.3%，2 组比较差异有统计学意义。治疗 6 个月后临床治愈率比较，中西医综合组 51.6%，传统治疗组 20%，2 组比较差异有统计学意义。总有效率比较，中西医综合组 98.3%，传统综合组 40%，2 组比较差异有统计学意义。中西医综合组治疗 4 周后与治疗 6 个月后其疗效基本相同，无统计学意义。传统治疗组治疗 4 周后与治疗 6 个月后疗效变化明显，有统计学意义。

陈春波[78]采用中医针刀联合牵引治疗神经根型颈椎病 100 例。随机均分为 2 组。对照组采用常规牵引疗法治疗，治疗组则是将中医针刀与牵引联合起来进行治疗。牵引治疗后再采用针刀治疗。为了充分暴露肩部与颈部，我们让患者采用坐位治疗，根据患者疼痛位点以及有关影像学诊断结果进行定位，并用甲紫做标记，用碘酒消毒，根据患者的耐受程度选择是否采用麻醉。选用合适的针刀，依据进针四步法在定点部位垂直地刺入，当深入到有病理变化的组织层时，分别纵横切割、摆动。局部达到松解出针刀后，使用无菌棉棒或纱布压进针点 3～5 分钟，最后用创可贴保护处理伤口。结果：对照组的总有效率为 80.0%，治疗组的总有效率为 96.00%，治疗组明显高于对照组，2 组比较具有统计学意义。治疗前，2 组患者的各类症状发生率无显著性差异。治疗后，2 组患者各类症状发生率明显降低，且治疗组明显低于对照组，2 组比较具有统计学意义。

陈婕[79]等采用综合疗法治疗神经根型颈椎病 35 例。方法：70 例神经根型颈椎病患者随机分为治疗组 35 例和对照组 35 例，治疗组采取针刀结合颈牵引和针刺治疗，对照组给予颈牵引和针刺治疗，疗程 7 天。治疗组第 1 天行针刀加颈牵引治疗。患者俯卧位，头部尽量前屈。综合患者的症状、体征、触诊检查、影像学资料等确定针刀治疗点。常规消毒，铺无菌洞巾，术者戴无菌手套，选 4 号针刀操作。颈椎关节突关节点，刀体与棘突序列平行，与皮肤垂直刺入。缓慢、匀速进刀达关节突骨面，调转刀口线 90°，找到关节间隙，沿关节突骨缘切开关节囊，再向内沿下位椎板上缘切黄韧带 1～3 刀。颈部及肩背部软组织损伤点，以针刀纵行切开条索或结节 3～4 下，横行剥离后出针。各治疗点以创可贴覆盖。嘱患者 2 天治疗处不要沾水。针刀治疗结束后随即行坐位牵引。结果：治疗组和对照组均能改善症状和体征，但治疗组的作用更为显著；治疗组的总体疗效明显优于对照组，总有效率为 94.29%，显著优于对照组的 80.00%。

参考文献

[1] 余火林，陈士云．小针刀加手法整脊及颈前筋膜扩张术治疗 80 例神经根型颈椎病［J］．中国卫生产业，2014，12（26）：25-26.

[2] 李亦明，李锦娇，邹艳明等．小针刀结合提牵旋转手法治疗神经根型颈椎病临床应用研究［J］．按摩与康复医学，2018，9（9）：50-51.

[3] 陈兰．小针刀配合颈痛颗粒治疗神经根型颈椎病 50 例［J］．河南中医，2013，33（2）：246-247.

[4] 史忠红．小针刀配合物理治疗神经根型颈椎病的疗效观察［J］．内蒙古中医药，2013，32（20）：39.

[5] 田和炳，陆亮亮，蒋晓明，等．小针刀神经根管直接松解术治疗根型颈椎病随机双盲对照临床研究［J］．中国医药科学，2013，3（7）：23-26，46.

[6] 李绵莎、张壮涛，罗紫玲，等．小针刀松解夹脊穴治疗神经根型颈椎病临床观察［J］．江西中医药，2018，49（422）：35-37.

[7] 张道乾．小针刀松解术与颈椎持续牵引治疗神经根型颈椎病 126 例临床观察［J］．哈尔滨医药，2013，33（5）：381.

[8] 陈小虎．小针刀治疗神经根型颈椎病 118 例［J］．长江大学学报，2013，10（33）：40-41.

[9] 陈新荣．小针刀治疗神经根型颈椎病的临床疗效观察［J］．现代诊断与治疗，2014，25（22）：5207-5208.

[10] 赵杨，王平．旋提手法联合射频针刀治疗神经根型颈椎病的临床疗效观察［J］．世界最新医学

信息文摘，2018，18（25）：146-147.
[11] 赵红利，朱自涛．针刀加手法整复治疗神经根型颈椎病 76 例［J］．陕西中医，2013，34（10）：50.
[12] 刀建勇，李常学，黄文勇，等．针刀结合骨创伤治疗仪治疗神经根型颈椎病 78 例［J］．中国卫生产业，2014，11（36）：172-173.
[13] 刘向阳．针刀疗法治疗神经根型颈椎病临床观察［C］．济南：山东针灸学会第四届全员代表大会暨山东针灸学会第十届学术年会论文集，2018：139-141.
[14] 李梦，谢清芳．针刀配合手法治疗神经根型颈椎病的临床疗效观察［C］．十堰：全国第三届针刀治疗膝关节病学术研讨会，2013：77-80.
[15] 杨爱明．针刀配合推拿治疗神经根型颈椎病探讨［J］．实用中西医结合临床，2014（10）：19-20.
[16] 秦海莉，钱浩明，王中华．针刀联合手法治疗神经根型颈椎病 35 例临床研究［J］．河北中医，2017（12）：1881-1884.
[17] 卢笛，董培建，徐卫星，等．C 型臂引导下针刀治疗神经根型颈椎病的临床研究［J］．浙江中医药大学学报，2014，38（2）：181-184.
[18] 于蕾，彭勋超，喻健兵，等．针刀松解术治疗神经根型颈椎病 35 例疗效观察［C］．十堰：全国第三届针刀治疗膝关节病学术研讨会，2013：68-71.
[19] 王建光，谢淑灿，朱新杰，等．超声引导下小针刀治疗神经根型颈椎病的临床研究［J］．中医药导报，2014，20（7）：6-7.
[20] 陈培芳，夏德鹏，杜培学，等．定点旋转位小针刀治疗颈椎病神经根激惹症状的临床研究［J］．中国中医急症，2018，27（1）：37-38.
[21] 宣立宗，宋青山，刘冬梅，等．红外热像技术对针刀治疗神经根型颈椎病疗效分析研究［J］．临床医药文献杂志，2018，5（6）：25-26.
[22] 陆开旭，马在培，郭建香，等．龙氏正脊疗法结合小针刀治疗神经根型颈椎病［J］．中医正骨，2014，26（8）：18-19。
[23] 李兴艳．小针刀治疗神经根型颈椎病的疗效观察［J］．世界最新医学信息文摘，2015，15（61）：146.
[24] 孙景涵，陈勋，陈燕，等．小针刀松解颈项部配用肩外俞穴天宗穴治疗神经根型颈椎病 50 例［J］．世界最新医学信息文摘，2016，16（62）：170.
[25] 刘怀鑫．小针刀应用于神经根型颈椎病 45 例临床治疗的有效性评价［J］．中国社区医师，2017，33（18）：79-80.
[26] 赵以乔，刘龙忠，杨胜波．后结节为针刀靶点治疗神经根型颈椎病的机制研究［J］．中国现代医学杂志，2017，27（17）：62-65.
[27] 宋胜德．衡易针刀治疗神经根型颈椎病的临床研究［J］．特别健康，2017，6（18）：254-257.
[28] 唐可，管昆，金立昆，等．$C_{4\sim7}$ 颈椎节段针刀闭合术治疗以神经根型颈椎病为主的肩臂痛疗效分析［J］．现代中西医结合杂志，2016，25（25）：2772-2774.
[29] 江飞舟，谢伙明．针刀为主治疗急性神经根型颈椎病疗效观察［J］．湖北中医杂志，2016，38（2）：70-71.
[30] 刘国新．针刀微创治疗神经根型颈椎病患者的临床效果观察［J］．医学信息，2016，29（18）：361-362.

[31] 吴文飞. 针刀微创治疗神经根型颈椎病的临床研究 [J]. 中国社区医学，2016，32（32）：107-108.

[32] 张华洋. 针刀微创治疗神经根型颈椎病的临床分析 [J]. 中国伤残医学，2015，23（7）：65-66.

[33] 郭永林. 针刀颈部闭合松解治疗神经根型颈椎病 32 例临床观察 [J]. 湖南中医杂志，2016，32（3）：93-95.

[34] 高丙南. 针刀激痛法治疗神经根型颈椎病临床研究 [J] 新中医，2017，49（7）：85-87.

[35] 刘忠毅. 微针刀 T 型松解术治疗神经根型颈椎病临床研究 [J]. 实用中医药杂志，2017，33（1）：1-2.

[36] 张逸龙. 微型针刀治疗神经根型颈椎病 30 例 [J]. 内蒙古中医药，2016，35（15）：111-112.

[37] 孙其斌，冀全谋，谢永明，等. 超微针刀治疗神经根型颈椎病 58 例临床疗效观察 [J]. 实用中西医结合临床，2015，15（9）：20-21.

[38] 王琳玲，王月爱. 超声引导下针刀治疗神经根型颈椎病的疗效观察 [J]. 中医药导报，2017，23（15）：65-67.

[39] 曹晔，王月秋，王静霞，等. CT 引导下颈椎横突后结节小针刀松解与盲法进针松解治疗神经根型颈椎病的对照研究 [J]. 广州中医药大学学报，2017，34（5）：672-676.

[40] 蔡武胜. 小针刀松解术与颈椎持续牵引治疗神经根型颈椎病 126 例临床观察 [J]. 中国现代医生，2017，55（8）：113-115.

[41] 吴士振. 小针刀神经根内口减压结合颈神经阻滞治疗根型颈椎病探索 [J]. 浙江创伤外科，2015，20（3）：545-546.

[42] 陈威. 神经阻滞联合小针刀治疗神经根型颈椎病的疗效分析 [J]. 中外医疗，2015，35（35）：79-80.

[43] 牛时季，笱斌虎. 椎旁神经阻滞联合小针刀疗法治疗神经根型颈椎病临床观察 [J]. 新疆中医药，2015，33（6）：28-29.

[44] 左正敏，郭娅，吴婷. 星状神经节阻滞联合针刀治疗神经根型颈椎病 45 例 [J]. 健康前沿，2016，（7）：244.

[45] 张慧浩. 小针刀联合颈椎枕治疗神经根型颈椎病的临床疗效观察 [D]. 福州：福建中医，2016：3-8.

[46] 曾庆洲，陈礼彬，伍秀丽. 小针刀结合整脊手法治疗神经根型颈椎病的临床观察 [J]. 实用中西医结合临床，2017，17（6）：130-131.

[47] 邓光明，毕建平. 小针刀结合整脊手法治疗 80 例神经根型颈椎病的临床观察 [J]. 中国民间疗法，2016，24（3）：30-31.

[48] 胡怀军. 小针刀加手法治疗神经根型颈椎病临床疗效观察 [J]. 光明中医，2015，30（6）：1279-1198.

[49] 朱志祥. 手法整脊配合针刀治疗神经根型颈椎病 40 例临床疗效 [J]. 中国社区医师，2015，31（1）：92-93.

[50] 朱乾威，宋丁燕. 手法配合小针刀治疗神经根型颈椎病疗效观察 [J]. 健康周刊，2017，（10）：71-72.

[51] 王书君，王绍美，杜志峰，等. 改良关节松动法联合针刀治疗神经根型颈椎病疗效观察 [J]. 河北医学，2016，22（5）：755-759.

[52] 张炜. 改良关节松动法联合针刀治疗神经根型颈椎病疗效观察 [J]. 中国实用神经疾病杂志，2017，20（17）：62-64.

[53] 牛清波. 针刀松解颈三针配合手法整复治疗神经根型颈椎病临床观察[J]. 中医临床研究，2016，8（35）：86-87.

[54] 陈卫华. 针刀联合旋转端提手法在神经根型颈椎病的临床应用 [J]. 颈肩腰腿痛杂志，2017，38（5）：488-489.

[55] 周忠良，苏国宏，郑保主，等. 针刀联合端提旋转手法治疗神经根型颈椎病的病例对照研究[J]. 中国骨伤，2016，29（9）：820-824.

[56] 甘发荣，胡万钧，张泰标. 颈肩痛消丸联合小针刀治疗对改善风寒湿痹型神经根型颈椎病颈椎功能和疼痛的价值 [J]. 中国现代医学杂志，2017，27（18）：87-92.

[57] 付本升，乔晋琳，崔洪鹏. "立体微创"治疗神经根型颈椎病 [J]. 世界中医药，2016，11（6）：979-981.

[58] 贾杰海，董妍含，丁宇，等. 针刀联合射频、臭氧治疗神经根型颈椎病的临床研究 [J]. 世界中医药，2017，12（6）：1436-1439.

[59] 刘晖，万美萍，陈俊. 中医联合疗法治疗神经根型颈椎病临床观察 [J]. 上海中医药杂志，2015，49（1）：59-61.

[60] 郑明锋，黄培祥，关俭，等. 针刀合中药定向透入治疗神经根型颈椎病 94 例临床观察 [J]. 中医临床研究，2017，9（22）：39-40.

[61] 王美玲，王颖达. 针刀松解术配合药物治疗神经根型颈椎病一例 [J]. 中华全科医师杂志，2015，14（6）：436-437.

[62] 陈晓燕. 温针灸配合小针刀治疗神经根型颈椎病 90 例疗效观察 [J]. 中医临床研究，2016，8（20）：47-48.

[63] 陈立文. 针刀配合针灸在治疗神经根型颈椎病的疗效观察[J]. 临床医药文献杂志，2016，3（47）：9337-9338.

[64] 杨迎春. 小针刀联合穴位注射治疗神经根型颈椎病 139 例 [J]. 内蒙古中医药，2016，25（1）：109-110.

[65] 王美玲，董杰，王颖达，等. 针刀松解配合颈周腧穴穴位注射治疗神经根型颈椎病 68 例 [J]. 中国中医药现代远程教育，2017，15（3）：114-115.

[66] 任加森，董博，欧国锋. 小针刀结合射频热凝术治疗神经根型颈椎病临床研究 [J]. 陕西中医药大学学报，2017，40（6）：91-94.

[67] 王海超，彭翠柏. 神经根型颈椎病应用射频靶点热凝术配合针刀治疗的临床体会 [J]. 医学信息，2015，28（10）：371-372.

[68] 陈士云，石艳，余火林，等. 为 76 例神经根型颈椎病患者联合应用针刀松解术和颈前筋膜松解术进行治疗的效果观察 [J]. 当代医药论丛，2015，13（7）：282-283.

[69] 黄赛芝. 微针刀联合温针灸治疗神经根型颈椎病临床疗效评价 [J]. 临床医药文献杂志，2017，4（27）：5158-5161.

[70] 邓怀洪. 小针刀配合针灸推拿牵引治疗神经根型颈椎病临床效果观察 [J]. 双足与保健，2017，26（12）：24-26.

[71] 肖尊雄，陈锋，宋湘丽. 小针刀、银质针、整脊立体疗法治疗神经根型颈椎病的临床观察 [J]. 中国民间疗法，2017，25（4）：37-38.

[72] 毛树文. 微针刀疗法在神经根型颈椎病中的应用 [J]. 中国中医急症，2014，23（12）：2262-2263.

[73] 张立勇，邵湘宁，唐雨兰，等．微针刀配合复位手法治疗神经根型颈椎病疗效观察［J］．中医药信息，2013，30（6）：90-100.
[74] 滕春光．针刀与电针治疗神经根型颈椎病临床疗效对比观察［J］．中医临床研究，2013，5（2）：47-48.
[75] 杨明煜．针刀治疗结合臂丛神经阻滞治疗神经根型颈椎病的临床观察［C］．北京：全国第三届针刀治疗膝关节病学术研讨会论文汇编，2013：53-55.
[76] 施晓阳．针刀治疗神经根型颈椎病的临床研究［C］．北京：全国第三届针刀治疗膝关节病学术研讨会论文汇编，2013：50-52.
[77] 田向东，方建国，谢国庆，等．中西医综合治疗难治性神经根型颈椎病120例临床体会［J］．中国中医基础医学杂志．2013，19（8）：923-924.
[78] 陈春波．中医小针刀联合牵引治疗神经根型颈椎病的临床观察［J］．光明中医，2018，33（5）：689-690.
[79] 陈婕，薛爱国，周正．综合疗法治疗神经根型颈椎病35例［J］．中医外治杂志，2013，22（5）：5-7.

三、脊髓型颈椎病针刀治疗临床研究进展

张平[1]等采用针刀整体松解术治疗脊髓型颈椎病60例。随机分为观察组与对照组。治疗组采用针刀整体松解术治疗。患者取俯卧低头位，双上肢平放于身体两侧，常规消毒后用 1%利多卡因局部浸润麻醉。后枕部松解时，在上项线水平以枕外隆凸为中心分别向两侧旁开 2.5cm、5cm 处定点，针刀与枕骨骨面垂直，刀口线与脊柱纵轴平行，达骨面纵疏横剥 3 刀，调转刀口线铲剥 3 刀。棘突及关节囊松解时，从 C_2～C_7 棘突顶点及棘间分别向两侧旁开 2cm 定点，针刀体向头侧倾斜 45°，刀口线与脊柱纵轴平行，直达骨面，纵疏横剥 3 刀，然后将针刀体向脚侧倾斜，与棘突走形一致，调转刀口线，沿棘突上缘及关节囊提插切割 3 刀，深度不超过 0.5cm。横突后结节及肩胛骨内上角均双侧松解，首先摸清骨突，以手指压住，刀口线与颈部纵轴一致刺入皮肤，缓慢到达骨面，贴骨面铲剥 3 刀，范围不超过 0.5cm。上述方法，每次选 10～12 个治疗点，每个点只做 1 次针刀松解，每周 1 次，连续治疗 3 次后评定疗效。结果：治疗组 30 例：治愈 10 例，显效 13 例，有效 5 例，无效 2 例，总有效率 93.3%，显愈率 76.6%；对照组 30 例：治愈 3 例，显效 9 例，有效 10 例，无效 8 例，总有效率 73.3%，显愈率 40.0%。

参考文献

[1] 张平，吴绪平，胡昭端，等．针刀整体松解术治疗脊髓型颈椎病临床观察［J］．湖北中医杂志，2014，36（9）：62-63.

四、椎动脉型颈椎病针刀治疗临床研究进展

陈南萍等[1]采用针刀结合推拿手法法治疗椎动脉型颈椎病。将 400 例患者按随机数字表法分为 A、B、C、D 四组，A 组：药物治疗组（盐酸川芎嗪）；B 组：针刀治疗组；C 组：推拿手法治疗组；D 组：针刀结合推拿手法治疗组。针刀治疗：患者取坐位，额部垫枕伏案，术者站在患者身后，用手触摸患者颈肩部，寻找压痛点，作好标记，皮肤

消毒，按针刀疗法的四步进针法用朱氏 4 号针刀在疼痛点、肌紧张、粘连点进针，具体操作步骤：①患者取俯卧位或侧卧位，头部前屈位（充分暴露颈椎）；②进针点选在病变部位的上下棘突旁压痛点或条索物处，肩胛内上角、冈下肌为主，每次选 4～8 个治疗点；③针刀治疗前用定点笔在操作部位做好标记，在常规消毒、无菌条件下，选朱氏 4 号针刀与颈部皮肤平面成 90° 角垂直刺入，刀口线与神经、血管的走向平行，深度依病情而定；④一般以患者有明显酸胀感为度，然后分别以纵行疏通、横行剥离各 2～3 刀，弹拨肌束 3～5 下，进行针刀松解。操作过程中患者如觉有明显疼痛或触电感，应稍退针并略调整进针方向，进针深度多达骨面。出针后以创可贴外贴 1 天，并保持创口干燥 48h。每周 1 次，1 周为一疗程。结果：A 组治疗总有效率 65.9%，B 组总有效率 74.6%，C 组总有效率 80.3%，D 组总有效率 95.9%。

张森发[2]采用针刀疗法结合半夏白术天麻汤治疗椎动脉型颈椎病。将 92 例椎动脉型颈椎病患者，根据数字奇偶法将患者分为观察组与对照组，各 46 例。对照组患者采用针刀疗法进行治疗，观察组患者采用针刀疗法结合半夏白术天麻汤进行治疗。针刀疗法操作：患者施治，首先协助患者完成俯卧位选择，之后对患者展开局部麻醉操作，主要通过曲安奈德配合利多卡因（2%）完成。麻醉起效后，于风池穴以及阿是穴，准备针刀（4 号）合理刺入，观察直至患者颈椎体位置后，针对刀口控制 90° 旋转，之后针对患者颈椎体周围神经以及组织完成松解操作。完成后，拔出针刀，之后准备消毒棉签对针孔进行压迫，合理展开止血操作。结果：治疗后，观察组患者治疗总有效率为 97.83%，明显高于对照组的 80.43%，差异具有统计学意义。治疗前，两组患者左椎动脉（LVA）、右椎动脉（RVA）、基底动脉（BA）血流速度水平比较差异无统计学意义；治疗后，两组患者 LVA、RVA、BA 血流速度均明显改善，且观察组明显优于对照组，差异均具有统计学意义。

孙云廷等[3]采用针刀疗法治疗椎动脉型颈椎病。治疗方法：以风池穴、双颈夹脊 4、6，颈中线阿是穴为主，术前寻找术点，亚甲蓝标记，局部常规消毒，铺好洞巾，露出局部皮肤，10ml 一次性注射器更换针头后抽取 2%利多卡因 5ml、曲安奈德 40mg、0.9%氯化钠注射液 2ml，混合均匀。在术点做局部麻醉，量依部位而定，分层注射。深度可至条索状物处、压痛点所在部位，以及需针刀松解之处，药液注入后 1～2 分钟开始针刀操作。夹脊穴：先以双颈夹脊 4、6 作为进针点，针体与人体矢状面约成 45° 角，刀口线与纵轴平行刺向椎弓板，当刀锋刺达骨面后，沿骨面向侧方滑动，当感觉刀锋遇到坡状骨性阻碍时，沿坡面略微上移，探及关节间隙后，旋转针体使刀口线与关节间隙平行，切开关节囊 1～3 刀。风池穴：刀口线与纵轴平行刺入。针刀抵达颅骨下缘后旋转刀口线使其平行于寰枕关节间隙，切开关节囊 2～3 刀后出刀。颈部中线处阿是穴：以脊间韧带为主。针刀垂直刺入，刀口线与人体纵轴平行，刀锋到达骨面后，调节针体与棘突间隙平行，并将刀锋旋转 90°，使刀口线与棘突上缘骨面平行，切开棘间韧带 2～4 刀。5～7 天针刀治疗 1 次。连续治疗 3 次。1 次治愈者不需做第 2 次。治疗结束后 1 周判定疗效。操作过程中应注意患者反应，酸胀感为正常针感，若疼痛明显提示针下为血管或正常软组织，麻木及触电感提示附近为神经干，无明显感觉多提示针下为组织间隙，突破感伴有疼痛提示为血管损伤，注意治疗期间止血，较硬提示为病变结节，可行松解手法。坚硬提示针下为骨骼，可据此判断针刀位置。术毕无菌辅料固定，嘱患者 3 天内不可清洗、污染创处，需常规服用头孢拉定 3 天，以防感染。结果：共治疗 96 例，治疗后椎动脉及基底动脉的收缩期峰值、舒张末流速及平均流速较治疗前上升显著。治疗后总有效率为 99%。

李采宁等[4]采用针刀治疗椎动脉型颈椎病。治疗方法：患者坐于治疗椅上，双上肢重叠放于椅前靠背枕上，前额置于前臂上，使颈部屈曲，术者站在患者身后，根据症状、体征及影像学检查，选择患者病变疼痛部位，并于此间隙与上一间隙中点旁开 1.5cm，做标记，消毒，用 5 号针头局部注射 2%利多卡因浸润麻醉，并用 5 号针刀平行肌纤维方向松解，方法：松解患者枕后乳突下肌筋膜和同侧肩胛提肌。1 次/周，3 次 1 个疗程。结果：治愈 43 例，显效 14 例，有效 2 例，无效 1 例，优良率 95%，总有效率为 98.33%。

鄢卫平等[5]采用旋牵手法配合针刀松解治疗椎动脉型颈椎病。150 例患者随机分为两组，每组 75 例。治疗组以旋牵手法配合针刀松解治疗椎动脉型颈椎病，对照组以穴位注射颈 3～6 夹脊穴，配双侧天柱、双侧风池穴治疗椎动脉型颈椎病。针刀松解：针刀松解的位置以肌肉紧张位置为主，同时配合松解枕下三角，效果更佳。定位：患者取坐位，双手相叠放在桌上，头垫枕于手上，充分暴露颈项部。选取上项线枕外隆凸旁开 2.5cm、5cm，$C_{2\sim7}$ 棘突顶点，$C_{3\sim6}$ 关节突韧带、横突点，肩胛内上角，前斜角肌、胸锁乳突肌起止点等处压痛点，用蓝色记号笔标记 3～6 个最明显的阳性压痛点，备皮，皮肤常规消毒、戴手套、铺无菌巾。局部麻醉，2%的利多卡因在进针处每点采用退出式麻醉法注射 0.2～0.4ml；用针刀在上述定点处刀口线与身体纵轴平行进行松解。采用“针刀逐层切剥法”进行操作。左手拇指深按痛点，右手持 4 号汉章针刀，自左手拇指甲边缘快速垂直刺破皮肤，缓慢深入直达肌肉附着点骨面，刺入时针刀与肌纤维平行，针刀在骨面沿肌纤维方向纵行切割，再垂直肌纤维方向横行铲掀，注意针刀不离开骨面，使针下有松动感。针刀退出骨面，并用针尖探查各层软组织的松紧，对其紧张痉挛、粘连之处进行纵行或横行切剥，注意刀刃只能在小范围切割，严禁操作幅度过大，避免伤及神经、血管。出针后消毒棉球压迫止血。术后即进行上述的旋牵手法，往往复位都能成功，每周治疗 1 次。3 次为一疗程。疗程结束后随访 1 个月。结果：治疗组和对照组患者的临床疗效比较，差异具有统计学意义。治疗组疗效更明显，两组比较差异有显著性。

黄享[6]采用针刀疗法联合整脊术治疗椎动脉型颈椎病。治疗方法：在上、下项线间及上位椎体椎板及横突旁寻找阳性敏感点，C_2 椎棘突用甲紫做好标记，常规备皮消毒，先用镇痛液注入病变部位直达骨面，有激素禁忌者用 2 号镇痛液（为了安全起见，C_2 椎棘突一般不做麻醉），待镇痛液注入 5 分钟后，沿原针眼用 4 号针刀进行治疗，遇结节、钙化物时一并切开，注意针刀在下项线、环枢椎、颈椎横突部做针刀时，针刀要先到骨面，然后稍提针刀切割粘连组织，严格避免损伤大的神经血管，一般不留针。出针后按压 2 分钟，创可贴覆盖针眼，2 日内针眼忌水。在环椎横突或枢椎棘突处治疗时，术者应先以左手大拇指找准并按压在横突或棘突尖上，针刀贴拇指并沿按压方向进针到达部位后在横突尖或棘突尖上小范围切割 1～3 刀，切忌大幅度提插。整脊疗法不管是 X 线片或 CT 片有颈椎骨质增生，颈椎前凸，后凸，侧弯改变，还是颈椎小关节紊乱、滑脱旋转移位等，都运用王蛰宣教授的整脊手法进行整脊，住院患者每天 1 次，门诊患者每2～3天1次，一周为一疗程。结果：92例颈椎病患者经过治疗，临床治愈70例，占76%，好转16例，占17%，无效6例，占7%，总有效率占93%。

黄蓉等[7]采用针刀配合穴位注射治疗椎动脉型颈椎病。方法：将80例椎动脉型颈椎病患者随机分为2组各40例，对照组采用常规针刺治疗，治疗组采用针刀配合正清风痛宁穴位注射治疗。针刀：刀口线与人体纵轴平行，枕外隆凸、风池穴处刀体垂直于颅底骨面，其余部位刀体垂直于皮肤，快速刺入，然后进行松解切割和疏通剥离；在枢椎棘突治疗时，术者应先以左手大拇指找准并按压在棘突尖上，针刀贴左手拇指并沿按压方向进针，到达部位后在小范围内行剥离松解术，不可来回抽插或动作幅度过大，以免损伤周围组织。操作部位肌肉出现松动时出针，无菌纱布按压针孔止血。1周1次，连续治疗3次，1次治愈者不需治疗第2次。并配合穴位注射治疗。结果：总有效率治疗组为97.5%，对照组为82.5%，组间比较，差异有统计学意义。2组左侧椎动脉（LVA）、右侧椎动脉（RVA）、基底动脉（BA）的平均血流速度（Vm）及SOV评分治疗前后组内比较及治疗后组间比较，差异均有统计学意义。

郑玉文等[8]采用针刀配合中医正骨治疗椎动脉型颈椎病。方法，针刀治疗：病人采用俯卧位，在胸部垫枕，使头部前屈，充分暴露后颈部，使颈部处于放松状态，对照患者的症状、分析影像结果、脑血流图报告、仔细探查颈椎及枕骨部位的压痛点和局部软组织的硬结，明确治疗点后作标记，充分皮肤消毒后正骨治疗。治疗部位介绍：①第二棘突及两侧的关节突部位：针刀在进行治疗时，刀口线与棘突纵轴平行，针刀进入皮肤后先松解第二棘突附着的韧带和肌腱，同时松解棘突两侧的软组织，刀下触及硬结处做通透切割。②枕骨的上项线X线提示寰枕间隙狭窄的患者，应治疗枕骨的上项线，针刀在骨肉粘连处进行横行铲剥。③针刀在枕骨的斜方肌的止点处松解临床中发现颈椎病患者均伴有斜方肌的损伤，斜方肌是必治疗的部位。针刀松解斜方肌的筋膜即可。④颈椎横突后结节：术前用手指触摸固定横突后结节，针刀纵行切割后，横行剥离2～3刀。术中一定要仔细体会刀下的感觉。正骨手法是针刀术后非常重要的辅助治疗。结果：180例患者经1～3个疗程治疗后，治愈133例，好转36例，未愈11例，总有效率为93.8%。

杨才德等[9]采用针刀枢椎棘突松解术治疗椎动脉型颈椎病。方法：将87例患者随机分为A、B组，A组43例采用针灸治疗；B组44例采用单纯针刀枢椎棘突松解术治疗。单纯枢椎棘突松解术：①体位：针刀专用治疗床，放低床头，让患者屈颈低头，尽量敞开颈部术野，保证患者的呼吸道通畅。②体表标志：枢椎棘突，从枕外隆凸正中线向下触摸，首先触到的是枕下凹，然后触到的便是枢椎棘突顶，深压时可触到一骨性隆起，较其他棘突粗大。③定点：在枢椎棘突上外侧骨缘，定一点，若两侧均有压痛时，可同时定点。④麻醉：皮肤常规消毒，戴手套，铺无菌巾，在定点部位触清骨点，用手指压住，穿刺针直达骨面，同时回吸，无回血后退出式注入2%利多卡因注射液适量。⑤针刀操作：先以左手大拇指找准并按压在棘突尖上，刀口线与躯干纵轴平行，刀体与皮面垂直，紧贴左手拇指并沿按压方向进针，快速刺入皮肤，直达骨面，沿头后大直肌肌纤维方向纵行疏通剥离2～3次，再垂直肌纤维方向贴骨面横行铲剥2～3次，再沿头下斜肌肌纤维方向纵行疏通剥离2～3次，再垂直肌纤维方向贴骨面横行铲剥2～3次，刀下有松动感后出刀。针眼压迫止血，用创可贴贴覆即可。注意颈部保暖和制动。3次为1个疗程，每次一般间隔5天。症状消失者，无需坚持3次。1个疗程后评价疗效。结果：A组治愈率60.47%，B组81.82%，两组比较（$P<0.05$）的差异有统计学意义。B组治疗前后，对椎动脉（VA）和基底动脉（BA）进行检测，其收缩峰期血流速度（VP）、舒张末期血流速度（Vm）显著上升，搏动指数（PI）、阻力指数（RI）显著下降，差异具有统计学意义（$P<0.05$或$P<0.01$）。

黄劲柏等[10]用针刀松解结合手法治疗椎动脉型颈椎病。将80例颈性眩晕患者随机分为针刀治疗组和针刺治疗对照组，每组40例。针刀治疗组病人采用坐位或俯卧位。根据影像及触诊阳性点结合精确体表定位，常规消毒局麻铺巾后施术。采用Ⅰ型4号针刀，刀口线沿身体纵轴方向于定点处加压刺入。在病变节段探至关节囊关节处行“十”字切开，然后提刀至肌层、筋膜层纵行切割松解数刀后，掉转刀口横行松解数刀。如环枕筋膜肥厚者可在枕下线压痛点处纵、横松解数刀。以上均松解至针刀下无明显阻力时出针刀，压迫止血后，伤口用创可贴贴敷。针刀治疗结束后，患者仰卧位，医者坐于患者头前，一手置于颈后部，拇指顶住偏歪翘起的横突，另一手置于患者一侧颊部及下颌，头转向对侧，双手牵拉颈椎数秒后，按压横突的拇指发力弹压横突，可感受到“咔嗒”的复位声，表明偏歪错缝节段的颈椎复位，由于牵拉的作用，病变节段的黏连进一步得以松解。针刀治疗3天治疗1次，3次为1疗程。结果：针刀治疗组患者，治疗后较治疗前椎动脉平均血流速度加快（$P<0.05$），血流量增加（$P<0.05$），椎动脉截面内径有所增加；针刺治疗组患者椎动脉平均血流速度、血流量、椎动脉截面内径在治疗前后均无统计学上的差异（$P>0.05$）。

王琳等[11]采用针刀松解颈肩部腧穴治疗椎动脉型颈椎病。方法：以针刀松解颈肩部腧穴，疏通局部经络气血，同时对肌肉减张减压，纠正颈椎生理曲度为主。后期可配合推拿手法放松颈肩部的肌肉。选穴：①双侧脑空穴，双侧魄户穴；②风府，大椎，胸1～5夹脊穴；③双侧风池、天宗、肩井。每次治疗选取一组穴位为主，可酌情配伍另一组穴位为辅。操作方法：以脑空穴为例，参照《经络腧穴学》在枕外隆凸上缘外侧取穴。施术者戴无菌手套，严格按照外科手术消毒要求进行消毒，消毒完毕。1%利多卡因局部麻醉，采用汉章Ⅰ型4号针刀进行针刀松解，针刀刀体垂直穴位皮肤表面，刀口线与人体纵轴平行，按四步进针刀规程进针刀达骨面，纵行疏剥2～3刀，感觉针刀下有松动感后出针刀，压迫止血3分钟，针刀操作完毕。其他相应穴位操作要求：针刀操作方法同上，魄户穴针刀松解要求针刀达肩胛内上角骨面。天宗穴、肩井穴等穴针刀松解要求针刀达相应穴位下骨面。根据患者情况可3～5天行1次治疗，3次为1疗程。每次主穴固定，配穴可随症加减。结果：患者经治疗后，临床症状全部消失或基本消失者12例，临床症状大部分缓解17例，临床症状无明显改善1例。

马晓东等[12]采用针刀松解配合杠杆微调法治疗椎动脉型颈椎病。将椎动脉型颈椎病80例，随机分为对照组与治疗组，对照组运用传统手法治疗，治疗组先用针刀在颈部松解，再用杠杆微调手法调整颈椎后，用颈托固定，3周后比较两组的疗效。针刀治疗方法：患者取俯卧或坐位，颈部前屈充分暴露项部，根据颈椎CR片在颈椎棘突旁开一点5cm处按压寻找压痛点，一次选1～6个点，常规皮肤消毒，于压痛点标记处每个点位皮下注射0.5%利多卡因药液约2ml进行局部浸润麻醉。局麻后右手持一次性针刀，刀口线与人体纵轴线一致，垂直进针，拇食指握针柄，中指顶住针身，将针尖快速进入皮下，然后缓慢进针 1.5～3.0cm 达肌层，手下有阻碍感，纵行切割 2～3 刀，纵向疏通，横向稍加摆动，将针刀提至皮下，使刀口线与人体纵轴垂直，横行切割 2～3 刀，使刀下无阻碍感，出针。此法逐个定点操作治疗。然后根据 CR 片进行颈椎定点杠杆微调，患者取坐位，左手拇指放于病变椎体的棘突上，屈颈时拇指感觉棘突有移位时，嘱患者向右侧旋转至最大角度，术者用肘窝兜住患者下颌骨，向右上方轻轻旋提，可听到关节弹响声，左手拇指下感觉棘突有复位即可；向左侧旋转复位时，方向相反。微调后用颈托固定 1 周，3 天内保持针孔干燥，不要擦洗。每周进行 1 次，连续 3 周。3 周后指导患者进行颈部功能锻炼。结果：3 周治疗后，对照组总有效率 80%，治疗组总有效率 97.5%，两组间差异有统计学意义。

张娟等[13]采用针刀松解联合超短波照射辅助治疗椎动脉型颈椎病。将 76 例椎动脉型颈椎病患者随机分为治疗组和对照组各 38 例，两组均予常规脱水、抗炎、活血、改善微循环等药物及电脑中频治疗、运动疗法，在此基础上治疗组辅助针刀松解、超短波照射治疗。针刀松解：①颈椎痛点肌腱粘连针刀松解：根据神经定位及有关影像学诊断确定病变颈椎节段，选取该节段的棘间、双侧关节突关节囊、棘旁明显的压痛点、硬结或肿胀处及颈肩软组织为穿刺点，患者取俯卧位，下颌部和床头边缘齐平，嘱患者低头、下颌内收，充分暴露术区，用甲紫做一点状进针标记，在进针刀点周围常规消毒铺巾，以汉章牌Ⅰ型针刀严格按照四步八法进行松解治疗：每次选用 4～8 个点，在每个治疗点各注射 2%利多卡因 1ml 进行局麻，针刀刀口线与神经血管、肌纤维平行，针刀垂直于皮肤快速进针，缓慢探索到达相应的病变组织层，分别纵向及横行切割、摆动，边松解边深入；有结节者要切开剥离，术者手下有松动感、患者出现酸胀感（部分可向上肢放射）即可；术后注意按压，防止出血，用无菌敷料外贴治疗点。结果：两组治疗后左右侧椎动脉及基底动脉血流速度均显著升高，尤以治疗组为著；治疗组总有效率显著高于对照组。

刘方铭等[14]采用针刀松解颈周腧穴治疗椎动脉型颈椎病。方法：选择 2009 年 12 月至 2012 年 10 月住院的椎动脉型颈椎病患者 229 例，按照随机编码分组法，分为治疗组 113 例和对照组 116 例，治疗组针刀松解颈周腧穴，对照组针刀松解寰枢区，枕下三角区和星状节部。两组均 7 天治疗 1 次，3 次为 1 个疗程，1 个疗程后统计近期疗效，3 个月后统计远期疗效。治疗组：针刀松解颈周腧穴。选穴：双侧脑空穴，双侧天宗穴和双侧曲垣穴，大椎和脑户穴。每次治疗依次选取一组穴位。体位：让患者俯卧，令其下颌部和床头边缘齐平，低头、下颌内收。操作：严格按针刀疗法的四步进针法。进针后到达穴位的深层肌肉附着点，得气后在肌肉附着点上进行松解，提插或铲拨范围半径不超过 2mm。可留针刀，也可立即出针刀。同时辅助使用颈曲灵，颈曲灵为直径 10cm 圆柱形硬物，患者取仰卧位，将之枕于颈椎中段，使头部略后仰，30 分钟/次，2 次/天。结果：治疗后治疗组颈性眩晕症状与功能评估量表积分［（22.07±3.83）分］与对照组［（20.53±3.85）分］比较差异有统计学意义（$P<0.05$），治疗后治疗组颈椎曲度值［（10.23±1.66）°］与对照组［（8.97±1.18）°］比较差异有统计学意义（$P<0.05$）。两组近期疗效、远期疗效比较差异均无统计学意义。

聂彦阁[15]采用超微针刀疗法治疗椎动脉型颈椎病 126 例。治疗方法：患者取俯卧位，颈部弓起，皮肤常规消毒，选用 0.5mm×30mm 一次性超微针刀，分别在双侧下项线筋结点，颈 1、颈 2、颈 7 棘突两侧和横突点，刀口沿矢状轴方向平行刺入，在双侧肩胛骨内上角（肩胛提肌附着点），刀口沿着肩胛提肌走行方向刺入，针刺深度均在 1cm 左右，切 3～5 刀，然后在病变椎体，通过观片和手法触摸找到偏歪的椎体，X 线片表现：偏歪的棘突偏离了棘突轴，并且偏歪侧棘突肌腱、韧带附着点处发亮，表明偏歪侧棘突应力增加，在病变椎体偏歪侧棘突和横突切 5～7 刀，针刺后压迫止血，防止出血及血肿，一小时之内不能洗浴及理疗，间隔 2 天治疗 1 次，平均 5 次。结果：126 例中，73 例痊愈，占 57.93%，跟踪半年以上未复发；显效 46 例，占 36.51%；好转 5 例，占 3.97%；无效 2 例，占 1.59%。

刁虹等[16]采用颈椎病 4 号方配合针刀治疗椎动脉型颈椎病。椎动脉型颈椎病患者 60 例，采用随机数字表法分为对照组和治疗组，每组各 30 例；其中对照组患者采用电针配合推拿治疗；治疗组患者采用颈椎病 4 号方配合针刀治疗；两组患者疗程均为 28 天。针刀治疗：患者俯卧位，头上斜肌与头后大直肌止点处寻找压痛点并作标记，以 2% 碘酒消毒及 75%乙醇脱碘，操作医师佩戴无菌手套，并覆盖小洞巾；采用 0.5%盐酸利多卡因注射液 2ml 局麻，以 4 号针刀纵向进针并到骨面，在骨面上做切割剥离 3～4mm 下出针，并压迫止血，创可贴覆盖。注意针刀不能离开骨面，双侧可同时进行。结果：治疗组患者临床改善总有效率显著高于对照组；两组患者治疗后临床症状体征积分均显著低于治疗前，且治疗组患者临床症状体征积分降低程度均高于对照组。

马文慧等[17]采用龙氏正骨手法结合针刀治疗椎动脉型颈椎病。将椎动脉型颈椎病患者 86 例按就诊顺序随机分为对照组 42 例采用常规针灸疗法，治疗组采用龙氏正骨手法结合针刀治疗。针刀治疗方法。患者俯卧位，定点：枕外隆凸与乳突连线的中内 1/3 交点处；C_6、C_7 棘突水平旁开 1.5～2cm 处；双侧肩胛骨内上角钙化灶。操作方法：用安尔碘消毒，选用汉章Ⅰ型 4 号针刀，持针刀口与患者身体纵轴平行，针尖到达骨面后纵行切割疏通 3～5 下，横行剥离 2～3 下，拔出针，压迫止血，外敷创可贴。每次取 3～5 个点，注意避免损伤神经、血管。共治疗 2 次，首次治疗 1 周后行第 2 次治疗。结果：治疗组 CASCS 评分为（66.3±7.8）分，高于对照组的（42.7±5.4）分，2 组比较差异有统计学意义；总有效率治疗组高于对照组，差异有统计学意义。

董攀[18]用针刀治疗椎动脉型颈椎病眩晕症。患者坐位，手术人员站在患者的身后，按照临床症状、影像学检查结果，对患者病变疼痛部位予以选择，病变椎体棘间及其上位椎体棘间旁开 1.5cm，做好标记，消毒，用 2%的利多卡因局部注射进行浸润麻醉，采用 5 号针刀平行肌纤维方向松解，下一次松解枕后乳突下肌筋膜与同侧肩胛提肌，每周 1 次，3 次作为 1 个疗程，治疗 2 个疗程后评定疗效。152 例患者经针刀治疗后总有效率 96.05%。

薛君平[19]采用针刀治疗椎动脉型颈椎病。患者俯卧位，胸部垫高枕。治疗点选在椎枕肌起止点，即寰椎横突、下项线外侧压痛点、枢椎棘突上缘，及颈 5、6 棘突旁两横指处。常规皮肤消毒，左手拇指加压固定治疗点，针刃与治疗点肌纤维的长轴一致，右手持针刀加压刺入皮肤，直达骨面，稍退针，行纵疏横剥 2～3 刀，针下松动即出针，压迫止血 3 分钟。每次针刀治疗结束后，行颈椎牵引及斜搬法。每周治疗 1 次，2 次后评定疗效。治疗 32 例，痊愈 9 例，显效 11 例，有效 10 例，无效 2 例，总有效率 93.75%。

袁强等[20]采用针刀治疗椎动脉型颈椎病 56 例。患者坐位。主要选取肩井穴、寰椎横突、枢椎棘突，左右共五个点，以及枕后肌群、头夹肌、颈夹肌、斜方肌上缘等部位阳性压痛点，单侧选 3～6 个点，以记号笔进行标识。常规消毒肩背部皮肤，铺无菌单。采用同侧标记点先下后上的治疗顺序，术者戴手套，使用汉章牌 4 号针刀，右手持针刀，刀口线与身体纵轴平行，分别于各定点处垂直刺入皮下，至定点处挛缩点，待产生明显得气感后，沿肌肉走行方向纵行切开挛缩带，横行剥离，松解满意后出针，肩井穴进针采用左手提捏斜方肌，右手持针刀快速进针的方法，不行剥离手法，快速出针。如针孔渗血，压迫止血，创可贴覆盖，当日勿沾水。6～7 天治疗 1 次，3 次为 1 疗程，连续治疗 3 周。56 例患者中，治愈 30 例，显效 15 例，有效 7 例，总有效率为 92.8%。

李敏等[21]采用“川”字针刀松解术治疗椎动脉型颈椎病。“川”字针刀松解术治疗①严格遵循针刀医学倡导的“辨位论治”与“辨病论治”相结合的原则。“川”字定点：第一竖线为 4 点，起点为第 2 颈椎棘突顶点，向下依次取 C_4、C_6、C_7 棘突顶点，第二、三竖线起点以第 2 颈椎棘突顶点为中点，分别于左右两旁椎小关节处定位，其余则以 C_4、C_6、C_7 两侧颈夹肌定点，再添加肩胛提肌的压痛点及结节。②操作：患者取坐位或俯卧位，在颈部取“川”字形治疗点共 12 点，用甲紫药水做标记常规消毒，铺无菌洞巾，戴消毒手套。刀口线与颈部肌纤维、血管、神经走向平行，垂直快速刺入，待患者出现酸、沉、胀感时，每点纵行剥离 3 刀，横行摇摆 3 刀，退出针刀贴创可贴。每 7 天 1 次，2 次 1 个疗程，治疗 2 个疗程。结果：治愈 18 例，显效 12 例，有效 4 例，总有效率 94.4%。

唐毅[22]等采用针刀疗法治疗椎动脉型颈椎病 40 例。选取患者的风池穴和颈椎两侧的阿是穴作为治疗的穴位，并用亚甲蓝对上述穴位进行标记。然后指导患者取俯卧位，使用浓度为 2%的利多卡因和曲安奈德对其进行局部麻醉。待麻醉起效后，将Ⅰ型 4 号针刀刺入上述穴位，刺入时应将刀口与颈椎的纵轴保持平行。在针刀到达颈椎体后，将刀口旋转 90°，然后对颈椎体周围的组织和神经进行松解处理。完成上述操作后，将针刀拔出，用消毒棉签压迫针孔进行止血。治疗结束后，40 例患者中，显效 25 例，有效 13 例，无效 2 例，治疗的总有效率为 95%。

葛岩[23]采用中医微创针刀疗法配合旋扳手法治疗椎动脉型颈椎病。选取 96 例椎动脉型颈椎病患者进行对比治疗研究，对照组 48 例，采取常规治疗；观察组 48 例，在常规治疗的基础上，采取中医微创针刀疗法配合旋扳手法治疗。对照组采取常规治疗，以消炎镇痛贴、氯唑沙宗片、氟桂利嗪片等治疗为主；观察组在常规治疗的基础上，采取中医微创针刀疗法配合旋扳手法治疗；在中医微创针刀疗法治疗过程中，利用针刀对阿是穴进行切割，对痛点组织纤维进行切割及松解，解决粘连组织的紧张度；针刀松解 1 次，需要切割组织纤维 1～4 次，持续性治疗 7 次，2 次间隔时间不超过 2 天；在旋扳手法治疗过程中，医师用两手的大鱼际部由颈上部揉推至肩部，再用双拇指揉按患者的天柱穴及风池穴，再用拇指及食指拧捏颈椎病灶处的阿是穴，至皮肤变红及发热；同时，对患者颈部异常体征进行复位，持续性的高强度牵张头颈部 4 分钟左右，再让患者头部迅速往前倾，并低头；用手纠正颈椎处的关节错位，每天治疗 1 次；疗效为 30 天。结果：治疗后，观察组眩晕、颈痛、后枕痛、颈部活动受限积分改善程度均显著大于对照组，临床总有效率为 93.75%，大于对照组的 75.00%；两组数据具有显著性差异。

梅斌等[24]采用针刀治疗椎动脉型颈椎病 30 例。患者俯卧低头位。体表定位：横线为5点，中点位于枕外隆凸，在上项线上距离后正中线向两侧分别旁开2.5cm定点，在上项线距离后正中线5cm再定两点；竖线为6个点，分别为C_2～C_7棘突顶点。双侧关节突关节定位依据颈椎正侧位X线片确定病变颈椎后，由颈椎棘突顶点向两侧旁开1.5cm作为左右关节突关节囊体表定位点，一般以C_3～C_6关节突关节定位。常规消毒后，1%利多卡因局部麻醉，每个治疗点注药。具体操作方法按照《针刀医学临床诊疗与操作规范》操作。治疗结束后，拔出全部针刀，碘伏消毒，刀口处创可贴覆盖。每隔5日治疗1次，治疗3次后评定疗效。30例患者中，治愈23例，好转6例，无效1例。

安礼飞[25]采用针刀治疗椎动脉型颈椎病28例。患者取俯卧位，胸部垫薄枕，常规消毒铺巾，1%的利多卡因对患者进行麻醉，将针刀刺入患者颈部的皮面直至其枕骨的骨面，刀口线应与患者的躯体平行。然后，对患者发生粘连的肌肉进行松懈切割和疏通剥离。在患者的肌肉出现松动时出刀，并对刀口进行压迫止血。术后，对患者进行3分钟左右的牵引治疗。28例患者中，治愈17例，显效8例，有效2例，无效1例，总有效率96.43%。

王睿等[26]采用针刀治疗椎动脉型颈椎病30例。患者俯卧低头位，以枕外隆凸为中点定点的平行横线上，一般每次选择4个点进行治疗。常规情况下，还需在C_3～C_7棘突顶点各定1个点；C_3～C_7棘突旁开2～2.5cm处两侧各定1点。常规消毒后，无需局部浸润麻醉，选择Ⅰ型4号针刀，按照针刀四步进针规程进针刀，出针后按压止血，针眼处先常规消毒，再用创可贴覆盖，并嘱患者保持针孔的清洁、干燥，避免水和汗渍浸湿手术部位。针刀治疗每隔4天操作1次，共计3次，15天为1个疗程，共治疗1个疗程。30例患者中，治愈16例，显效10例，有效4例。

张永强[27]采用微创针刀治疗椎动脉型颈椎病60例。先给患者讲述微创针刀的方法、术中、术后注意事项，并签订针刀术同意书。治疗方法：入手术室，俯卧体位，充分暴露颈部施术部位，先在患椎棘突及上、下相关压痛部位及棘突两侧关节突关节定点，每次选8～10个点，后用碘伏消毒施术区3遍，戴无菌手套，用1次性微创针刀在定点部位刺切硬结和剥离粘连及松解关节突，术者感觉切割部位由硬紧变为松软，患者感觉胀、困、痛。术后压迫局部3～5分钟、局部无出血后无菌敷料保护施术局部。术毕用颈椎侧扳手法。术后颈围固定，回病房去枕平卧休息，输安慰剂（10%葡萄糖250ml+维生素C 2g＋维生素B_6 0.2g）1周，1周后颈围固定，出院休息，1个月后随访。结果：治疗60例，治愈41例，有效13例，无效6例，总有效率为90%。

郑雨[28]采用针刀松解枕下三角结合颈椎牵引治疗椎动脉型颈椎病。①针刀松解枕下三角：患者取坐位。选取下项线中内1/3处左右各一点（头上斜肌、头后大小直肌附着点，约枕骨隆凸下旁开2cm处），第2颈椎棘突点（头后大直肌、头下斜肌附着点），左右第2颈椎横突处，共5点；局部皮肤常规消毒铺巾，把利多卡因射液用生理盐水稀释0.5%，每处1ml，在治疗点做局部浸润麻醉后，用小号针刀在上述定点处垂直刺入，深度达肌肉附着点处骨质处，针刀刀刃方向与身体纵轴平行，沿肌纤维方向或在骨突处进行松解；出针后消毒棉球压迫止血，创可贴贴敷，保持创口干燥48小时。术后嘱患者休息30分钟。每周治疗1次，连续治疗2次，分别在第1天、第7天进行针刀松解治疗。②颈椎牵引：采颈椎自动牵引器，患者取端坐位，采用颌枕吊带固定其颌部，要求患者充分放松颈部、肩部肌肉，颈前屈10°～20°，牵引姿位应使患者感觉舒适，如有不适即应酌情调整，避免过伸；牵引重量约患者自身体重的10%，从4～5kg开始，逐渐增加，牵引重量可根据患者体质、耐受程度，适当调整，每次牵引持续时间为30分钟。隔日牵引1次，连续牵引2周。结果：治疗30例。治愈13人，显效11人，有效5人，无效1人，治愈率为43.33%，有效率为96.67%。

邵礼晖等[29]采用针刀配合中药药枕治疗椎动脉型颈椎病85例。针刀治疗：患者坐位，取病变部位椎体及其上下椎体的棘突处和病变部位的夹脊穴，用标记笔作标记，用2%碘酒消毒后用75%乙醇脱碘2次，消毒后戴手套，盖上小洞巾，并局部麻醉，局麻液为1%利多卡因注射液，在每个标记点各注射2～3ml并浸润至皮下，选用5号针刀，按照四步进针规程进针刀。①在夹脊穴上快速纵行进针，逐层松解分离，纵行切割3～4刀，摆动1～2下，调转刀口线90°横行切割2～3刀，摆动1～2下，当进针1.5～3cm时，即可触及关节突，可在骨面上、下、前、后铲切，有突破感即停，深不超过0.5cm。②在棘突上松解，术者刺手持针刀，刀口线与人体纵轴一致，刀体向头侧倾斜40°，与棘突呈60°，针刀直达棘突顶点骨面，纵疏横剥2～3刀，范围不超过0.5cm，然后退针刀于棘突顶点的上缘将针刀体逐渐向脚侧倾斜，与颈椎棘突走行方向一致，调转刀口线90°，沿棘突上缘向内切2刀，范围不超过0.5cm，出刀后按压局部5分钟，用创可贴覆盖，每周1次，3次为1疗程，共治疗2个疗程。中药药枕治疗：取中药荷叶100g，薄荷100g，石菖蒲100g，厚朴100g，桂枝100g，川芎100g，独活100g，全蝎60g，地龙100g，威灵仙100g，红花100g，将上述药物干燥、消毒处理后，混合粉碎，装入枕芯中，制成药枕，每晚睡觉时，枕于颈下。1个月为1疗程，共进行2疗程。治疗结果：治愈56例，好转27例，未愈2例，治愈率65.88%，有效率97.65%。

祝晓忠等[30]采用针刀配合仰卧拔伸治疗椎动脉型颈椎病。针刀治疗：患者取坐位，术者立于患者背后，取风府、风池、颈夹脊穴，每个穴位均使用甲紫标记，后采用2%碘酒消毒后使用75%酒精脱碘2次；术者戴无菌手套，铺小洞巾，局部麻醉后用针刀在相应穴位处沿肌纤维方向垂直刺入，深度以患者出现酸胀感为度，多数为2～3cm；后采用“纵向切割、横向摆动”的方式剥离松解3～4次后出针。每周1次，共治疗2次。仰卧拔伸疗法：患者卧位于治疗床上，术者立于患者头部，拇指置于患者颈后，先对背部肌肉进行揉、按，再使用大拇指指腹弹拔项背肌肉，方向与肌肉走向垂直，直至肌肉完全放松为止；术者用其中一手将患者枕部托起，另一手扶患者下颌部，缓慢拔伸，使患者颈椎完全处于放松状态，并在拔伸状态下将患者头部分别向两侧旋转，注意用力要轻、手法要稳、操作要协调，切忌用力过度；后采用揉、滚等手法放松项背肌肉。每日1次，连续治疗5日后休息2日，共治疗2周。治疗60例，总有效率为91.67%。

霍敬贤[31]采用针刀配合手法整复治疗椎动脉型颈椎病。针刀操作：患者俯卧低头位，消毒后根据影像学诊断确定病变颈椎节段，取节段棘间、双侧关节突关节囊、肿胀部位或压痛点，用甲紫标记，酒精和碘酒消毒术区后选择合适针刀，于定点处垂直刺入，在深入至病变组织层时，给予纵行、横行切割和摆动，一边松解一边深入，患者有酸胀感即可停止。出针刀后用创可贴覆盖伤口。手法整复治疗：针刀治疗后患者俯卧，下颌和床头边缘平齐，助手双手挽住患者肩部，术者在床头边缘垫薄枕，让患者下颌勾住薄枕处，术者左手托扶患者下颌，右手置于后枕部，并向患者头顶偏下方下压后枕部，和助手对颈后部位进行对抗牵引。术者将患者下颌部牢牢托住，使下颌内收，术者右手下压牵引1～2分钟后，加大力度，对后枕部弹压1～2次。每周治疗1次，连续治疗3次。治疗共40例，显效27例，有效10例，无效3例，总有效92.5%。

高永斌[32]用针刀疗法结合手法治疗椎动脉型颈椎病60例。针刀治疗：告知患者俯卧头位，根据患者的情况寻找压痛点，并标记，常规消毒。应用利多卡因进行局麻。①棘突及两侧治疗。使用4号无菌的针刀，刀口线和纵轴平行，进针角度垂直，待患者出现酸胀感，收紧感时进行剥离，先行纵行剥离，再进行横行剥离，对于结节可进行切割2～3刀，横行疏通2～3刀，如果患者伴有黏连，可以刀锋横行挑铲两次。②横突前结节及后结节治疗。在患者胸锁乳突肌前缘使用拇指由轻至重推开浅层的软组织及患者颈总动脉，找到横突前结节，并进行固定，再紧贴拇指尖处刺入，直至患者前结节骨面，纵行切割2～3刀，横行疏通2～3刀；在胸锁乳突肌后缘找到横突后结节，方法同上。推拿手法：告知患者端坐，操作者站在患者身后。应用双手掌，自前额至枕部轻柔提捏3次，并放松，再使用双手拇指、食指及中指提捏患者颈部，以充分松解患者头夹肌、颈夹肌及肩胛等，时间2～3分钟。再者，操作者双手拇指做出八字状，推按发际至第7颈椎棘突两侧，次数约10次，并使用食指点按患者肩井穴、曲池穴、内外关穴等，次数约10次。然后嘱患者头枕不靠于患者胸部，操作者一手将患者头部固定，一手托颌向上慢慢牵引，此外，一手大拇指紧紧抵住棘突，向上提拉颈椎时并慢慢向左右旋转头部，此时会发出弹响声。最后，点按患者风池、百会、太阳、上星等穴位，两拇指并向两侧推患者印堂穴，次数5次，双手十指由额部向头枕部并向头顶两侧平推，次数3次，完毕。1次/天。两个疗程，1个疗程为10次。

石海斌[33]采用针刀疗法结合手法治疗椎动脉型颈椎病36例。采用针刀治疗：患者取俯卧低头位，根据症状体征并参考影像学等检查资料，仔细寻找阳性反应物及压痛点，甲紫逐一标记，常规皮肤消毒。先用2%利多卡因作局部麻醉，每个点注射约1ml。①棘突及棘突两侧治疗：用一次性4号无菌针刀，刀口线与颈纵轴平行，垂直进针，以患者酸胀感、收紧感时剥离，先纵剥后横剥，遇有结节切割2～3刀，横行疏通2～3刀，若有粘连者，则以刀锋横行挑铲2次。②横突前结节及后结节治疗：于胸锁乳突肌前缘用拇指由轻到重，推开浅层软组织及颈总动脉，寻找横突前结节，拇指尖紧压固定横突前结节，紧贴拇指尖刺入，直至前结节骨面，纵行切割2～3刀，再横行疏通2～3刀；拇指在胸锁乳突肌后缘触摸并固定横突后结节，余方法同前结节。针刀每个疗程只进行1次。手法治疗：患者端坐矮凳，医者站其后。嘱患者放松，配合治疗。首先用双手掌由前额向枕部轻揉3遍放松，再用双手拇、食、中指提捏颈部充分松解头夹肌、颈夹肌、斜方肌和肩胛提肌2～3分钟。再以双手拇指呈八字状由发际至第七颈椎棘突两侧推按10次，食指点按曲池、肩井、劳宫、内外关等穴10余次；再让患者头枕部靠于术者胸部，一手固定头部，一手托颌向上缓慢牵引，另以一手大拇指紧抵棘突，向上提牵颈椎时并向左右缓慢旋转头颈部，有时可发出弹响声。最后点按上星、太阳、风池、百会、天宗、大椎等穴位，双手拇指向两侧分推印堂穴5次，再双手十指由额部向头枕部并向头顶两侧平推3次，手法毕。每天1次。痊愈8例，显效10例，有效15例，无效3例，总有效率91.7%。

王亮[34]用针刀结合卧位平衡手法治疗椎动脉型颈椎病。①针刀治疗。患者俯卧低枕位，在枕下项线上选 5 点，即枕下项线与后正中线的交点、在枕下项线上沿该点左右旁开 2cm、4cm 各 4 个点；C_2～C_6 棘突上及各棘突旁开 1.5～2cm 选压痛点。定点后，皮肤常规消毒，铺无菌洞巾，选汉章牌 4 号针刀，枕下项线上各点进刀时，刀口线与肌纤维走向平行，直刺达骨面，纵切横剥 2～3 刀，再将刀柄旋转 90°，沿骨面铲切 2～3 刀；棘突及棘突旁各疼痛点进刀时，刀口线与肌纤维走向平行，纵切横剥 2～3 刀，出刀时，各点压迫 2～3 分钟，贴创可贴。操作时刀口切勿离开骨面，以免造成神经血管的损伤。②卧位平衡手法治疗。第 1 步颈部放松手法，患者俯卧位，术者站患者侧方，先用按揉、拿捏法放松颈部肌群 3～5 分钟，然后用拇指弹拨双侧斜方肌、肩胛提肌、冈上肌、冈下肌各 2～3 分钟。然后点按双侧风池、颈百劳、肩井、肩外俞、肩中俞、天宗、阿是穴各 2 分钟。第 2 步“仰卧位手法调整法”，患者仰卧位，医者站于床头侧。一手托住患者枕部，另一手托住患者下颌部顺势拔伸牵引，同时在生理活动范围内左右旋转，幅度由小到大，在旋转到有阻碍时，托患者枕部的手指抵住偏歪棘突，顺势给予一可控制的轻微扳动，手下有滑动感效果更佳，然后把头部放到中立位。结果：治疗 60 例，痊愈 16 例，显效 33 例，有效 10 例，无效 1 例，总有效率 98.3%。

任耀龙[35]采用针刀结合推拿手法治疗椎动脉型颈椎病。①针刀治疗：患者取俯卧位或侧卧位，根据临床症状和体征确定压痛点并做相应的标记。消毒后采用 1%的盐酸利多卡因进行局麻。局麻后以 4 号针刀纵向进针并到骨面，然后沿着骨面走向，先做纵向切割，再做横向剥离，长度 3～4mm，多次刺入后可出针。出针后压迫止血 5 分钟，止血贴覆盖。1 周 1 次。②推拿手法治疗：患者取坐位，站其背侧，采用轻法按揉、拨法、㨰法等方法放松肩颈部痉挛肌肉，同时点按风池、风府和颈部夹脊穴。待肩颈部的肌肉放松后，在肩部和颈椎处寻找压痛点，并进行稍重手法的按揉和点拨，然后再以㨰法和揉法放松肌肉，重复做 3～6 组，待出现局部热胀感即可。用肘部将下颌托住，同时用食指和拇指按压风池穴，并将头部固定。向上轻拔颈椎 3～5 次。最后，以㨰法再次放松肩颈部肌肉。1 日 1 次。连续治疗 4 周。结果：治疗 34 例，痊愈 8 例，显效 14 例，有效 9 例，无效 3 例，总有效率 91.18%。

张忠文[36]用针刀结合推拿手法治疗椎动脉型颈椎病。针刀治疗法：患者取俯卧位，用手触摸其颈肩部，探寻压痛敏感点位置，并使用甲紫药水进行标记，对皮肤常规消毒后，使用利多卡因注射液局部麻醉，在无菌条件下，取一次性针刀，顺肌纤维方向，垂直于皮肤平面进针刀，至其病变软组织后，纵行疏通、横行剥离，感觉针刀下有松动感即可出针刀。对针孔压迫止血后，贴创可贴 1 天，每周治疗 1 次，连续治疗 2 周。推拿手法：患者取仰卧体位，指导其充分放松颈部，先对左、右两侧颈椎肌肉与起点进行轻揉，随后于患者的肩背部进行提拉、分筋理筋等手法操作，并对胸锁乳突肌、菱形肌及斜方肌等部位进行揉按、弹拨等操作，尽量保持力度均匀，每次治疗 15 分钟，1 次/天，1 周为 1 个疗程。结果：治疗 50 例，治愈 20 例，显效 16 例，有效 10 例，无效 4 例，总有效率 92%。

修忠标[37]用小“T”针刀松解配合手法治疗椎动脉型颈椎病。针刀松解方法：俯卧低头位。横线为 5 个点，中点为枕外隆凸，在上项线上向两侧各旁开 2.5cm 处为 2 个点，再向外各旁开 2.5cm 处为 2 个点。这 5 个点为项韧带、头后大直肌、头后小直肌及头上斜肌的止点。竖线为 2 个点，分别松解头后大直肌、头后小直肌及头下斜肌的起点。将选定的治疗点用记号笔标明。消毒：在施术部位，用活力碘消毒2遍，然后铺无菌洞巾，使治疗点正对洞巾中间。用 1%利多卡因局部浸润麻醉，每个治疗点注药 1ml。横线 5 点松解：第 1 支针刀在枕外隆凸定点：刀口线与人体纵轴一致，针体向脚侧倾斜 45°，与枕骨垂直，术者拇指贴在上项线枕外隆凸的头皮上，从拇指的背侧进针刀，针刀到达上项线骨面后，调转刀口线 90°，铲剥 2～3 刀，范围不超过 0.5cm，然后提针刀于皮下组织，向左右成 45° 角分别达上项线下 1cm，铲剥 2～3 刀，范围不超过 0.5cm。其余 4 处针刀松解参照第 1 支针刀操作方法。竖线 2 点松解：刀口线与人体纵轴一致，针刀体向头侧倾斜 45°，于寰椎后结节成 60° 角，针刀直达寰椎后结节，在骨面上提插 2～3 刀。剩余针刀操作与本操作方法相同。手法：针刀松解结束后，患者坐位，先行颈部理筋充分松解颈部软组织，然后嘱患者仰卧在诊断床上，头颈伸出床沿，术者坐于患者头侧对颈部沿身体纵轴方向进行持续牵引（1～2 分钟）。接着在 C_2 以下部位尽可能不参与活动情况下，徐徐将患头前屈、后仰及侧屈活动，并在位至极度时略加微力钝挫一下，若觉手下有移位感，听到“咔哒”声响，且患者症状减轻，头部活动自如，即复位成功。每周 1 次，共治疗 3 次，术后指导患者行颈部功能锻炼，每天不少于 30 分钟。结果：治疗 45 例，治愈 31 例，有效 11 例，无效 3 例，有效率为 93.33%。

桑茂生[38]采用手法复位联合针刀治疗椎动脉型颈椎病。针刀治疗：①针刀刀具应该选择 1 只小号针刀以及一只 5ml 的一次性注射器。②选择治疗时所需药物，利多卡因 3ml，生理盐水 3～5ml，天麻素注射夜 2～4ml，川芎嗪注射液 80μg，维生素 B_{12}1500μg。③操作：第 1 疗程，首先将患者取俯卧低头位，取 9 个压痛点，用甲紫药水进行标记。同时对患者进行局部麻醉，然后纵向将针刀插入病变部位第一点，在掌握好深度的基础上进行纵向剥离，一直到针下出现松懈感时进行横向剥离，其距离＜0.05cm。然后提针至患者皮下 45° 左右各铲 2～3 刀之后，留针。在依次对棘下进行剥离 3 点之后，对旁开的 6 点进行剥离，最后对患者进行横向剥离，在剥离的过程中要注意深度、力度以及角度，一直到 9 点全部剥离完毕之后，用无菌纱布按住患者的手术部位，拔出针刀。第 2 个疗程，对患者的 9 点部位进行松解，但范围以及幅度变小，在触及骨面上铲剥 2～3 刀即可。手法旋转复位治疗：指导患者取俯卧位，操作者在患者项背部实施推、拿、按、压等手法操作，以促使肌肉完全放松；然后指导患者取侧卧位、头前屈 25° 左右，操作者一手拇指按压在患椎偏斜的棘突上作为定点；而另一只手则托住患者的后枕部进行提伸并进行转动，当转动到最大的角度时，双手同时用力可听到复位弹响声，则说明复位成功，一次不成功者，隔日可继续进行复位 1 次，每周 1 次。两组患者均在 21 天之后对其疗效以及临床情况进行观察分析。结果：治疗 41 例，治愈 35 例，显效 3 例，好转 1 例，无效 2 例，有效率为 95.12%。

蒋理云等[39]采用脊柱短杠杆微调手法结合针刀治疗椎动脉型颈椎病。患者取坐位，医者立于其侧后方，①拿揉风池穴 1 分钟；②按揉或拿捏颈椎两旁的软组织，自上而下，反复多次；③㨰或配合按揉颈项部，以放松颈部软组织；④于颈项部压痛点施拨筋手法；⑤最后施脊柱短杠杆微调手法：患者仰卧于治疗床上，颈部肌肉放松，医者站于其头端，以与患者同侧之拇指顶住患者患椎之横突外侧，手掌则托住患者枕部，以对侧手掌托住患者下颌，前臂则置于患者对侧面部和颞部。先将患者头颈纵向拔伸片刻并慢慢侧屈至 15° 左右，觉患者颈部肌肉充分放松，再突然扩大头颈侧屈运动，幅度为 3～5°，同时拇指向内侧顶推患椎横突，即可复位。上述手法每次治疗 15 分钟，7 次为 1 疗程。针刀松解治疗：患者俯卧位，术者站在患者头侧，用手触摸患者颈肩部，寻找压痛点，作好标记，常规皮肤消毒，以配置好的药液每点注射 1～2ml 作局部阻滞麻醉：①枕外隆凸至乳突尖连线的中、外 1/3 交点处，约为枕外隆凸下方 3cm 旁开 2～3cm 处触及明显压痛点，用甲紫做标记，左手拇指压迫固定位置，右手用 4 号针刀由外下方斜向内上方对准枕骨上项线刺入，由外上向外下方贴枕骨膜线面纵向分离松解，再由外向内横行松解后出针，压迫止血；在枕骨大孔上下左右针刀切割时，要注意刀下感觉，分清所切割的是那块肌组织，进针的深度，切勿入枕骨大孔；枕大、枕小神经区分离时要小心，在操作时要经常询问患者感觉，如头部有麻木放电感应停止；②棘突旁开 2cm 左右进针，刀刃平行项韧带刺入，针与棘突平行，进入到达横突骨面后，刀尖滑向横突末端，针体向前外侧倾斜，在末端粘连处纵向切割 3～4 刀，再分离 3 下，使针刀方向调整至 80°～90°，针头向前下方倾斜 15°～20°，横切横突间韧带，方向由外向内，3～4 刀后出针；③枢椎棘突位置定好后，注入药液 1ml，针刀刺入棘突达骨面，向两侧划拨后出针压迫止血；④通过大椎穴定位好颈 6～7 的椎旁肌，针刀由外下斜向内上方刺入，松解粘连的椎旁肌；⑤标记好肩背部的压痛点，针刀进入达到肌筋膜后，松解斜方肌、肩胛提肌、冈上下肌。依据病情每隔 7 天再做 1 次，共 3 次。结果：治疗 30 例，治愈 16 例，好转 8 例，无效 6 例，有效率为 80%。

薛贵君等[40]采用针刀配合旋扳手法治疗椎动脉型颈椎病 78 例。患者卧位或坐位，在枕后腿弓中点及两侧、双侧乳突寻找压痛点和激痛点作为治疗点，常规消毒、麻醉，选择 4 号针刀，刀口线与肌纤维走行方向或棘突顺列平行，按照针刀四步进针法进针，刀体与皮面垂直刺入皮下，缓慢匀速摸索进刀，直达针体涩滞处或结节条索或关节囊，纵行切割 3～6 刀，调转刀口线 90 度，横行切割 1～2 刀，感觉针刀下松软组织弹性和张力与正常组织相近出刀。针刀术后给予患者颈部斜板法手法治疗，每隔 7 日 1 次，3 次为 1 个疗程。本组治疗病例，治愈 70 例，好转 8 例，治愈率 89.75%。

李雪峰等[41]采用针刀松解协同手法整复椎动脉型颈椎病 60 例。患者低头俯卧位，根据 X 线片标记以枕外隆凸为中点，上项线两侧旁开 2.5cm、5cm，C_2～C_7 棘突顶点，C_3～C_6 棘突顶点两侧旁开 1.5cm 的体表定位，消毒、铺巾，每点注入 1%利多卡因 1ml。使用汉章牌Ⅰ型 4 号针刀，严格按照四步进针法，出针后消毒棉球按压止血，刀口贴创可贴，患者休息 20 分钟后无不适给予手法整复：取坐位，先揉按、弹拨肩部及颈后肌群 5～10 分钟使之放松，结合 X 线片以扳、推、顶加拔伸、旋转等整脊手法纠正偏歪错位的颈椎节段。每隔 5 天治疗 1 次，3 次为 1 个疗程，1 个疗程后评定疗效。研究表明：针刀松解协同手法整复可显著改善患者的症状、体征及椎-基底动脉血流动力学情况，为椎动脉型颈椎病一种良好的治疗方法。

罗青锋等[42]采用针刀松解术结合脊柱调衡治疗椎动脉型颈椎病 20 例。患者取坐位或俯卧位，在颈部治疗点共 6～8 个点，用甲紫药水做标记，常规消毒，铺无菌洞巾，戴消毒手套。刀口线与颈部肌纤维、血管、神经走向平行，垂直快速刺入，待患者出现酸、沉、胀感时，每点纵行剥离 3 刀，横行摇摆 3 刀，退出针刀，贴创可贴。脊柱调衡：患者俯卧床上，双手自然置于身体两侧；医者先施四指推法、揉法于颈项正中线各棘突到大椎穴，然后施揉法于夹脊与胸锁乳突肌后缘，以达松筋之效。嘱患者放松颈部后转向左侧，头后仰 15°～30°，医者以左手拇指向左施力推顶第七颈椎横突，其余四指施力托顶下位颈段，医者右手置于患者头颞部向右施力，双手协调配合反向施力，在头转至较大幅度时，稍加有限度的闪动力，多可听到关节复位时弹响声，对侧亦同此术。每5日1次，2次1个疗程，疗程间休息1天，治疗2个疗程。20例患者中，治愈14例，显效3例，好转2例，无效1例，总有效率95%。

罗永宝等[43]采用针刀松解术结合传统中医推拿治疗椎动脉型颈椎病40例。患者俯卧位，充分暴露后颈部，确定治疗点，用甲紫做标记。常规皮肤消毒，铺无菌孔巾，戴无菌手套。采用汉章牌Ⅰ型4号针刀，严格按照四步进针规程进针刀，以上各点出针后先用无菌纱布稍加压迫，再用创可贴覆盖。每周1次，3次为1疗程，观察2个疗程。传统中医推拿：患者端坐，术者站于患者背后。用指端于风池、风府穴施用按、揉等手法，3分钟；用㨰法、拿法施于肩井穴，3分钟；用拇指罗纹面于双侧太阳穴施用环揉手法，3分钟；点按百会、翳风穴，3分钟；结合按、揉、㨰手法作用于颈项肩背部，待肌肉放松后，行颈椎关节拔伸手法，3分钟。每周2次，6次为1疗程，观察2个疗程。40例患者中，痊愈16例，显效10例，好转12例，无效2例。

闫海义[44]采用针刀配合温胆汤治疗椎动脉型颈椎病。针刀治疗：患者取俯卧位，取天柱、完骨，用75%乙醇消毒处理，局部注射1%利多卡因进行麻醉，用Ⅰ型4号针刀，纵行进针，逐层切开皮肤及肌肉组织，触及关节突或棘后韧带后剥离粘连组织、松解筋膜，针刀于骨面上铲剥时感觉无明显阻力则表明粘连组织已完全剥离。温胆汤治疗：茯苓15g，半夏12g，葛根20g，竹茹10g，枳实12g，陈皮10g，生姜9g，天麻6g，羌活6g，炙甘草9g。气血亏虚加川芎10g，黄芪10g；肝阳上亢加石决明10g，钩藤9g。1日1剂，水煎取汁，分2次服用，治疗2周为一疗程。结论：治疗36例，针刀配合温胆汤治疗椎动脉型颈椎病疗效显著。

林卓鹏等[45]采用针刀配合温胆汤治疗椎动脉型颈椎病。患者采取针刀配合温胆汤治疗，针刀操作方法：拟取天柱、完骨为主穴，配以退行性变明显（椎间孔狭窄或项后韧带钙化）的相应颈椎棘突间和相应颈椎段夹脊穴。患者采用俯卧位，手术位置采用无菌划线笔作好标记，用2%碘酒消毒和75%乙醇脱碘2次后，戴手套，盖上小洞巾，并局部麻醉，局麻药物为1%利多卡因注射液，在每个标记点各注射1ml局部浸润，选用Ⅰ型4号针刀，按照四步进针规程进针，针刀在相应穴位上快速纵行进针，逐层松解分离，纵行切割3～4刀，针柄摆动1～2下，调转刀口线90°。横行切割2～3刀，针柄摆动1～2下，当进针1.5～3.0cm时，即可触及关节突或棘后韧带，可在骨面和韧带上、下、前、后、铲切，有突破感即停，深度≤0.5cm，当感到针刀于骨面上铲剥时感觉无明显阻力，表示术位粘连的肌纤维和软组织已经铲切剥离。拔出针刀后迅速按压术口5～10分钟，创可贴覆盖，1次/周，2次治疗为1个疗程。给予患者服用温胆汤，温胆汤组成：半夏10g，陈皮10g，竹茹10g，茯苓15g，生姜10g，枳实10g，天麻5g，炙甘草10g，葛根20g，羌活5g。肝阳上亢加钩藤、石决明平肝潜阳；气血亏虚加北芪、川芎益气行血；5剂/次，2次为1个疗程。共治疗40人，总有效率达95%。

刁虹[46]采用针刀结合中药治疗椎动脉型颈椎病60例。中药方剂：葛根19g，丹参19g，天麻8g，红参8g，川芎8g，威灵仙8g，法半夏6g，全蝎6g，蚁蛇1条。上药研蜜为丸，每丸10g，共21丸，3次/天，1丸/次，1周为1疗程。②患者俯卧位，确定头上斜肌与头后大直肌处压痛点；用 0.5%利多卡因局麻后以针刀纵向进针并到骨面，在骨面上做切割剥离 4～5 刀。两组患者治疗时间均为 4 周。60 例患者经治疗后，显效 39 例，有效 17 例，无效 4 例，总有效率 88.33%。

陈影霞[47]采用针刀配合苦碟子注射液治疗椎动脉型颈椎病。采用苦碟子注射液 40ml+0.9%氯化钠溶液 250ml，1 次/天，静脉滴注，连用 3w。在此基础上联合针刀治疗，具体操作如下，定点：针刀疗法：取穴 $C_{2\sim7}$ 棘突双侧旁开 1.5～2.5cm 找阳性反应点；枕部上项线与下项线平行中线上找阳性反应点；肩井部、肩胛骨内侧缘阳性反应点；一次定 4～8 个点。取位：患者取坐卧位，头前屈 45°；针刀操作：用 1%～2%利多卡因在治疗点局部麻醉，注意不能超过最大剂量，依据不同部位调整刀口线方向、针刀手法。1 次/周，3 次 1 疗程。结果：治疗 19 例，治愈 5 例，显效 10 例，有效 3 例，无效 1 例，有效率为 94.7%。

王旭东等[48]采用疏血通配合针刀治疗椎动脉型颈椎病。疏血通注射液 8ml 加入 0.9%氯化钠注射液 250ml 中静脉注射，1 次/天。针刀治疗：5～7 天 1 次，共治疗 2～3 次。患者俯卧位，定点头后大直肌与头上斜肌止点至枕外隆凸旁开 2cm、再向下（2.5±0.5）cm 的范围内左右各定 1 点。头后大直肌与头下斜肌起点至 C_2 棘突外侧骨缘，左右各定 1 点。$C_{3\sim4}$ 棘突间定 1 点、左右旁开（2.5±0.5）cm 范围内即关节突关节各定 1 点，共 7 点。操作步骤：①头后大直肌与头上斜肌止点：刀口线与颈椎纵轴平行，刀体与项下部皮肤约成 20° 角、与枕骨下项线骨面垂直，快速刺入皮肤，直达骨面，纵行疏通剥离，对刀下发紧、有软组织明显病变者，可将刀口线调转 90°，纵切 2～3 刀，刀下有松动感后出刀。②头后大直肌与头下斜肌起点：刀口线与颈椎纵轴平行，刀体与 C_2 棘突外侧骨缘垂直，快速刺入皮肤，直达 C_2 棘突外侧骨缘骨面或稍浅，行纵行疏通剥离，刀下有松动感后出刀。③棘突间点：刀口线和脊柱纵轴平行，深度 1cm 左右，当刀下感到坚韧，患者诉酸胀感时，即为病变部位，先纵行剥离 1～2 刀，再将针体倾斜和脊柱纵轴成 30° 角，在棘突上缘，沿棘突矢状面纵行剥离 1～2 下，出刀。④关节突关节点：刀口线与躯干纵轴平行，刀体与关节突骨面垂直，快速刺入皮下，直达颈椎关节突关节或稍浅，纵切或横切疏通剥离，切开 1～2 刀即可。配合治疗区域：可在选用颈七刀的基础上，配合医学点位进行治疗。双侧肩胛内上角：肩胛提肌 4～6 点，主要肩胛提肌的粘连。结果：治疗 32 例，治愈 17 例，显效 9 例，有效 4 例，无效 2 例，有效率为 93.7%。

周玲[49]用针刀联合常规疗法治疗椎动脉型颈椎病。实施药物支持、牵引和颈椎制动 3 种常规治疗。20ml 复方丹参注射液加 250ml 甘露醇注射液静脉滴注，每周 1 次。牵引：牵引重量约为 3kg，每次 25 分钟，每周 2 次。颈椎制动：石膏颈托固定颈椎，白天佩戴，休息时可取下，1 周 1 疗程。针刀治疗：根据颈椎病治疗的部位可取坐位、俯卧位或侧卧位，采用 1%～2%利多卡因 5～10ml 进行局部浸润麻醉。操作医生一手捏住针刀的针柄，另一手扶持针体，由定位点处刺入皮肤，刀刃方向与皮纹平行，进入皮下后转动针体，使肌纤维走向与刀刃方向平行。进针深度根据具体颈椎部位而定，可抵达关节囊、肌肉、骨面等部位。沿肌纤维或骨面走行方向先纵行切割，再横向剥离，经过数次刺入之后即可出针。以方纱或消毒棉球局部压迫 3～5 分钟，一次性无菌敷贴覆盖针口，密切观察治疗后患者情况，嘱患者平卧休息 30 分钟。每周 1 次，1 周为 1 疗程。

连续治疗 3 疗程。结果：治疗 53 例，痊愈 38 例，有效 12 例，无效 3 例，有效率为 94.34%。

钟荣安[50]综合治疗椎动脉型颈椎病 70 例。综合治疗：颈椎牵引，1 次/天，1 个疗程 1～2 周；理疗，如中频脉冲治疗、TDP 治疗，疗程 1～2 周；口服和/或静脉使用肌松剂、椎动脉扩张剂等，通过非手术治疗松弛缓解颈部软组织痉挛、改善颈椎生理弯曲和微循环联合采用针刀对颈肩部腧穴松解治疗，通过治疗使得患者气血整体改善，且经络变得畅通，同时还要减轻患者肌肉紧张度，使得患者颈椎部位曲度降低。在治疗后期还要同时运用推拿手法，使得患者颈部以及肩部等肌肉不再紧张。要注意穴位选择，主要选择的穴位有患者的魄户穴以及脑空穴；还有患者的大椎穴位、风府穴位以及夹脊穴位；另外还有患者的天宗穴位、风池穴位以及肩井穴位。在每次治疗过程中都要进行一组穴位合理选择，同时可以进行另组穴位辅助配合。还要做好设备消毒准备和麻醉准备，使用专用针刀进行松解治疗，要使得刀体和患者穴位部位保持垂直，要在患者纵轴平行方向进行操作，严格按照进针刀要求进行骨面操作，然后进行纵行疏剥，等到产生松动感觉之后再出刀，出刀之后进行止血操作。另外对于其他穴位，要使用针刀进行患者肩胛内上角骨面操作。每次治疗间隔时间为 3～5 天，每个疗程治疗 2 次。结果：治愈 64 例，好转 5 例，无效 1 例，临床总有效率为 98.6%。

吴艳荣[51]采用水针刀配合手法复位治疗椎动脉型颈椎病。选取 133 例椎动脉型颈椎病患者随机分为治疗组和对照组，治疗组使用水针刀配合手法复位治疗，对照组使用牵引配合手法复位治疗。水针刀治疗方法：①药物的配制：利多卡因 3ml，生理盐水 3～5ml，天麻素针 2～4ml，川芎嗪针 80μg，维生素 B_{12} 1500μg。②刀具选择：选取中号或小号圆刃水针刀 1 只，20ml 一次性注射器 1 只。③治疗点的选择：上项线外 1/3，肌筋膜附着处结节压痛点，棘突结节椎枕肌附着压痛点、C_1 横突处。④操作：按水针刀“一明二严三选择”的规程，结合 CT 或 X 线片所示，患者取坐位或俯卧位，按水针刀三刀法定位。a 刀：颈 1 横突，椎枕肌及颈部携带附着点；b 刀：颈 2 棘突，椎枕肌项韧带附着点；c 刀：枕腱弓中点，枕筋膜附着点。用甲紫药水做标记，常规消毒，铺无菌洞巾，戴消毒手套，10ml 一次性注射器抽取松解液 6～9ml，刀锋与颈部肌纤维、血管、神经走向平行快速进针，逐层切开分离，待患者出现酸、沉、胀感时，回抽注射器无回血，旋转分离，注药 3ml，快速出水针刀，贴创可贴。每周 2 次，3～5 次为 1 疗程。对照组针灸、水针注射双侧风池、阿是穴，配合卧位牵引，每周 3 次，3～5 次为 1 疗程。两组患者均 21 天后统计疗效。结果：治疗组在治愈率、血流变上与对照组的差别有显著性意义，治疗组疗程与对照组的差别也有显著性意义。

马红炜等[52]采用松解微调法对椎动脉型颈椎病进行治疗。对椎动脉型颈椎病患者 80 例按就诊顺序分为松解微调法组和针灸治疗组各 40 例。松解微调组：术前对颈椎存在侧方、前后、旋转、俯仰错缝位移的节段及颈部压痛点进行精确定点定位，以甲紫标示为进针刀点。患者取俯卧位，颈部常规消毒、铺巾、进针点局麻，以Ⅰ型 4 号针刀进行微创松解。对产生错缝位移节段的关节突关节囊，在患椎棘突根部两侧取两点作为进针刀点，针体与人体矢状面约成 45°，刀口线和人体纵轴平行刺向椎弓板，当刀锋刺达骨面后，沿骨面向侧方滑动。当感觉刀锋遇到坡状骨性阻挡时，说明已至椎骨的上关节突，沿坡面略微上移，即可探及关节间隙。旋转针体使刀口线与关节间隙平行，切开关节囊 2～3 刀，即可拔出针刀。患椎下位关节突关节囊松解，方法同上。另外还要松解局部压痛点，在局部压痛点为进针刀点，针体与人体皮肤表面垂直刺入，“十”字切割松解拨离黏连肥厚的韧带肌肉，感针刀下阻力减小、松动，即可拔出。按压治疗点片刻，创可贴贴覆伤口，伤口禁水 3 天以防感染。针刀松解后即刻行微调手法。结果：2 组治疗前眩晕症状积分比较差异无统计学意义；2 组治疗前后眩晕症状积分自身比较差异有统计学意义；2 组治疗后组间眩晕症状积分比较差异亦有统计学意义；2 组治疗后椎-基底动脉收缩期最大流速比较差异有统计学意义。

蔡少康等[53]采用针刀整体松解术治疗椎动脉型颈椎病 60 例。治疗组、对照组各 30 例。治疗组采用针刀治疗。操作方法：根据针刀医学对该病的病理构架及病机的认识，采用颈部“T”形针刀整体松解术。患者俯卧低头位，横线 5 点以枕外隆凸为中点定点，分别在上项线两侧旁开 2.5cm 各定 1 点，再向外旁开 2.5cm 各定 1 点；竖线 5 点分别是 C_3～C_7 棘突顶点。常规消毒后使用 1%利多卡因局部浸润麻醉，每个治疗点注药 1ml。选择 I 型 4 号针刀。横线 5 支针刀操作方法基本相同，术者刺手持针刀，按针刀 4 步进针规程进针刀，刀口线与人体纵轴一致，刀柄向脚侧倾斜 45° 角，与枕骨垂直，押手拇指贴于枕外隆凸的头皮上，从押手拇指背侧进针刀，达枕骨骨面后调转刀口线 90°，紧贴骨面铲剥 2～3 刀，范围不超过 0.5cm。然后提针刀到皮下组织，向左右呈 45° 角分别到上项线下 0.5cm 处铲拨 2～3 刀，范围不超过 0.5cm。枕外隆凸两侧 4 点针刀松解方法与第一支针刀操作。竖线针刀操作方法：术者刺手持针刀，根据针刀 4 步进针规则，刀口线与人体纵轴一致，针刀柄向头侧倾斜 45°，与棘突呈 60° 角，针刀到达棘突顶点骨面，纵疏横剥 2～3 刀，范围不超过 0.5cm，后退针刀于棘突顶点上缘，将刀体逐渐倾斜与颈椎棘突走行一致，掉转刀口线 90°，紧贴棘突上缘向内切 2 刀，范围不超过 0.5cm。以切开棘突间韧带。每隔 5 天治疗 1 次，治疗 3 次后评定疗效。对照组采用电针治疗。结果：治疗组 30 例中，愈显率 96.6%，对照组 30 例中，愈显率 83.3%。针刀整体松解术治疗椎动脉型颈椎病疗效显著，且明显优于电针治疗，在双侧椎动脉的“血流峰速度”的改善方面具有极显著性差异；血流量指标中也具有极显著性差异。

参考文献

[1] 陈南萍，韦丽丽，陈士勇，等．小针刀结合推拿手法治疗 CSA 的临床观察［J］．中国医学工程，2013，21（10）：5-6.

[2] 张森发．小针刀疗法结合半夏白术天麻汤治疗椎动脉型颈椎病临床效果［J］．中国实用医药，2018，13（10）：131-132.

[3] 孙云廷，宋新波，等．小针刀疗法治疗椎动脉型颈椎病的临床研究［J］．中华中医药学刊，2103，31（5）：1140-1141.

[4] 李采宁，洪文格，姚嗣会，等．小针刀治疗椎动脉型颈椎病 60 例［J］．吉林医学，2014，35（5）：1044-1045.

[5] 鄢卫平，王玉泉，柳直．旋牵手法配合针刀松解治疗椎动脉型颈椎病临床疗效观察［C］．北京：第十次全国整脊学术交流大会论文集，2014：36-37.

[6] 黄享．针刀疗法联合整脊术治疗椎动脉型颈椎病 92 例［J］．中国中医药现代远程教育，2013（21）：76.

[7] 黄蓉，彭志高．针刀配合穴位注射治疗椎动脉型颈椎病 40 例临床观察［J］．湖南中医杂志，2018（05）：107-109.
[8] 郑玉文，周明浩，彭育新，等．针刀配合中医正骨治疗椎动脉型颈椎病临床观察［J］．中国中医骨伤科杂志，2014（02）：55-56.
[9] 杨才德，鱼灵会，于灵芝，等．针刀枢椎棘突松解术对椎动脉型颈椎病疗效评价［J］．世界中医药，2014，9（1）：89-91.
[10] 黄劲柏，潘辉．针刀松解结合手法治疗椎动脉型颈椎病疗效观察［C］．佛山：第九次全国中医外治学术年会暨“耳穴诊疗技术防治疾病应用”学习班，2013：221-224.
[11] 王琳，刘方铭．针刀松解颈肩部腧穴治疗椎动脉型颈椎病 30 例［J］．吉林中医药，2013（07）：733-734.
[12] 马晓东，李文银，杨明庭，等．针刀松解配合杠杆微调法治疗椎动脉型颈椎病 40 例临床效果观察［J］．宁夏医科大学学报，2013（09）：1056-1057.
[13] 张娟，王刚，李海涛．针刀松解联合超短波照射辅助治疗椎动脉型颈椎病［J］．山东医药，2014（15）：74-75.
[14] 刘方铭，王寿兰，张燕，等．针刀松解颈周腧穴治疗椎动脉型颈椎病新方案的临床研究［J］．社区医学杂志，2014，12（13）：24-27.
[15] 聂彦阁．超微针刀疗法治疗椎动脉型颈椎病 126 例疗效观察［C］．北京：中国康复医学会疗养康复专业委员会第二十四届学术会议论文汇编，2014：347-348.
[16] 刁虹，李伟，王东，等．颈椎病 4 号方配合小针刀治疗椎动脉型颈椎病［J］．中国实验方剂学杂志，2014，20（14）：185-186.
[17] 马文慧，周钰，牛相来，等．龙氏正骨手法结合小针刀治疗椎动脉型颈椎病疗效观察［J］．西部中医药，2018，31（3）：105-106.
[18] 董攀．小针刀治疗椎动脉型颈椎病眩晕症的临床疗效研究［J］．医药前沿，2017，7（22）：65-66.
[19] 薛君平．小针刀治疗椎动脉型颈椎病临床观察［A］．基层医疗机构从业人员科技论文写作培训会议论文集［C］．中国中药杂志社，2015：52-54.
[20] 袁强，匡永兵，金龙．小针刀治疗椎动脉型颈椎病 56 例临床报道［J］．特别健康，2017，6（21）：240.
[21] 李敏，李开平，田弯弯．“川”字针刀松解术治疗椎动脉型颈椎病的临床观察［J］．中国中医基础医学杂志，2016，22（6）：841-843.
[22] 唐毅，张良兵．用小针刀疗法治疗椎动脉型颈椎病的效果探究［J］．当代医药论丛，2016，14（18）：24-25.
[23] 葛岩．中医微创小针刀疗法配合旋扳手法治疗椎动脉型颈椎病的临床效果观察［J］．中医中药，2018，16（1）：182-183.
[24] 梅斌，吴群，董晓俊．针刀治疗椎动脉型颈椎病临床观察［J］．湖北中医杂志，2015，37（4）：63-64.
[25] 安礼飞．用针刀松解术和穴位注射法治疗椎动脉型颈椎病的效果对比［J］．当代医药论丛，2016，14（8）：123-125.
[26] 王睿，罗华送，温伯平．针刀改善椎动脉型颈椎病眩晕症状临床观察［J］．浙江中西医结合杂志，2017，27（2）：125-128.

[27] 张永强．微创针刀治疗椎动脉型颈椎病 60 例总结及分析［J］．中国伤残医学，2017，25（2）：1-2．

[28] 郑雨．小针刀松解枕下三角结合颈椎牵引治疗椎动脉型颈椎病的临床研究［D］．郑州：河南中医药大学，2016：9-12．

[29] 邵礼晖，潘浩．小针刀配合中药药枕治疗椎动脉型颈椎病临床观察［J］．陕西中医学院学报，2015，38（1）：52-53．

[30] 祝晓忠，宾建萍，杨文祥，等．小针刀配合仰卧拔伸治疗椎动脉型颈椎病疗效观察［J］．按摩与康复医学，2015，6（10）：31-32．

[31] 霍敬贤．小针刀配合手法整复治疗椎动脉型颈椎病的疗效观察［J］．中国民间疗法，2017，25（9）：39-40．

[32] 高永斌．小针刀疗法结合手法治疗椎动脉型颈椎病 60 例临床疗效观察［J］．中外医疗，2017，37（1）：173-175．

[33] 石海斌．小针刀疗法结合手法治疗椎动脉型颈椎病 36 例疗效观察［J］．湖南中医杂志，2015，31（6）：86-88．

[34] 王亮，唐强，赵中才．小针刀结合卧位平衡手法治疗椎动脉型颈椎病临床观察［J］．实用中医药杂志，2016，32（8）：812-813．

[35] 任耀龙，黄景峰．小针刀结合推拿手法治疗椎动脉型颈椎病疗效分析［J］．实用中医药杂志，2017，33（5）：557-558．

[36] 张忠文，聂克勤，罗刚．小针刀结合推拿手法对 CSA 患者椎动脉与基底动脉血流动力学的影响［J］．中国实用神经疾病杂志，2015，18（15）：109-110．

[37] 修忠标，刘洪，刘晶．小“T”针刀松解配合手法治疗椎动脉型颈椎病临床观察［J］．辽宁中医药大学学报，2017，19（9）：16-18．

[38] 桑茂生，谭华，牟星．手法复位联合小针刀治疗椎动脉型颈椎病临床观察［J］．四川中医，2016，34（12）：182-184．

[39] 蒋理云，袁陈，腾袁，等．脊柱短杠杆微调手法结合小针刀治疗椎动脉型颈椎病的临床疗效研究［J］．医学信息，2015，28（43）：61-62．

[40] 薛贵君，高明，杨文欣．中医微创小针刀疗法配合旋扳手法治疗椎动脉型颈椎病［J］．世界最新医学信息文摘，2015，15（80）：143-144．

[41] 李雪峰，孙迎春，尚俊英．针刀松解协同手法整复对椎动脉型颈椎病的疗效探讨［J］．基层医学论坛，2017，21（5）：520-521．

[42] 罗青锋，李敏．针刀松解术结合脊柱调衡治疗椎动脉型颈椎病［J］．吉林中医药，2015，35（6）：632-633．

[43] 罗永宝，陶善平，汪健，等．针刀松解术结合传统中医推拿治疗椎动脉型颈椎病 40 例临床观察［J］．四川中医，2015，33（6）：166-168．

[44] 闫海义．小针刀配合温胆汤治疗椎动脉型颈椎病临床观察［J］．实用中医药杂志，2017，33（9）：1015．

[45] 林卓鹏，李少芳，黄振伟，等．小针刀配合温胆汤治疗椎动脉型颈椎病临床观察［J］．中国实用医药，2016，11（29）：190-192．

[46] 刁虹．中药与小针刀联用对椎动脉型颈椎病椎动脉血流的影响［J］．中医临床研究，2015，7（7）：

91-92.
[47] 陈影霞，廖东山，蔡小玲．小针刀配合苦碟子注射液治疗椎动脉型颈椎病疗效观察 [J]．现代诊断与治疗，2015，26（9）：2053-2054.
[48] 王旭东，张丽萍，王海东，等．疏血通配合针刀治疗椎动脉型颈椎病临床观察 [J]．中国煤炭工业医学杂志，2016，19（5）：669-672.
[49] 周玲．小针刀联合常规疗法治疗椎动脉型颈椎病临床观察 [J]．新中医，2016，48（1）：80-82.
[50] 钟荣安．70 例综合治疗椎动脉型颈椎病的疗效分析 [J]．深圳中西医结合杂志，2015，25（7）：128-130.
[51] 吴艳荣．水针刀配合手法复位治疗椎动脉型颈椎病 68 例疗效观察 [C]．北京：全国第三届针刀治疗膝关节病学术研讨会论文汇编，2013：80-82.
[52] 马红炜，顾常庆，李晓林，等．松解微调法对椎动脉型颈椎病的临床作用观察 [J]．宁夏医学杂志，2013，35（8）：708-710.
[53] 蔡少康，吴绪平，张照庆，等．针刀整体松解术治疗椎动脉型颈椎病临床观察 [J]．湖北中医药大学学报．2013，15（5）：62-63.

五、交感型颈椎病针刀治疗临床研究进展

王寿兰等[1]采用针刀松解颈周腧穴治疗交感神经型颈椎病 113 例。针刀操作：嘱患者俯卧位于治疗床上，低头、下颌内收，令其下颌部和床头边缘齐平，充分暴露项背部，于双侧脑空穴，双侧天宗穴和双侧曲垣穴，大椎穴和脑户穴处做标记，施术部位常规消毒，铺无菌洞巾，持Ⅰ型 4 号针刀于上述穴位进行针刀松解，严格按针刀疗法的四步进针法，刀口线与松解部位肌肉神经走行相一致。垂直皮肤进针，直达骨面进行松解，在相应肌肉附着点进行松解，出针刀压迫按压止血 3 分钟。无菌敷料贴敷，嘱其保持创口清洁干燥，防止感染。术后辅助使用颈曲灵调节颈椎生理曲度，每次 30 分钟，每日 2 次。结果：113 例患者经针刀治疗后，治愈 41 例，显效 45 例，有效 17 例，无效 10 例，总有效率 91.15%。

李科兰等[2]用针刀、温针灸联合治疗交感神经型颈椎病。患者采取坐位或俯卧位，对患者的枕骨下缘、椎旁、颈椎棘突、肩胛骨等部位确认痛点，然后采用记号笔标记 3～6 个最为明显的阳性痛点。常规消毒后，选取汉章 4 号针刀并将其棘间韧带、横突间韧带、关节囊、神经出口以及肌组织的张力点进行松解及剥离 2～3 刀，使针感向项、肩、臂部进行传导，并达到骨面，选取阳陵泉、丰隆、足三里、天井、风池、合谷等穴位，采用温针电针综合治疗仪对患者进行针灸，（也可在针柄上用艾条加热），每次留针 30 分钟，每 3 天针灸 1 次，1 个疗程为 3 次，治疗 3 个疗程。结果：治疗 39 例，痊愈 25 例，显效 9 例，有效 4 例，无效 1 例，有效率 97.4%。

陆玲霞[3]采用针刀配合埋线治疗交感型颈椎病 43 例。针刀操作：局麻下遵循无菌操作原则，选用一次性针刀、一次性注线针、可吸收缝合线。选取穴位：风府、风池、大椎、C_2 棘突、C_1 横突。根据骨性标志定位，用甲紫药水做标记，皮肤常规无菌消毒，铺无菌巾，戴无菌手套，取 0.5%～1%利多卡因在标点处，行局部浸润麻醉，深 0.5cm 左右，每点注射 2ml，左手持无菌敷料，按定点部位，固定皮肤，右手持已高压消毒的针刀垂直于皮肤进针，纵行剥离 2～4 刀。术毕按压止血。术后观察 15 分钟，7～10 天

一次，连续 2 次，每次取 4～5 个穴位，可轮流取穴。两次针刀治疗结束后 7～10 天，取 C_2 棘突、双侧 C_1 横突三个穴位，在无菌操作下，用一次性注线针将 3cm 长可吸收缝合线注入穴位。结果：43 例患者中，治愈 32 例，显效 9 例，无效 2 例。

杨智杰等[4]采用联合应用针刀和骶管冲击治疗交感型颈椎病。给予牵引、药物热敷和中频脉冲等常规综合治疗。①牵引：仰卧位床边枕颌牵引治疗，每日 2 次，每次 30 分钟，牵引重量为 4kg。②电脑中频和中药热敷：在患者阳性体征处治疗，每日 1 次，每次 30 分钟。2 周为 1 个疗程。③骶管冲击治疗：患者取俯卧位，常规消毒、铺巾。予利多卡因局部麻醉，取 9 号穿刺针与皮肤呈约 45° 自骶管刺入骶管裂孔，拔除针芯，回抽无脑脊液，选用 50ml 注射器将配制药液（药液处方：2%利多卡因 5ml、地塞米松 10mg、维生素 B_{12} 1mg，生理盐水稀释至 250ml）全部注入骶管内。根据病情治疗 1～2 次，2 次间隔 5～7 天。④针刀：以局部压痛点、结节或条索状物为治疗进针点，给予相关部位软组织松解、剥离；治疗 1～2 次，2 次间隔 1 周。结果：治疗 41 例，优 28 例，良 9 例，有效 3 例，差 1 例，优良率 90.24%。

参考文献

[1] 王寿兰，刘芳铭，王轶，等. 针刀松解颈腧穴治疗交感神经型颈椎病新方案的临床观察 [J]. 中国中医急症，2017，26（1）：138-140.

[2] 李科兰，艾双春. 小针刀、温针灸联合治疗交感神经型颈椎病临床分析 [J]. 临床医药文献杂志，2017，4（39）：7569.

[3] 陆玲霞. 针刀配合埋线治疗交感型颈椎病的疗效观察[J]. 世界最新医学信息文摘，2016，16(77)：301.

[4] 杨智杰，陈剑峰，杜建明. 联合应用小针刀和骶管冲击治疗交感型颈椎病的疗效 [J]. 江苏医药，2016，42（21）：2333-2335.

第十一章
颈椎病针刀术后康复保健操

“康复”这个词语来源于中世纪的拉丁语，其意是指“重新获得能力”。

20 世纪 90 年代，国际卫生组织对康复的定义为：康复是指综合协调地应用各种措施，最大限度地恢复和发展病者、伤残者的身体、心理、社会、职业、娱乐、教育和周围环境相适应的方面的潜能。

所以，“康复”一词的含义是强调患者本身的活动能力和发展患者的潜能，说明康复的意义是强调患者的主动能力。针刀疗法发明以来。在其四大基本理论的指导下，治愈了成千上万的慢性软组织损伤和骨质增生患者，对一些局部的软组织损伤及骨质增生性疾病，比如桡骨茎突肌腱炎、跟骨骨刺等，只需使用 1～2 支针刀进行一次闭合性松解就能治愈，于是，有的医生就片面地认为，针刀治疗疾病就是靠针刀扎几下就行了，不需要其他辅助措施，其结果是普遍存在针刀见效快，复发率高的现象，以至于医生和患者都承认针刀治疗有效，但在短时间内就会复发。造成这种现象的原因一方面是对慢性软组织损伤的病理机制认识不足，只把疼痛点当成针刀的治疗点，不清楚慢性软组织损伤的病理结构是以点成线、以线成面的立体网络状病理构架，另一方面是不重视针刀术后的康复，忽略了人体自身的主观能动性。针刀治疗只是帮助人体进行自我调节的一种手段，是一种扶正的手段，人体弓弦力学系统的修复必须由人体自身发挥调节作用才能恢复正常的动态平衡。随着针刀医学的发展，针刀治疗的适应证不断扩大，已经从骨伤科疾病扩展到内、外、妇、儿、五官等多科疾病的治疗，在长期的颈椎病治疗实践中，发现针刀的治疗次数不再是 1～2 次，可能达到 6～8 次，针刀的治疗部位也不再是 1～2 刀，而是 12 刀，或者更多，这样，针刀术后人体的自我修复就需要更长的时间，因此，我们根据人体弓弦力学系统和慢性软组织损伤的病理构架理论设计了颈椎病针刀术后康复操，帮助人体进行针刀术后的自我调节，这种方法是让患者主动参与，充分发挥人体的自主意识，将动态弓弦力学单元的锻炼和静态弓弦力学单元的锻炼两者有机地结合起来，加快针刀术后组织的修复，尽快恢复人体弓弦力学系统的力平衡。

本套康复操具有如下特点：

（1）每一式都在神情安逸、放松中练习，使患者取得事半功倍的疗效，总在喜、怒、哀、怨、恨中，何来平衡之趣。

（2）在对抗式、顶天式、缩项式和斜伸式中都安排了肌肉作静力收缩练习的时间，持续用力 8 秒后，然后加大用力作短促的动力收缩一次。这是根据针刀医学整体理论、网眼理论和中医推拿“寸劲”演变而来，这种方法可以将运动练习从动态弓弦力学单元的练习逐渐转变到静态弓弦力学单元的练习，从局部弓弦力学系统的练习逐渐转变到整体弓弦力学系统的练习。比如对抗式练习中，对抗持续到 8 秒时，整个项背肌、下肢肌、腹部肌肉、男性甚至可能体会到阴囊都在收缩，再作一次短促的用力头手对抗，颈项部及整个脊柱后区的长节段肌、短节段肌和关节囊都参加了主动收缩运动，体现了以点成线，以线成面的整体康复理念。望习者用心练习。

（3）虽然每一式都明确了练习部位和主要运动肌群，且每式都具有调节机体的整体性和协调性的作用，但其练习量的多少需要患者根据自身的条件，量力而行，不可拘泥。

（4）很多练习者欲速愈，试图整天地练习，却忘记了欲速不达的古训，在完成了适合自身练习量的前提下，应参加非练习的各项动作内容，甚至参加社会活动，在乐趣中培养康复的信心，我们谓之“功课以外，快乐之中”。

（一）预备式

身心放松，神态安逸，两脚并拢，周身中正，两手自然下垂，目平视前方，深呼吸 3 次（图 11-1）。

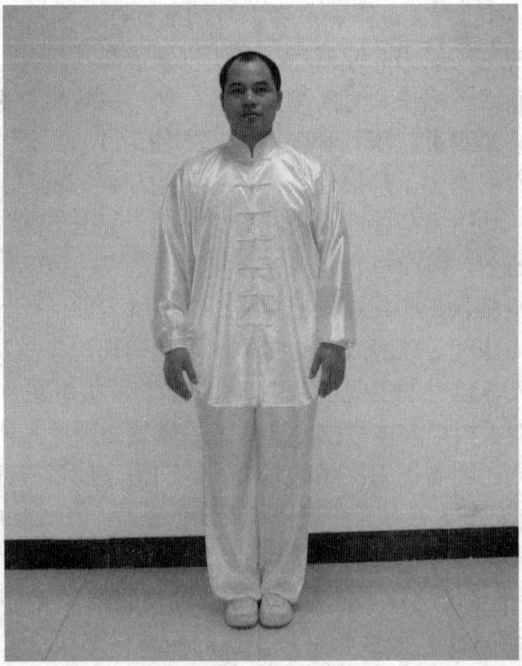

图 11-1　预备式示意图

（二）对抗式

1. 练习原理

头及颈椎的动态平衡和力学平衡依赖于颈项部各肌群的协调运动，对抗式运动了颈项部斜方肌、胸锁乳突肌、斜角肌，后侧的项韧带、椎枕肌、头夹肌、颈夹肌等肌群，增加其协调运动能力。

2. 练习方法

（1）两手体前十指交叉上举，置于头后枕部，掌心向前，用力向前推压枕部，同时头及颈项向后用力，使与之对抗，保持头及颈项中立位，坚持 8 秒，第 9 秒时，稍加大用力作一短促对抗，随即放松，深呼吸 1 次。

（2）交叉的两手移至额前，手背紧贴额部，保持头及颈项中立位，头与手用力作对抗，坚持 8 秒，第 9 秒时，稍加大用力作一短促对抗，随即放松，深呼吸 1 次。

（3）分开交叉的两手各扶头的两侧，保持头及颈项中立位，左手和左侧头部对抗，坚持 8 秒，第 9 秒时，稍加大用力作一短促对抗，随即放松，深呼吸 1 次，然后右手和右侧头部对抗，坚持 8 秒，第 9 秒时，稍加大用力作一短促对抗，随即放松，深呼吸 1 次。

以上练习按顺序重复 3 次（图 11-2～图 11-5）。

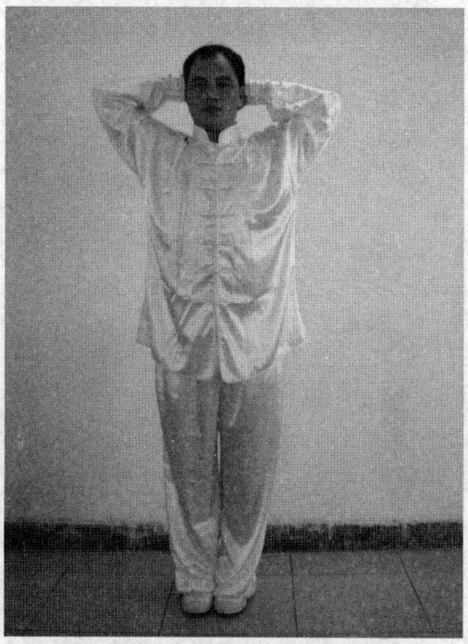

图 11-2　对抗式示意图（1）

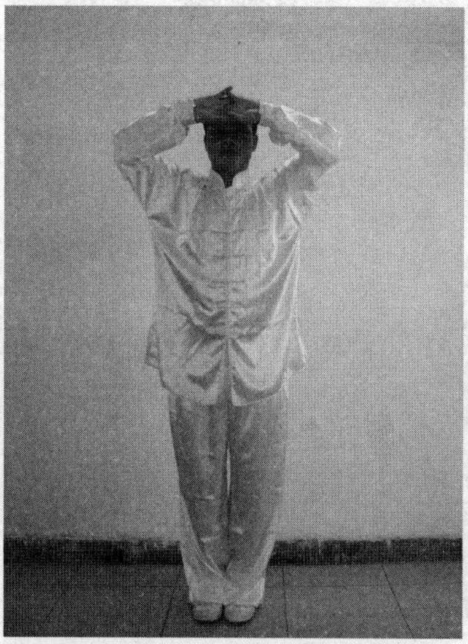

图 11-3　对抗式示意图（2）

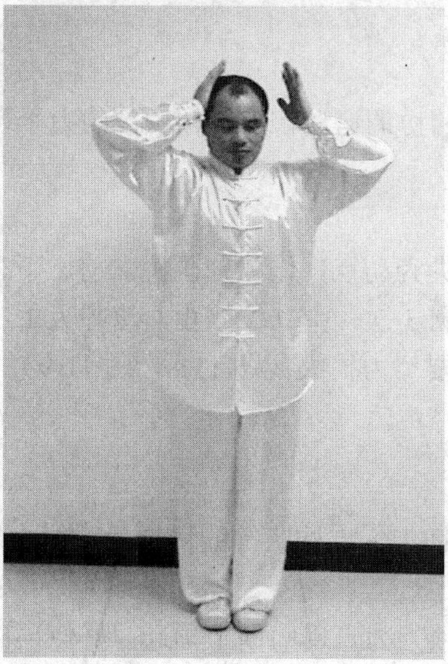

图 11-4　对抗式示意图（3）

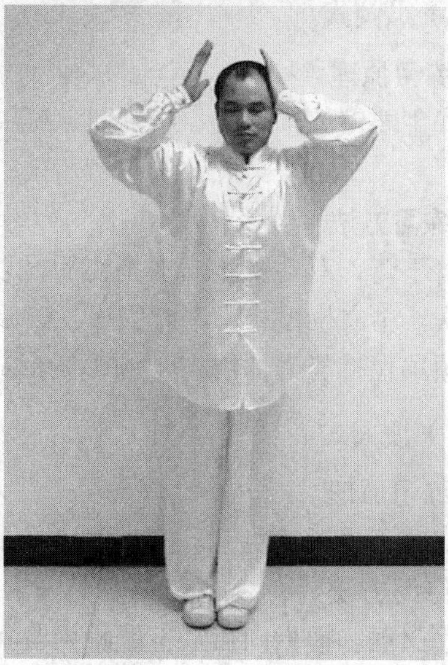

图 11-5　对抗式示意图（4）

（三）平圆式

1. 练习原理

颈椎的力学平衡和动态平衡依靠各肌群的协同运动，本式主动练习颈项部各肌群的协同运动能力和椎间关节的协同运动能力。

2. 练习方法

两手分开平放呈两臂侧平举，掌心向下，十指平伸，以头顶为动点，作前、左、后、右环转划圆 3 次，中立位停止，深呼吸 1 次；反方向环转划圆 3 次，中立位停止，深呼吸 1 次。练习时，颈项保持努力伸展（图 11-6，图 11-7）。

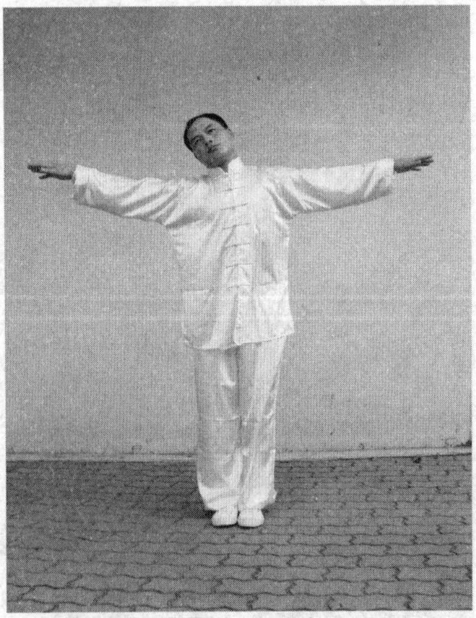

图 11-6　平圆式示意图（1）

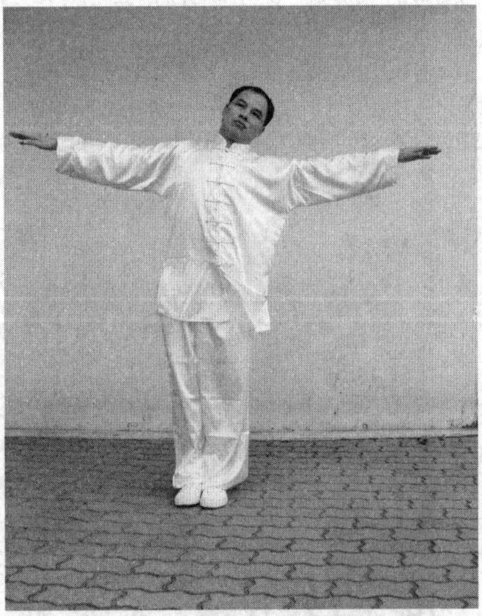

图 11-7　平圆式示意图（2）

（四）纵圆式

1. 练习原理

本式主要锻炼项韧带、头夹肌、颈夹肌等的协调运动，恢复颈项部的力平衡与动态平衡。

2. 练习方法

两臂下落，双手叉腰，拇指在后，以下颌尖为动点，作纵向画圆。前、下、后、上划圆 3 次，中立位停止，深呼吸 1 次，反向划圆 3 次，中立位停止，深呼吸 1 次。练习时要求颈项保持努力伸展，下颌尖所形成的圆要努力扩大（图 11-8，图 11-9）。

（五）顶天式

1. 练习原理

本式练习操锻炼胸锁乳突肌和斜角肌，项韧带，椎枕肌等的协调运动能力。

2. 练习方法

两手叉腰，拇指向后，下颌稍内收，以头顶为力点用力向上顶起，好似顶破天穹一般，持续用力顶至 8 秒，第 9 秒时向上加大用力顶起一次，还原放松，自然呼吸 3 次，重复练习 3 次（图 11-10）。

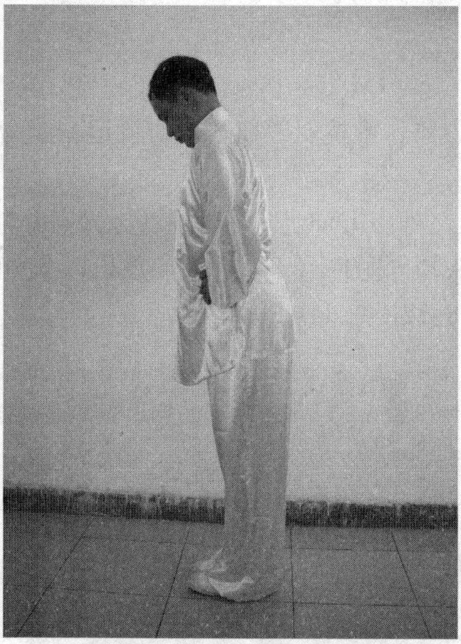

图 11-8　纵圆式示意图（1）

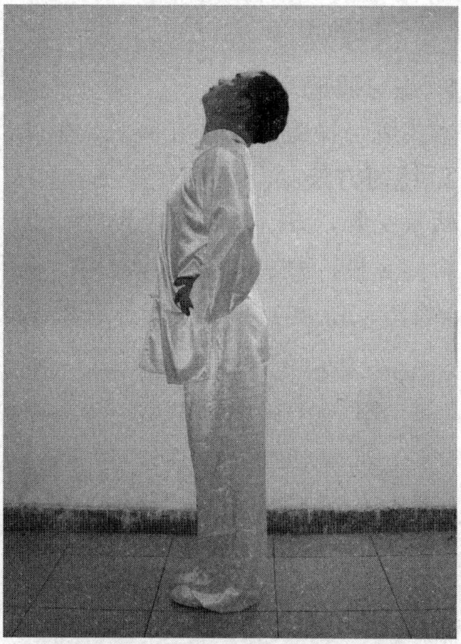

图 11-9　纵圆式示意图（2）

（六）缩项式

1. 练习原理

本式练习操锻炼胸锁乳突肌、斜角肌和斜方肌等协调运动能力。

2. 练习方法

两手叉腰，拇指向后，下颌稍内收，以头顶为动力用力向腹腔内收缩头颅，好似将头颅收进腹腔一样，持续用力收缩 8 秒，第 9 秒时加大用力 1 次，还原放松，自然呼吸 3 次，重复练习 3 次（图 11-11）。

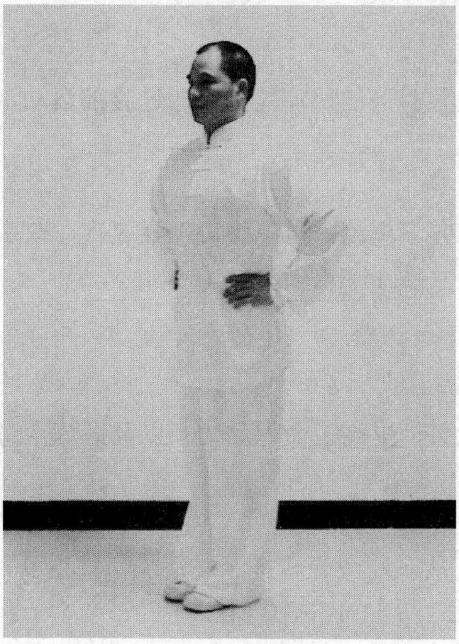

图 11-10　顶天式示意图

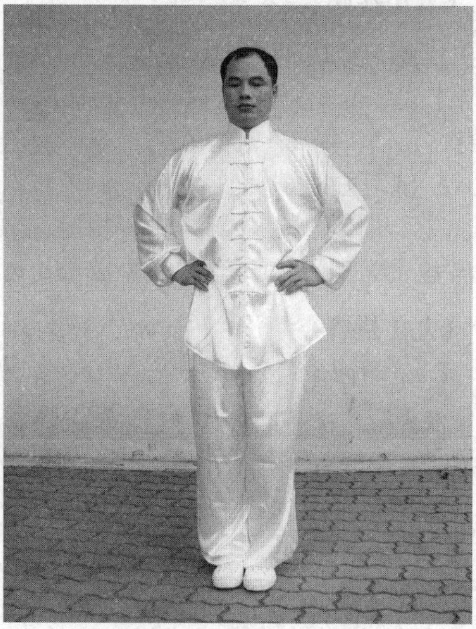

图 11-11　缩项式示意图

（七）斜伸式

1. 练习原理

本式练习操锻炼胸锁乳突肌、斜角肌、斜方肌、椎枕肌等肌群的协调运动能力。

2. 练习方法

两手叉腰，拇指向后，以下颌为动点，斜向左外上方伸出，同时颈项努力向上伸展，静力斜伸 8 秒，第 9 秒时稍加大用力将下颌和头顶同时伸展 1 次，还原放松，自然呼吸 3 次，反方向练习 1 次，左右各重复 3 次（图 11-12，图 11-13）。

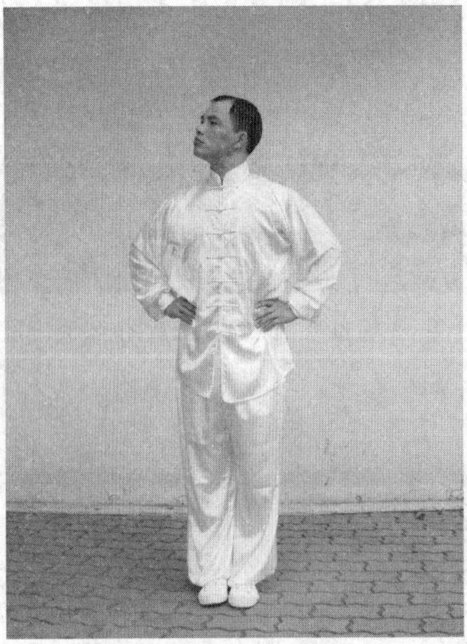

图 11-12　斜伸式示意图（1）

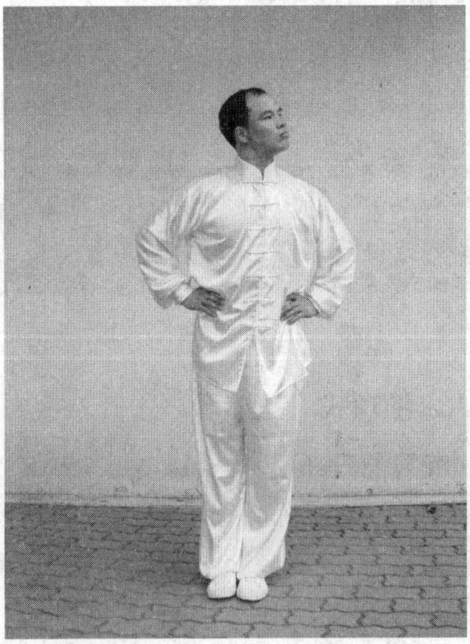

图 11-13　斜伸式示意图（2）

（八）搓腰式

1. 练习原理

本式练习操锻炼腰背肌群、上肢肌和下肢肌各肌群的协调能力。通过腰部运动，培补身体元气，提高生命原动力。

2. 练习方法

两手从体侧向后上升，中指相接，抚于腰部向下搓动，至尾骨尖轻揉 3 次，双手上升，搓回腰部，连续 9 次，还原放松，自然呼吸（图 11-14，图 11-15）。

（九）搓脚心

1. 练习原理

本式练习操通过激发肾经经气，培补身体元气，提高生命原动力，以及锻炼全身各肌群的协调能力。

2. 练习方法

左腿屈髋屈膝，左手轻扶左脚掌，右手掌心从左足跟轻轻搓至左足尖，往返 9 次，还原放松，自然呼吸 3 次，左右各重复练习 9 次（图 11-16，图 11-17）。

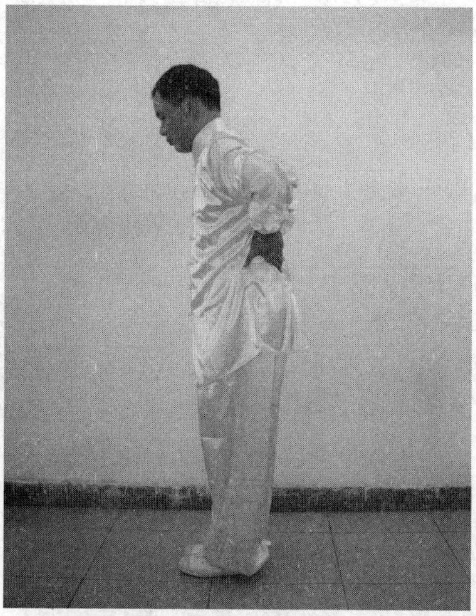

图 11-14　搓腰式示意图（1）

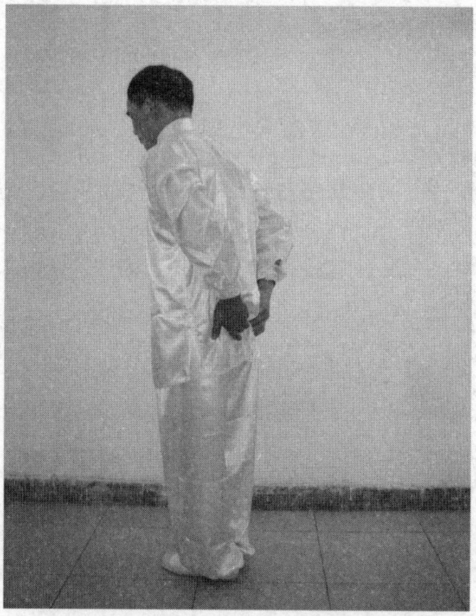

图 11-15　搓腰式示意图（2）

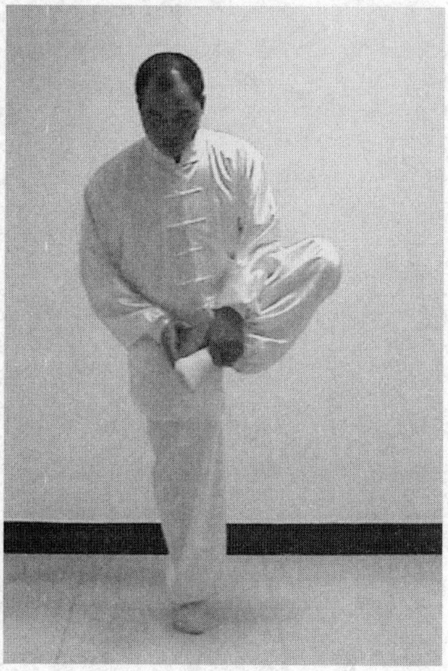

图 11-16　搓脚心示意图（1）

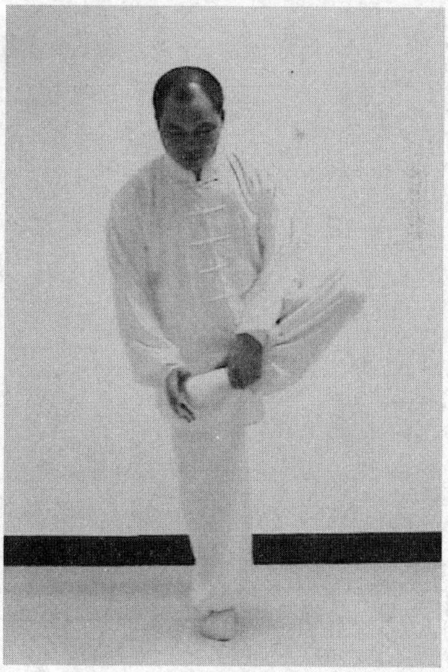

图 11-17　搓脚心示意图（2）